全国中医药行业中等职业教育"十三五"规划教材

老年护理

（供护理专业用）

主　编◎刘军英

中国中医药出版社

·北　京·

图书在版编目（CIP）数据

老年护理/刘军英主编.—北京：中国中医药出版社，2018.6（2022.12 重印）

全国中医药行业中等职业教育"十三五"规划教材

ISBN 978 - 7 - 5132 - 4888 - 4

Ⅰ.①老… Ⅱ.①刘… Ⅲ.①老年医学－护理学－中等职业教育－教材

Ⅳ.①R473.59

中国版本图书馆 CIP 数据核字（2018）第 075408 号

中国中医药出版社出版

北京经济技术开发区科创十三街 31 号院二区 8 号楼

邮政编码　100176

传真　010-64405721

山东华立印务有限公司印刷

各地新华书店经销

开本 787×1092　1/16　印张 16.25　字数 340 千字

2018 年 6 月第 1 版　2022 年 12 月第 3 次印刷

书号　ISBN 978 - 7 - 5132 - 4888 - 4

定价　55.00 元

网址　www.cptcm.com

服 务 热 线　010 - 64405510

购 书 热 线　010 - 89535836

侵 权 打 假　010 - 64405753

微信服务号　zgzyycbs

微商城网址　https：//kdt.im/LldUGr

官 方 微 博　http：//e.weibo.com/cptcm

天猫旗舰店网址　https：//zgzyycbs.tmall.com

李伏君（千金药业有限公司技术副总经理）

李灿东（福建中医药大学校长）

李建民（黑龙江中医药大学佳木斯学院教授）

李景儒（黑龙江省计划生育科学研究院院长）

杨佳琦（杭州市拱墅区米市巷街道社区卫生服务中心主任）

吾布力·吐尔地（新疆维吾尔医学专科学校药学系主任）

吴　彬（广西中医药大学护理学院院长）

宋利华（连云港中医药高等职业技术学院教授）

迟江波（烟台渤海制药集团有限公司总裁）

张美林（成都中医药大学附属针灸学校党委书记）

张登山（邢台医学高等专科学校教授）

张震云（山西药科职业学院党委副书记、院长）

陈　燕（湖南中医药大学附属中西医结合医院院长）

陈玉奇（沈阳市中医药学校校长）

陈令轩（国家中医药管理局人事教育司综合协调处副主任科员）

周忠民（渭南职业技术学院教授）

胡志方（江西中医药高等专科学校校长）

徐家正（海口市中医药学校校长）

凌　娅（江苏康缘药业股份有限公司副董事长）

郭争鸣（湖南中医药高等专科学校校长）

郭桂明（北京中医医院药学部主任）

唐家奇（广东湛江中医学校教授）

曹世奎（长春中医药大学招生与就业处处长）

龚晋文（山西职工医学院/山西省中医学校党委副书记）

董维春（北京卫生职业学院党委书记）

谭　工（重庆三峡医药高等专科学校副校长）

潘年松（遵义医药高等专科学校副校长）

赵　剑（芜湖绿叶制药有限公司总经理）

梁小明（江西博雅生物制药股份有限公司常务副总经理）

龙　岩（德生堂医药集团董事长）

　　中医药职业教育是我国现代职业教育体系的重要组成部分，肩负着培养新时代中医药行业多样化人才、传承中医药技术技能、促进中医药服务健康中国建设的重要职责。为贯彻落实《国务院关于加快发展现代职业教育的决定》（国发〔2014〕19号）、《中医药健康服务发展规划（2015—2020年）》（国办发〔2015〕32号）和《中医药发展战略规划纲要（2016—2030年）》（国发〔2016〕15号）（简称《纲要》）等文件精神，尤其是实现《纲要》中"到2030年，基本形成一支由百名国医大师、万名中医名师、百万中医师、千万职业技能人员组成的中医药人才队伍"的发展目标，提升中医药职业教育对全民健康和地方经济的贡献度，提高职业技术院校学生的实际操作能力，实现职业教育与产业需求、岗位胜任能力严密对接，突出新时代中医药职业教育的特色，国家中医药管理局教材建设工作委员会办公室（以下简称"教材办"）、中国中医药出版社在国家中医药管理局领导下，在全国中医药职业教育教学指导委员会指导下，总结"全国中医药行业中等职业教育'十二五'规划教材"建设的经验，组织完成了"全国中医药行业中等职业教育'十三五'规划教材"建设工作。

　　中国中医药出版社是全国中医药行业规划教材唯一出版基地，为国家中医中西医结合执业（助理）医师资格考试大纲和细则、实践技能指导用书、全国中医药专业技术资格考试大纲和细则唯一授权出版单位，与国家中医药管理局中医师资格认证中心建立了良好的战略伙伴关系。

　　本套教材规划过程中，教材办认真听取了全国中医药职业教育教学指导委员会相关专家的意见，结合职业教育教学一线教师的反馈意见，加强顶层设计和组织管理，是全国唯一的中医药行业中等职业教育规划教材，于2016年启动了教材建设工作。通过广泛调研、全国范围遴选主编，又先后经过主编会议、编写会议、定稿会议等环节的质量管理和控制，在千余位编者的共同努力下，历时1年多时间，完成了50种规划教材的编写工作。

　　本套教材由50余所开展中医药中等职业教育院校的专家及相关医院、医药企业等单位联合编写，中国中医药出版社出版，供中等职业教育院校中医（针灸推拿）、中药、护理、农村医学、康复技术、中医康复保健6个专业使用。

　　本套教材具有以下特点：

1. 以教学指导意见为纲领，贴近新时代实际

　　注重体现新时代中医药中等职业教育的特点，以教育部新的教学指导意

见为纲领，注重针对性、适用性以及实用性，贴近学生、贴近岗位、贴近社会，符合中医药中等职业教育教学实际。

2. 突出质量意识、精品意识，满足中医药人才培养的需求

注重强化质量意识、精品意识，从教材内容结构设计、知识点、规范化、标准化、编写技巧、语言文字等方面加以改革，具备"精品教材"特质，满足中医药事业发展对于技术技能型、应用型中医药人才的需求。

3. 以学生为中心，以促进就业为导向

坚持以学生为中心，强调以就业为导向、以能力为本位、以岗位需求为标准的原则，按照技术技能型、应用型中医药人才的培养目标进行编写，教材内容涵盖资格考试全部内容及所有考试要求的知识点，满足学生获得"双证书"及相关工作岗位需求，有利于促进学生就业。

4. 注重数字化融合创新，力求呈现形式多样化

努力按照融合教材编写的思路和要求，创新教材呈现形式，版式设计突出结构模块化，新颖、活泼、图文并茂，并注重配套多种数字化素材，以期在全国中医药行业院校教育平台"医开讲－医教在线"数字化平台上获取多种数字化教学资源，符合职业院校学生认知规律及特点，以利于增强学生的学习兴趣。

本套教材的建设，得到国家中医药管理局领导的指导与大力支持，凝聚了全国中医药行业职业教育工作者的集体智慧，体现了全国中医药行业齐心协力、求真务实的工作作风，代表了全国中医药行业为"十三五"期间中医药事业发展和人才培养所做的共同努力，谨此向有关单位和个人致以衷心的感谢！希望本套教材的出版，能够对全国中医药行业职业教育教学的发展和中医药人才的培养产生积极的推动作用。需要说明的是，尽管所有组织者与编写者竭尽心智，精益求精，本套教材仍有一定的提升空间，敬请各教学单位、教学人员及广大学生多提宝贵意见和建议，以便今后修订和提高。

国家中医药管理局教材建设工作委员会办公室

全国中医药职业教育教学指导委员会

2018 年 1 月

进入 21 世纪以来，我国人口老龄化呈现人口规模大、速度快、高峰持续时间长等特点，对经济社会发展具有全方位和极其深刻的影响。如何满足数量庞大的老年群体多层次、多样化的健康养老服务需求，妥善解决人口老龄化带来的社会问题，事关国家发展全局和百姓福祉。尽快培养出专业能力强、具有良好职业道德的实用型老年护理人才已迫在眉睫。

本教材适用于初中毕业为起点的 3 年制中等医药卫生职业学校的护理专业，也可作为从事老年护理工作者的参考用书。

本教材的编写坚持"以立德树人为根本，以服务发展为宗旨，以岗位能力培养为重点"的职业教育理念；坚持"三基"（基本理论、基本知识、基本技能）、"五性"（思想性、科学性、先进性、启发性、实用性）的原则。编写过程中，参阅了国内外有关老年护理的专著和教材，走访了多家综合性医院、社区卫生服务机构、养老机构，认真听取了中医学、中药学专家及中医药教育教学一线教师的反馈意见，并将中医治未病理念、中医药养生保健及传统的针灸、推拿等理疗对老年病的治疗等融入教材中。本教材具有以下特点：

1. 编写内容依照《"十三五"卫生与健康规划》、全国中等卫生职业教育护理学专业的培养目标和要求，以现代整体护理理念为指导，以护理程序为框架，以老年生命周期健康管理为主线，以"健康老龄化"和"积极老龄化"为目标，以解决老年人常见健康问题及疾病为重点，突出了养老照护、心理健康护理、安全用药护理的特点。

本教材共包括九章内容：第一章介绍了老年护理学的基本理论，第二章至第三章介绍了老年人的健康评估及养老照护，第四章介绍了老年人的日常生活护理，第五章介绍了老年人的安全用药与护理，第六章至第八章介绍了老年人的心理卫生与精神护理、常见健康问题及疾病与护理，第九章介绍了老年人的临终关怀与护理

2. 编写结构上，以学生为中心，突出学习重点、技能的培养和实用，拓展学生知识面，注意与全国护士执业资格考试大纲的衔接。每章伊始设置"学习目标"，正文设有"案例及情景导入""知识链接"。为帮助学生检测学习目标的达成，每章末设有与护考题型一致的"目标检测"，根据章节内容需要设有"实训指导"，以加深学生对技能性知识的理解、强化专业能力训练和综合职业能力培养。

本教材编委会的成员既有教学经验丰富的一线教师，又包括具有丰富临床经验的兼职教师。具体编写分工如下：由刘军英担任主编，并与邓现梅共同执笔第一章、第五章，刘玲贞执笔第二章，叶欣执笔第三章，孙水英执笔第四章，冷发敏、盛晓燕、胡丹、李晓乾、张恒共同执笔第六章，冷发敏、汪晶、盛晓燕共同执笔第七章，李芳、胡丹、庞雪玲共同执笔第八章，李晓乾执笔第九章。

　　在此，由衷感谢各编委单位的领导和同事、临床一线的护理专家，以及社区卫生服务机构和养老服务机构的一线护理工作者对本教材编写的大力支持。殷切希望各学校师生和广大读者在使用本教材过程中提出宝贵意见和建议，以便再版时修订、提高。

《老年护理》编委会

2018 年 3 月

目录

第一章

绪 论

扫一扫，看课件

【学习目标】

1. 掌握老化、老年人口系数、健康预期寿命、老年护理学的概念，以及老年人年龄与老龄化社会的划分标准，老年护理的目标和原则。

2. 熟悉老年护理人员的素质要求。

3. 了解中国人口老龄化的现状与趋势，人口老龄化带来的社会问题，"十三五"期间解决人口老龄化的主要任务，老年护理学的发展。

4. 具有"老年人为本"的护理职业观，认真恪守"慎独精神"，以高度的责任心、爱心、细心、耐心对待老年人。

知 识 链 接

2006 年全国老龄委发布的《中国人口老龄化发展趋势预测研究报告》提出：中国已于 1999 年进入老龄社会，是较早进入老龄社会的发展中国家之一。2017 年国务院制定的《"十三五"国家老龄事业发展和养老体系建设规划》中又指出："十三五"时期，我国人口老龄化仍将快速发展，并与经济发展新常态和社会转型相交织，与工业化、城镇化加速发展相伴随，与家庭小型化、少子化相叠加。预计到 2020 年，全国 60 岁以上老年人口将增加到 2.55 亿人，占总人口比重提升到 17.8% 左右。高龄老年人将增加到 2900 万人左右，独居和空巢老人（空巢老人，一般是指子女离家后的独居老年人）将增加到 1.18 亿人左右，老年抚养系数提高到 28% 左右，全社会用于老年人养老、医疗、照护、福利等方面的支出将持续增长，应对人口老化的任务十分艰巨。人口老龄化是一个国家经济快速发展、社会进步和生活水平不断提高的必然结果。习近平总书记在党的十九大报告中提出"积极应对人口老龄化，构建养老、孝老、敬老政策体系和社会环境，推进医养结合，加快老龄事业和产业发展"的明确要求，为老年护理学的研究和发展提供了机遇和挑战。加强老年护理专业人员队伍建设，培养能够适应社会需要的具有自然、人文、社会、科技等专业知识和技能的高素质的老年护理人员，努力满足老年人不断增长的健康需求，提高老年人健康生活质量成为护理领域的重要课题。

第一节 老年人与人口老龄化

一、老化的概念和特点

（一）老化的概念

老化即衰老，是指机体自出生到成熟，随着年龄的增长，机体各器官和组织细胞在形态、功能上所发生的进行性、衰退性变化，引起机体内外环境适应能力逐渐减退的表现。老化是所有生物种类在生命延续过程中的一种生命现象。

老化可分为生理性老化和病理性老化。生理性老化是指成年以后，机体随着年龄增长出现的渐进性的退行性变化，属正常老化。病理性老化是指机体在生理老化的基础上，因某些生物、心理、社会及环境等因素所致的异常老化过程。两者很难严格区分，一般共同存在，互相影响，从而加速老化的进程。

（二）老化的特点

1. **普遍性** 老化是所有生物普遍存在的生物学现象，是机体在退化时期功能下降和紊乱的综合表现。在同一个机体内，涉及每个组织、器官和系统。

2. **内生性** 老化是生物本身固有的特性，并不是环境导致的，但环境因素可以影响老化的进程，或加速老化，或延缓老化，但不能阻止老化。同一物种表现出来的老化征象基本相同。

3. **累积性** 随着年龄的增长，机体结构和功能的一些轻度或微小的衰退长期累积的结果即老化，这些变化是不可逆转的。

4. **渐进性** 老化是一个持续的、渐进的过程，是生物生长到成熟期后，随着生物年龄的增长，循序渐进地、连续不断地发生一系列变化的过程。老化并非是从老年开始的，多数器官的老化从青年就已经开始。

5. **危害性** 老化使机体功能下降甚至丧失，可导致适应力减退、免疫力低下、自理能力下降，容易患各种疾病，最终导致死亡。

二、 老年人的年龄划分标准

（一）老年人的年龄划分

世界卫生组织（WHO）对老年人年龄的划分标准：发达国家65岁以上的人群称为老年人，发展中国家则将60岁以上的人群称为老年人。

（二）老年期的划分标准

老年期是人生命的一个阶段，对老年期具体的划分我国和WHO划分有所不同，见表1-1。

表1-1　WHO及我国老年期的划分比较

WHO	划分标准	我国	划分标准
45~59岁	中年人	45~59岁	老年前期，即中老年人
60~74岁	年轻老年人	60~89岁	老年期，即老年人
75~89岁	老老年人	90岁以上	长寿期，即长寿老年人
90岁以上	长寿老年人	100岁及以上	长寿期，即百岁老年人

WHO的划分标准兼顾发达国家、发展中国家，不仅考虑到人类平均预期寿命不断延长的发展趋势，还是人类健康水平日益提高的必然结果。该标准将会逐步取代我国和发达国家现阶段划分老年人的通用标准。

三、 人口老龄化

人口老龄化，指老年人口相对增多，老年人口占总人口的比例不断上升的动态过程。出生率、死亡率的下降，平均预期寿命的延长是世界人口老龄化的直接原因。

（一）人口老龄化的常用指标

1. 老年人口系数（又称老年人口比例）　指在一个国家或地区的总人口构成中，老年人口占总人口的比例。是反映人口老龄化的主要指标。

计算公式为：老年人口系数（%）=（60或65岁以上人口数/总人口数）×100%

2. 老年人口负担系数（又称老年抚养系数）　是指老年人口占劳动人口的百分比。反映劳动者负担老年人的轻重程度。

计算公式为：老年人口负担系数（%）=（60或65岁以上人口数/15~59或15~64岁人口数）×100%

3. 长寿水平（又称高龄老年人比）　是指80岁以上人口数与60岁或65岁以上人口数之比。反映一个国家或地区医疗卫生保健的水平，特别是老年保健服务的水平。

计算公式为：长寿水平（%）=（80岁以上人口数/60岁或65岁以上人口数）×100%

该指标小于 5%，属于较低水平；5% ~ 9.9%，属于中等水平；大于或等于 10%，属于较高水平；大于 20%，属于高水平。目前发达国家的长寿水平均已达 20% ~ 25%。

4. 平均期望寿命（简称平均寿命） 指通过回顾性死因统计和其他统计学方法，计算出同一时期出生的人群能生存的平均年数。平均期望寿命以死亡为终点，是衡量人类健康水平、死亡水平的综合指标。

5. 健康期望寿命 指个人在良好状态下的平均生存年龄，也就是指老年人能够维持良好的日常生活活动功能的年限。健康期望寿命以日常生活自理能力的丧失为终点，是反映居民健康水平的重要指标。

（二）老龄化社会划分标准

老年人口系数是评价一个国家或地区人口老龄化的重要指标。WHO 针对发达国家和发展中国家的不同人口年龄结构的状况，制定了不同的人口老龄化标准。老龄化社会的划分标准见表 1 - 2。

表 1 - 2　老龄化社会的划分标准

	发达国家	发展中国家
老年人年龄界限	65 岁	60 岁
青年型（老年人口系数）	< 4%	< 8%
成年型（老年人口系数）	4% ~ 7%	8% ~ 10%
老年型（老年人口系数）	≥7%	≥10%

发达国家 65 岁及以上人口达到或超过总人口的 7%，发展中国家 60 岁及以上人口达到或超过总人口的 10%，该国家或地区即为老龄化国家或地区，达到该标准的社会即为老龄化社会。

（三）人口老龄化的现状与趋势

人口老龄化是全球最主要的社会问题之一，是当代许多社会问题的核心。

1. 世界人口老龄化现状与趋势

（1）全球老年人口数量庞大且老龄化速度加快　根据 WHO 2015 年版《世界卫生统计》报告显示，2015 年 9 月全世界 60 岁以上的老年人口达到 9.01 亿，占世界人口的 12.3%，到 2030 年，这一比例将达到 16.5%。预计 2050 年将达到 22%。同时也将第一次超过全世界儿童（0 ~ 14 岁）的人口数。根据联合国专题项目的研究估算，到 2050 年每 5 人中将会有一个老年人，到了 2150 年，每 3 人中就会有 1 个 60 岁以上的老年人。

（2）世界人口老龄化程度区域分布不均衡　在世界各主要地区中，欧洲的老年人比例一直保持最高，2009 年为 22%，2050 年预计达到 35%。相比之下，非洲 60 岁或以上人口比例 2009 年为 5%，到 2050 年预计只有 10%。亚洲、拉丁美洲及加勒比地区预计将是老年人比例增长最快的地区，2009 年老年人比例为 10%，2050 年预计将增至 24%。

（3）发展中国家老龄化速度快　尽管发展中国家的老年人比例较低，但其老年人人数已超过发达国家。到 2050 年，预计全球 80% 的老年人将生活在发展中国家。2009 年至 2050 年期间，这些国家的老年人口预计将从 4.81 亿增至 16 亿，而发达国家的老年人口预计将从 2.62 亿增至 4.06 亿。可见，近年发展中国家老龄化速度明显比发达国家快。

（4）人口平均预期寿命不断延长　19 世纪许多国家的平均寿命只有 40 岁左右，20 世纪末达到 60 ~ 70 岁。WHO 2015 年版《世界卫生统计》报告证实，全球人口的平均寿命在 2000 ~ 2015 年间增加了 5 岁，达到 71.4 岁。

（5）高龄老年人增长速度加快　高龄老年人（80 岁以上）是老年人口中增长速度最快的一个群体。2006 年 80 岁以上的老年人已经占到老年人总数的 13%，预计到 2050 年，高龄老年人人口总数将会达到 3.8 亿，占到老年人总数的 20%。

（6）老年人口中女性比例高　据统计，女性的平均寿命普遍高于男性，如日本女性老年人的平均预期寿命比男性老年人高 5.9 岁，美国高 6.9 岁，法国高 8.4 岁，中国高 3.8 岁。这种性别差异致使很多国家老年人人口中女性超过男性。

2. 中国人口老龄化的现状和趋势　中国是世界上老年人口数最多、增长最快的国家。全国老龄委于 2006 年 2 月 23 日发布的《中国人口老龄化发展趋势预测研究报告》指出：从 2001 ~ 2100 年，中国人口老龄化可分为三个阶段：

第一阶段（2001 ~ 2020 年）即快速老龄化阶段：中国平均每年新增 596 万老年人口，年均增长速度达到 3.28%，老年人口数量将达到 2.48 亿，老年人口系数平均达到 17.17%。

第二阶段（2021 ~ 2050 年）即加速老龄化阶段：平均每年增加 620 万老年人，到 2023 年，老年人口数量增加 2.7 亿，到 2050 年，老年人口总量将超过 4 亿，老年人口系数达到 30%。

第三阶段（2051 ~ 2100 年）即稳定的重度老龄化阶段：到 2051 年，老年人口数量增至 4.37 亿，老年人口规模稳定在 3 亿 ~ 4 亿之间。老年人口系数稳定在 31% 左右，80 以上的高龄老年人比达到 25% ~ 30%，进入高度老龄化平台期。

我国的人口老龄化具有以下特点：

（1）老年人口规模巨大　2016 年，我国 60 岁以上老年人口已超过 2.3 亿，占总人口比例的 16.7%。预计到 2020 年，全国 60 岁以上老年人口将增加到 2.55 亿人左右，占总人口比例的 17.8% 左右。2050 年，老年人口将达到 4.8 亿左右，我国将进入深度老龄化阶段。

（2）老龄化发展迅速　目前我国人口老龄化的速度年均递增 3%，高于总人口平均 1.68% 的增长速度。根据美国人口普查局的统计和预测，65 岁以上老龄人口的比重从 7%

升到 14% 所经历的时间，法国为 115 年，瑞典 85 年，美国 68 年，英国 45 年，而我国大约只要 27 年。

（3）地区发展不平衡　我国地域辽阔，人口老龄化发展具有明显的由东向西的区域梯次特点，东部沿海经济发达地区明显快于西部经济欠发达地区，以最早进入人口老年型行列的上海（1979 年）和最迟进入人口老年型行列的宁夏（2012 年）比较，时间跨度长达 33 年。

（4）城乡倒置显著　我国人口老龄化程度区域、城乡之间不平衡，尤其是农村养老问题突出。目前我国城镇化率达到 56.1%，但农村老年人口占全国老年人口比例的 56.4%，比城镇高 12.8 个百分点。

（5）女性老年人数量高于男性　女性平均寿命高于男性。据国家统计局第六次人口普查数据显示，在我国 60 岁以上的老年人口中，女性所占比例为 51.26%，男性为 48.74%。

（6）未富先老　与其他国家相比，我国进入老龄化社会时，经济发展水平较低。发达国家人口老龄化伴随着城市化和工业化呈渐进的步伐。当它们的 65 岁以上老龄人口达到 7% 时，人均 GDP 一般在 1 万美元以上，而我国进入老龄化国家时，人均 GDP 仅为 800 美元，发达国家的人口是先富后老，我国是未富先老，人口老龄化对经济造成的压力很大。

（四）人口老龄化带来的社会问题

1. 社会养老负担加重　人口老龄化使老年人口负担系数增加，社会养老负担加重。据预测，我国老年抚养比将由目前的 2.8∶1 上升到 2050 年的 4∶3。

2. 社会保障费用增加　随着人口预期寿命的延长，离退休人数的增加，我国支付养老金的年限延长，社会保障费用急剧增长。预计到 2030 年，我国离退休人员将猛增到 1.5 亿多人，届时离退休人员将相当于在职人员的 40% 以上。同时，高龄、失能、独居和空巢老年人数量将进一步增加，全社会用于老年人养老、医疗、照护、福利等方面的支出将持续增长，应对人口老龄化的任务十分艰巨。

3. 医疗、保健和护理服务的需求增加　老年人慢性病患病率高、失能率高。目前患有慢性病的老年人近 1.5 亿人，失能和部分失能老年人约 4000 万人，老年人对医疗保健、康复护理等服务的需求日益增加。我国目前尚未建立适合老年人健康需求的包括保健、预防、治疗、康复、护理、安宁疗护的综合性、连续性的服务体系。

4. 老龄产业的需求增加　老龄产业不仅包含社会保障、养老服务、健康支持，还包含着老年消费市场、老年宜居环境、老年人精神文化生活、老年人社会参与、老年人合法权益保护等。现有的养老服务体系和养老产业，已不能满足老年人群日益增长的需求。国家需加快社会养老服务体系的建设，大力发展养老服务产业。

5. 传统养老模式受到挑战　目前我国城市家庭人口代际结构模式呈"倒金字塔"型

的 4 : 2 : 1，空巢老年人增加，传统家庭养老已面临挑战，代与代之间的孝道、赡养、照料老年人的观念日益淡化，家庭对老年人提供最基本生活保障的传统不断被削弱，传统的养老方式和观念逐步向社会养老转变，而当前社会养老和社区服务都较薄弱。

6. 农村老龄问题更加突出　目前，占全国老年人口大多数的乡村老年人是经济上最弱势群体之一，缺乏养老、医疗、照料服务等基本社会保障，存在"因病致贫""因病返贫"问题，保障状况亟待改善。

（五）"十三五"期间解决人口老龄化的主要任务

2017 年度中国社会保障十大事件结果于 2017 年 12 月 31 日公布，其中党的十九大位居首位，国务院制定《"十三五"国家老龄事业发展和养老体系建设规划》和国家卫生和计划生育委员会等 13 个部门制定《"十三五"健康老龄化规划》位列第二，表明了养老服务保障与健康老龄化对国家发展与民生保障的重要性在明显提升。《"十三五"国家老龄事业发展和养老体系建设规划》中针对我国老年人口数量最多、老龄化速度最快、应对人口老龄化任务最重的特点提出了 8 个方面主要任务。

1. 健全完善社会保障体系　完善养老保险制度，健全医疗保险制度，探索建立长期护理保险制度；健全老年社会福利和社会救助制度；发展公益慈善事业。

2. 健全养老服务体系　夯实居家社区养老服务基础，推动养老机构提质增效，加强农村养老服务。使居家养老为基础，社区为依托，机构为补充，医养相结合的养老服务体系更加健全。

3. 健全健康支持体系　推进医养结合，加强老年人健康促进和疾病预防，发展老年医疗与康复护理服务，加强老年体育健身。

4. 繁荣老年消费市场　丰富养老服务业态；繁荣老年用品市场；增加老年用品供给，提升老年用品科技含量。

5. 推进老年宜居环境建设　推动设施无障碍建设和改造，营造安全绿色便利生活环境，弘扬敬老、养老、助老的社会风尚。

6. 丰富老年人精神文化生活　发展老年教育，繁荣老年文化，加强老年人精神关爱。

7. 扩大老年人社会参与　培养积极老龄观，加强老年人力资源开发，发展老年志愿服务，引导基层老年社会组织规范发展。

8. 保障老年人合法权益　完善老龄事业法规政策体系，健全老年人权益保障机制，加大普法宣传教育力度。

第二节　老年护理学概述

一、 老年护理学的相关概念

（一） 老年学

老年学是研究人类老化及其所引起的一系列经济和社会等与老年有关问题的学科。它是在老年医学、老年心理学、老年生物学、老年社会学等边缘性学科产生和发展的基础上形成的一门综合性学科。

（二） 老年医学

老年医学是从医学的角度研究人类衰老机制、探索老化发展过程、实施保障老年人身心健康，以及研究老年人卫生保健和老年疾病防治的科学。它是医学的一个重要分支，也是老年学的主要组成部分，包括老年基础医学、老年临床医学、老年康复医学、老年预防保健医学、老年社会医学、老年流行病学等内容。

（三） 老年护理学

老年护理学是研究、诊断和处理老年人对自身存在和潜在健康问题反应的学科。它是老年学的一个分支，是护理学的一个专科，是与自然科学、社会科学相互渗透的综合性应用学科。

老年护理学是在护理理论和生物学、心理学、社会学及健康政策等理论的基础上发展起来的。1987 年，美国护理人员协会提出用"老年护理学"概念代替"老年病护理"概念，意味着老年护理学的护理范畴更广泛，包括评估老年人的健康和功能状态、制订护理计划、提供有效护理和其他卫生保健服务，并评价照护效果。

老年护理学强调恢复、保持与促进健康，预防与控制由疾病引起的残疾，发挥老年人的日常生活能力，实现老年人机体的最佳功能，保持人生的尊严和舒适的生活，直至死亡。

二、 老年护理的范畴

（一） 老年护理的主要工作

老年护理的重点在于通过护理干预延缓老年期的衰老性变化，减少各种危险因素给老年人带来的消极影响，消除和减低自我照顾的限制，最大限度地维持和促进老年人的最佳功能状态。

老年护理的主要工作是评估老年人健康及功能状态，老年期的身心变化和危险因素；制订护理计划，为老年人提供个体化、优质的护理服务；指导老年人避免、减少或消除危险因素，减轻照顾者的压力，并引导照顾者共同参与护理计划的制订与实施；评价功能效果；主要照顾者的咨询与教育，研究其需求和压力。老年护理的服务对象扩展为老年人及其主要照顾者。

（二）老年护理的目标

1. 增强自我照护能力 面对老年人的虚弱和需求，医护人员往往寻求其他社会资源的协助，而很少考虑到老年人自身的资源。老年人许多时候都以被动的形式生活在依赖、无价值、丧失权利的感受中，自我照顾意识淡化，久而久之将会丧失生活自理能力。因此，要善于运用老年人自身资源，以健康教育为干预手段，采取多种措施，尽量维持老年人的自我照护能力，巩固和强化其自我护理能力，避免过分依赖他人护理，从而增强老年人生活的信心，保持老年人的自尊。

2. 延缓恶化及衰退 通过三级预防策略，对老年人进行管理。广泛开展健康教育，提高老年人的自我保护意识，改变不良的生活方式和行为，增进健康。避免和减少健康危险因素的危害，做到早发现、早诊断、早治疗、积极康复，对疾病进行干预，防止病情恶化，预防并发症的发生，防止伤残。

3. 提高生活质量 护理的目标不仅仅是疾病的转归和寿命的延长，还应促进老年人在心理、生理和社会适应方面处于完美状态，提高生活质量，从而延长健康预期寿命，体现生命尊严和价值。

4. 做好临终关怀 护理工作者应从生理、心理和社会全方位为临终老年人提供服务，对其进行综合评估分析、识别、预测，并满足其需求，以确保老年人能够舒适、平静地度过生命的最后时光。在老年人生命终末阶段有陪伴照料，给家属以安慰，并让他们感受到医护人员对患者的关心和帮助。

（三）老年护理的原则

老年护理工作有其特殊的规律和专业的要求，为了实现护理目标，在护理实践中应遵循相关的护理原则。现代护理学基本理论（系统理论、需要理论、自护理论等）揭示了实现护理活动目标的合理途径和形式，提供了总的方向和方法论指导。这些理论可作为制定老年护理原则的依据。

1. 满足需求 人的需要满足程度与健康成正比。因此，首先应以满足老年人的多种需求为基础。护理人员应当增强对老化过程的认识，将正常及病态老化过程及老年人独特的心理、社会特性与一般的护理知识相结合，及时发现老年人现存的、潜在的健康问题及各种需求，使护理活动能提供满足老年人的各种需求和照顾的内容，真正有助于其健康发展。

2. 早期防护 衰老起于何时，尚无定论。一些老年疾病发病演变时间长，如高脂血症、动脉粥样硬化、高血压、糖尿病、骨质疏松症等一般均起病于中青年时期。因此，一级预防应该尽早进行。老年护理的实施应从中青年时期开始入手，进入老年期应更加关注。要了解老年人常见病的病因、危险因素和保护因素，采取有效的预防措施，防止老年疾病的发生和发展。对于慢性病患者、残疾老年人，根据情况实施康复医疗和护理的开始时间越早越好。

3. 整体护理 老年人在生理、心理、社会适应能力等方面与其他人群有不同之处，尤其是老年患者往往多种疾病共存，疾病之间彼此交错与影响。因此，护理人员必须树立整体护理的观念，研究多种因素对老年人健康的影响，提供全方位、多层次的护理。一方面要求护理人员对患者全面负责，在护理工作中注重患者身心健康的统一，解决患者的整体健康问题；另一方面要求护理实践、护理管理、护理科研、护理教育等各个环节的整体配合，共同保证护理水平的整体提高。

4. 个体化护理 衰老过程是全身性的、多方面的、复杂的，老化程度因人而异，影响衰老和健康的因素也错综复杂，特别是出现病理性改变后，老年个体的状况差别很大，加上患者性别、病情、家庭、经济等各方面情况不同。因此，既要遵循一般性护理原则，又要注意因人施护，执行个体化护理的原则，做到针对性和实效性护理。

5. 社会护理 老年护理的对象不仅是老年患者，还应包括健康的老年人及老年人的家庭成员。因此老年护理必须兼顾到医院、家庭和社会人群，护理工作场所不仅仅是在病房，而且也应包括社区和全社会。从某种意义上讲，家庭和社会护理更具有重要性，因为不但老年人自身受益，还可大大减轻其家庭和社会负担。

6. 连续照护 衰老加上老年疾病病程长，并发症及后遗症多，多数老年患者的生活自理能力下降，有的甚至出现严重的生理功能障碍，对护理工作有较大的依赖性，老年人需要连续性照护（如医院外的预防性照护、精神护理、家庭护理等）。因此，开展长期护理很有必要。

三、 老年护理人员的素质要求

老年人的生理、心理等具有特殊性，因而对从事老年护理工作的人员提出了严格的素质要求。

（一）职业素质

1. 具有高度的责任心、爱心、耐心和奉献精神 这是护理人员必须具备的最重要的职业素质。老年人群有较多的健康问题和需求，对护理人员的依赖性较大，其生理、心理变化复杂，增加了老年护理的难度。因此，要求护理人员要以高度的责任心关注老年人，不论其地位高低，都应一视同仁，以充分的爱心、耐心对待老年人，全身心地投入到老年护理工作中。

2. 具有团队合作精神　老年护理工作的开展需要多学科的相互合作。因此，护理人员必须具有团队合作精神，积极与专业人员进行交流与合作，共同促进老年人的康复。

3. 具有"慎独"精神　老年患者一般具有病程长、病情重而复杂的特点。护理老年患者应严格履行岗位职责，认真恪守"慎独"精神，在任何情况下都应一丝不苟，自觉对老年患者的健康负责。

（二）业务素质

具有博专兼备的专业知识、精益求精的技术是对老年护理人员的业务素质要求。老年人常常身患多种疾病，存在多脏器功能受损。因此，全面掌握专业知识及相关学科知识，并将其融会贯通，全方面地考虑问题、处理问题。同时，还要精通专科领域的知识与技能，有重点地为老年人解决问题，满足老年人健康方面的需求。

（三）能力素质

1. 具有准确、敏锐的观察力，正确的判断力和较强分析、解决问题的能力。老年人的机体代偿功能相对较差，健康状况复杂多变，这就要求护理人员具有准确、敏锐的观察力，能够及时发现老年人的健康问题，以及各种细微变化；具有正确的判断力，能够对老年人的健康状况做出正确判断；具有较强的分析、解决问题的能力，能够预见性地采取有效措施，解决健康问题，提高护理质量。

2. 具有良好的沟通交流能力。老年护理工作的开展需要老年人及其照顾者、其他专业人员的配合。因此，护理人员必须具有良好的沟通、交流能力，能够与老年人及其照顾者、其他专业人员之间进行有效的沟通与交流，以便及时发现问题、解决问题，从而促进老年人的康复。

第三节　老年护理的发展

老年护理理论的发展大致经历了四个时期：①理论前期（1900～1955年）：此期没有任何理论作为执行护理实践活动的基础。②理论基础初期（1955～1965年）：随着护理学专业理论和科学研究的发展，老年护理的理论开始研究、建立、发展起来，出版了第一本老年护理教材。③推行老年人医疗保险福利制度后期（1965～1981年）：此期老年护理的专业活动与社会活动相结合。④全面发展和完善的时期（1985年至今）：形成了比较完善的老年护理学理论，并指导护理实践。

一、国外老年护理的发展

世界各国老年护理的发展情况不尽相同，各有特点，这与人口老龄化程度、国家社会制度、经济水平、护理教育发展等有关。

11

美国是最早确立老年护理这一门学科的国家，美国老年护理的发展对世界各国老年护理的发展起到了积极的推动作用。现以美国老年护理为例做以下介绍：

1. **专业发展**　1900年，老年护理作为一个独立的专业需要被确定下来。至20世纪60年代，美国已经形成了较为成熟的老年护理专业。1961年美国护理协会设立老年护理专科小组。1966年晋升为"老年病护理分会"，确立了老年护理专科委员会，老年护理真正成为护理学中一个独立的分支。1967年美国护理协会规定从事老年护理执业者必须具备学士以上学历，社区执业护理人员要具备硕士以上学历。1970年首次正式公布老年病护理执业标准。1975年开始颁发老年护理专科证书，同年《老年护理杂志》诞生，"老年病护理分会"更名为"老年护理分会"，服务范围也由老年患者扩大至老年人群。1976年美国护理学会提出发展老年护理学，关注老年人对现存的和潜在的健康问题的反应，从护理的角度和范畴执行业务活动。至此，老年护理显示出其完整的专业化发展历程。

2. **教育方面**　20世纪70年代，美国老年护理教育开始发展，尤其是开展了老年护理实践的高等教育和训练，培养高级执业护理人员（具备熟练的专业知识技能和研究生学历，经过认证，能够以整体的方式处理老年人的复杂的照顾问题）。高级执业护理人员包括老年病专业护理人员、老年病学临床护理专家。随后，在老年病护理专业训练中增加了老年精神病护理。目前，美国老年护理已处于世界领先地位。

3. **科研方面**　美国早期有关老年护理的研究侧重描述老年人及其健康需求、老年护理人员的特征、教育和态度等。目前更多研究具有临床意义的课题，例如：在约束与跌倒、失禁、压疮、疼痛、谵妄与痴呆等研究领域取得了满意的效果。此外，老年护理场所的创新实践模式、家庭护理、长期护理照顾等问题也受到重视。近年来，由政府资助成立老年教育中心或老年护理研究院，以改进老年护理实践质量。美国护理协会每年为成千上万名护理人员颁发老年护理专科证书。

二、 我国老年护理的发展

中国老年护理由于长期以来被划入成人护理范围，加上"十年动乱"的影响老年护理的发展十分缓慢，直到1977年老年护理才获得新生。

20世纪80年代以来，中国政府对老年工作十分重视，成立了中国老龄问题委员会，建立了老年学和老年医学研究机构，促进了我国老年学的发展，老年护理也随之发展起来。中国老年护理体系的雏形是医院的老年人护理，如综合性医院设的老年病科，主要以系统划分病区，按专科管理患者。此外，还设立了老年病专科医院与老年病门诊，按病情分阶段管理划分病区，进行针对性的护理。同时还设立了老年护理医院，其主要工作包括医疗护理、生活护理、心理护理和终末关怀等。我国老年护理院、老年医院起步较晚。从1984年起，北京、上海、广州等相继成立了老年病医院，沿海城市的一些街道还成立了老年护理中心，管理区域内的高龄病残，对老年人提供上门医疗服务，建立家庭病床，对老年重患者建立档案，定期巡回医疗咨询，老年人可优先入院并获得治疗、护理和临终关怀服务。

20 世纪 90 年代，我国老年护理教育发展迅速，有关老年护理的专著、教材、科普读物相继出版，有的护理院校已经开设老年护理专业，国际上的老年护理方面的学术交流逐步开展。但与发达国家相比，我国的老年护理教育明显滞后。按照国际标准推测，我国共需要养老护理员 1000 万人，而目前养老服务队伍不足 30 万人，其中拿到职业资格证的只占 10% 左右。据调查，老年护理人员普遍存在着人数偏少、年龄偏大、职称偏低、专业知识和技能亟须提高及单位对老年专科护理人员重视不足等问题，且都是由普通护理人员转型而来，或由没有经过专门老年护理教育培训、没有护理人员资质的护工承担，很难达到老年专业护理宗旨和要求。老年护理的发展应重视老年护理教育和专业老年护理人员的培养，借鉴国外的先进老年护理经验，构建具有中国特色的老年护理理论与实践体系，不断推进我国老年护理事业的发展。

三、 老年护理学的发展趋势

（一）老年护理观念的转变

老年护理学的发展会逐步引起人们观念的转变，加深对老年护理必要性、特殊性及专业性的认识。

（二）角色功能多元化

老年护理人员除了自身的专业角色之外，有时还要承担健康保健人员、教师、训练者、研究者，甚至是社会活动者等角色，以最大限度地满足老年人的需要。服务对象也由过去的老年人群扩展为老年人及其主要照顾者，承担主要照顾者的咨询和教育，研究他们的压力和需要等。

（三）学科间合作加强

老年护理作为一个专业领域，正在逐步向各专科领域渗透。老年护理学将是多门学科之间的结构重组。老年护理人员除了强调自己的专业之外，还要学会与其他学科的合作，为老年人提供更优质的护理服务。

（四）研究内容转变

随着老年护理学的发展，研究内容由注重延长生命到注重提高生命质量，在传统养老观念的基础上逐步形成新的护理观念。老年护理学的发展趋势，见表 1-3。

表 1-3 老年护理学的发展趋势

项目	新观念	传统观念
护理观念	强调专业性、技能型	不需要护理知识、技能
理论基础	自理理论（强调现有能力）、活跃理论、持续理论、社会环境适应理论	需要理论（护理弥补缺失，全方位满足老年人的需要）
研究内容	注重生命质量及精神、心理健康	注重延长生命
角色功能	多元化（执业人员、照顾者、训练者、教育者、咨询者等）	单一（护理），多学科合作
护理对象	老年人及照顾者，强调个案、家庭护理	老年人
服务提供者	团队（医护人员、理疗师、社会工作者等）	单一（护理人员）
部门	学科合作	单一（护理）
专业要求	有	无
专业教育	有，多层次	无

目标测试

一、选择题

【A1 型题】

1. 发达国家对老年人的年龄划分标准为（　　）

A. ≥55 岁　　　　　　B. ≥60 岁　　　　　　C. ≥65 岁

D. ≥70 岁　　　　　　E. ≥75 岁

2. 我国何时开始进入老龄化社会（　　）

A. 1980 年底　　　　　B. 1989 年底　　　　　C. 1990 年底

D. 1999 年底　　　　　E. 2000 年底

3. 老化的特征不包括（　　）

A. 普遍性　　　　　　B. 累积性　　　　　　C. 规律性

D. 危害性　　　　　　E. 渐进性

4. 世界上平均预期寿命最长的国家是（　　）

A. 日本　　　　　　　B. 中国　　　　　　　C. 美国

D. 瑞士　　　　　　　E. 芬兰

5. 老化是生命过程中的（　　）

A. 人年过半百花甲之年以至古稀之年的过程

B. 以大多数人的年龄变化为标准的阶段

C. 人从开始变老到死亡的过程

D. 组织器官退化和生理功能衰退的阶段

E. 年龄变老

6. 老年护理学作为一门学科最早出现于（   ）

A. 英国   B. 中国   C. 美国

D. 法国   E. 日本

7. 美国开始颁发老年护理专科证书的时间是（   ）

A. 1955 年   B. 1965 年   C. 1975 年

D. 1980 年   E. 1985 年

8. 发达国家达到老龄化社会时，其中 65 岁老年人口占总人口的比例是（   ）

A. > 6%   B. > 7%   C. > 8%

D. > 9%   E. > 10%

9. 下列哪项是反映人口老龄化的主要指标（   ）

A. 老年人口系数   B. 老年人口负担系数   C. 长寿水平

D. 平均预期寿命   E. 性别比

10. WHO 确定老龄化国家的标准是（   ）

A. 发达国家 60 岁及以上的人口占总人口的比例 > 7%

B. 发达国家 65 岁及以上的人口占总人口的比例 > 7%

C. 发达国家 65 岁及以上的人口占总人口的比例 > 10%

D. 发展中国家 60 岁及以上的人口占总人口的比例 > 7%

E. 发展中国家 65 岁及以上的人口占总人口的比例 > 10%

11. 老年护理的目标不包括（   ）

A. 增强自我照顾能力   B. 延缓恶化及衰退   C. 提高生活质量

D. 满足需求，整体护理   E. 做好临终关怀

12. 下列不属于我国人口老龄化的特点是（）

A. 老年人口规模巨大   B. 地区发展不平衡   C. 城乡倒置显著

D. 人口为"未富先老"   E. 男性老年人口数量多于女性

二、名词解释

1. 老化

2. 老年人口系数

3. 平均预期寿命

4. 健康预期寿命

5. 老年护理学

三、简答题

1. 简述老年护理的目标和原则。

2. 简述我国"十三五"期间解决人口老龄化的主要任务。

扫一扫，知答案

第二章

老年人的健康评估

扫一扫，看课件

【学习目标】

1. 掌握老年人躯体健康状况评估的内容、常用评估工具。

2. 熟悉老年人健康评估的原则和注意事项；老年人角色功能、环境、文化与家庭的评估。

3. 了解老年人生活质量评估的内容。

4. 学会使用老年人日常生活能力、心理健康评估的常用量表。

5. 具有对老年人进行健康水平及需求进行全面评估的能力。具有以"老年人为本"的护理职业观，认真恪守"慎独精神"，以高度的责任心、爱心、细心、耐心对待老年人。

情景导入

张老太，女，71岁，老伴去世6年，和儿子一家共同生活。近来儿子发现张老太记忆力明显下降，忘记子女的名字、自己的年龄，外出后不能独立步行回家。张老太前几天不慎滑倒，导致左腿骨折，现已出院在家休养。

问题思考：

1. 应从哪些方面评估张老太目前存在的问题？

2. 可采用哪些量表对张老太进行评估？

健康评估是系统地、有计划地收集护理对象的健康资料，并对资料的价值进行判断的过程。老年人的健康评估过程同成年人，但是老年人由于生理功能的衰退、感官功能的缺损以及认知功能的改变，接受信息和沟通的能力均会有不同程度的下降。因此，在评估时应遵循以老年人为中心的原则，注意正确应用语言和非语言性沟通技巧，通过观察、询问，以及体格检查，获得全面、客观地评估资料，从而准确判断老年人的健康状况及功能状态。

第一节 概 述

老年人健康评估的内容主要包括躯体健康状况、心理健康状况、社会功能这三方面功能的生活质量评估。对老年人进行综合健康功能评估（CFA），可以全面反映其健康状况，是实现老年人个体化优质护理的前提。

一、老年人健康评估的原则

老年人由于机体老化和患各种慢性疾病比例较高等，在对其进行健康评估时，应遵循以下评估原则：

（一）了解老年人的身心变化特点

在大多数老年人身上，常出现生理性改变和病理性改变并存现象，且相互影响，难以严格区分。护理人员要熟知生理和病理性改变的特点，全面、客观地收集老年人的健康资料，区分正常老化，发现现存与潜在的健康问题，并采取合适的干预措施。

老年人心理变化个体差异性大，身体老化和心理老化不同步。主要表现为：记忆能力变慢、下降；智力逐渐减退，学习新知识，接受新事物能力下降；思维能力衰退，对语言的理解速度减慢，表达词不达意；人格发生相应改变，出现保守、固执、刻板、易怀旧或发牢骚等。

（二）正确解读辅助检查结果

老年人辅助检查结果异常有以下三种可能：①正常的老年期变化。②由疾病引起的异常变化。③服用某些药物引起的异常变化。目前关于老年人辅助检查结果标准值的资料较少，应结合病情变化，确认辅助检查值的异常是生理性老化还是病理性改变所致，采取适当的处理方式，避免延误诊断或处理不当造成严重后果。

（三）重视老年人疾病的非典型性表现

老年人因感受性降低，加之常并发多种疾病，因而发病后往往没有典型的症状和体征，给疾病的诊治带来一定困难，易出现漏诊和误诊。例如，老年人患肺炎时常无症状，或仅表现出食欲差、全身无力、脱水，或突然意识障碍，而无呼吸系统症状；阑尾炎导致肠穿孔的老年人，临床表现可能没有明显的发热体征，或仅主诉轻微疼痛。因此，对老年人的评估要重视客观检查，尤其体温、脉搏、血压及意识的评估尤为重要。

二、老年人健康评估的方法

对老年人进行健康评估的方法主要有以下几种：

1. 交谈 指通过与老年人、亲友、照顾者及相关的医务人员进行谈话沟通，了解老年人的健康状况。在交谈中，护理人员应运用有效的沟通技巧，与患者及相关人员建立良好的信任关系，有效获取老年人的相关健康资料和信息。

2. 观察 指运用感官获取老年人的健康资料和信息。护理人员可通过视、听、嗅、触等感官，观察老年人的各种身体症状、体征、精神状态、心理反应及其所处的环境，以便发现潜在的健康问题。在观察的过程中，必要时可采用辅助仪器，以增强观察效果。

3. 体格检查 指运用视诊、触诊、叩诊、听诊等体格检查的方法，对老年人进行有目的的全面检查。

4. 阅读 指通过查阅病历、各种医疗和护理记录、辅助检查结果等资料，获取老年人的健康信息。

5. 量表测定法 指用标准化的量表或问卷，测量老年人的身心状况。量表或问卷的选择必须根据老年人的具体情况来确定，并且需要考虑量表或问卷的信度及效度。

三、老年人健康评估的注意事项

老年人的健康评估过程同成年人，但在老年人健康评估的过程中，结合老年人身心变化的特点，护理人员应注意以下事项：

（一）提供适宜环境

老年人因感觉功能降低，皮下脂肪减少、血液循环缓慢、代谢率及体温调节功能降低，易受凉感冒，所以体检时室温应以22～24℃为宜。老年人因视力和听力下降，评估时环境应安静无干扰，光线柔和，并注意保护老年人隐私。

（二）避免过度疲乏

老年人因为感官的退化，反应较慢，行动迟缓，思维能力下降，加之老年人往往患有多种慢性疾病，很容易感到疲劳。护理人员应根据老年人的具体情况，分次进行健康评估，让其有充足的时间回忆过去发生的事件，这样既可以避免老年人疲劳，又能获得详尽的健康史。

（三）选择合适的方法

对老年人进行躯体评估时，应根据评估的要求，选择合适的体位。在全面评估的基础上，重点检查易发生皮损的部位。对有移动障碍的老年人，可取合适的体位。检查口腔和耳部时，要取下义齿和助听器。有些老年人部分触觉功能减弱或消失，需要较强的刺激才能引出，特别是痛觉和温觉检查时，刺激强度应适当，注意不要造成损伤。

（四）运用良好的沟通技巧

老年人因听觉、记忆、思维等功能减退，在沟通时可能会出现反应迟钝、表达不清等情况。护理人员应适当运用有效的沟通技巧、先自我介绍，并说明交谈目的和所需时间。与老年人交谈时语速要减慢、语音要清晰，注意适时停顿和重复；注意观察非语音信息，适时运用非语音沟通技巧，如适当的目光接触、温和的面部表情、优雅的姿态、恰当的手势、治疗性的触摸等；及时核实前后矛盾、含糊不清或存有疑问的内容。交谈过程中应显示出对其回答的问题感兴趣和关心，对其陈诉表示理解、认可和同情。为有记忆功能障碍、语言表达功能障碍及认知功能障碍的老年人收集资料时，询问要简洁得体，必要时可通过其家属或照护者获取资料。

（五）获取客观的资料

对老年人进行健康评估时，应在细致全面收集资料的基础上，进行客观准确地判断分析，避免因为护理人员的主观判断引起偏差。如在进行功能状态评估时，护理人员应通过直接观察进行合理判断，避免受老年人自身评估的影响。

第二节　老年人躯体健康评估

老年人躯体健康评估的内容主要包括：健康史的采集、身体状况的评估、自理能力和生活质量的评估、辅助检查四个方面，评估过程同其他年龄段人员。

一、健康史的采集

老年人的健康史是指老年人过去和现在的健康状况，老年人对自身健康的认识，以及日常生活和社会活动能力等方面的资料。采集内容包括：一般资料、生理状况、精神心理状况、既往史、伴随症状、活动能力、社会交往、营养状况。

（一）基本情况

包括老年人的姓名、性别、年龄、民族、婚姻状况、职业、籍贯、文化程度、宗教信仰、经济状况、医疗费用支付方式、家庭住址与联系方式、入院时间等。

（二）健康状况

1. 既往的健康状况　既往疾病、手术、外伤史，食物、药物等过敏史，药物使用情况，参与日常生活活动和社会活动的能力。

2. 目前的健康状况　目前有无急慢性疾病；疾病发生的时间，主要症状有无加重，治疗情况及恢复程度；目前疾病的严重程度，对日常生活活动能力和社会活动的影响。

二、身体状况的评估

一般情况下，老年人应每1～2年进行一次全面的健康体检，以便更好地动态掌握其身体状况，及时发现现存或潜在的健康问题。检查时，护理人员按要求协助老年人选择适宜的舒适体位，采用视诊、触诊、叩诊、听诊等方法，了解其身体健康状况。

（一）全身状态

1. 生命体征 老年人基础体温较成年人低，70 岁以上的患者感染常无发热的表现。如果老年人午后体温比清晨高 1℃ 以上，应视为发热。测脉搏的时间每次不应少于 30 秒，并应注意脉搏的不规则性。评估呼吸时应注意呼吸的方式、节律，以及有无呼吸困难。老年人正常呼吸频率为 16～25 次/分，在其他临床症状和体征出来之前，如老年人呼吸 >25 次/分，可能是下呼吸道感染、充血性心率衰竭，或其他病变的信号。高血压和直立性低血压在老年人中较为常见，一般建议老年人平卧 10 分钟后测血压，再直立 1、3、5 分钟后各测血压一次，如直立时任何一次收缩压比平卧时血压降低 ≥20mmHg 或舒张压降低 ≥10mmHg，称为直立性低血压。

2. 营养状况 评估老年人每日活动量、饮食状况，以及有无饮食限制，并测量身高、体重。正常人从 50 岁起身高逐渐缩短，男性平均缩短 2.9cm，女性平均缩短 4.9cm。由于肌肉和脂肪组织的减少，80～90 岁的老年人体重明显减轻。

3. 智力、意识状态 意识状态主要反映老年人对周围环境的认识和对自身所处状况的识别能力，有助于判断有无颅内病变及代谢性疾病。评估老年人的记忆力和定向力，有助于早期痴呆的诊断。

4. 体位、步态 疾病常可使体位发生改变，如心、肺功能不全的老年患者，可出现强迫坐位。步态的类型对疾病诊断有一定帮助。如慌张步态见于帕金森综合征，醉酒步态见于小脑病变。

（二）皮肤

应全面评估老年人皮肤的颜色、温度、湿度，皮肤的完整性与特殊感觉，有无癌前或癌病变。老年人的皮肤干燥、皱纹多、没有光泽、弹性下降，常伴有皮损。常见的皮损有老年色素斑、老年疣、老年性白斑等，40 岁后常可见浅表的毛细血管扩张。卧床不起的老年人应重点检查受压部位，观察有无压疮的发生。

（三）头面部与颈部

1. 头面部

（1）头发 随着年龄的增长，头发变成灰白，发丝变细，头发稀疏，并有脱发。

（2）眼睛与视力 老年人眼窝内的脂肪组织减少，眼球凹陷，眼睑下垂，瞳孔直径缩小，反应变慢，泪腺分泌减少，易出现眼干不适感。角膜周围有类脂性浸润，随着年龄的增加角膜上出现白灰色云翳。老年人晶状体柔韧性变差，睫状肌肌力减弱，眼的调节能力逐渐下降，迅速调节远、近视力的功能下降，出现老视。老年人因瞳孔缩小、视网膜的再生能力减退，使其区分色彩、暗适应的能力有不同程度的衰退和障碍。由于发生玻璃体混浊、老年性白内障、眼底动脉硬化、易发生眼底出血等，常严重影响老年人的视功能。异常病变可有夜盲、白内障、角膜溃疡、斑点退化、眼压增高或青光眼。

（3）耳与听力　老年人的听力随着年龄的增加逐渐减退，对高音量或噪音易产生焦虑，常有耳鸣，特别在安静的环境下尤其明显。外耳检查可发现老年人的耳郭增大，皮肤干燥，失去弹性，耳垢干燥。检查耳部时，应注意取下助听器，可通过询问、控制音量，用手表的嘀嗒声，以及耳语来检查听力。常见的听觉问题有传导性耳聋、感音性耳聋、老年聋等。

（4）鼻腔与嗅觉　老年人鼻腔黏膜萎缩变薄、干燥，嗅神经随着年龄的增长数量减少、萎缩，嗅觉变迟钝，对气味的分辨力减退，对环境中有毒、有害物体气味的敏感度降低，故易发生气体中毒。

（5）舌与味觉　随着年龄的增长，老年人舌部的味蕾萎缩，数量减少，功能退化，对食物的敏感性降低，常使老年人食而无味，影响食欲。

（6）口腔　由于毛细血管血流减少，老年人唇周失去红色，口腔黏膜及牙龈显得苍白；唾液分泌减少，使口腔黏膜干燥；由于长期的损害、外伤、治疗性调整，老年人多有牙列缺失，常有义齿。牙齿颜色发黄、变黑及不透明。评估口腔时，应检查有无出血或肿胀的齿龈、松动和断裂的牙齿、经久不愈的黏膜白斑等。

2. 颈部　颈部结构与成年人相似，无明显改变。注意老年人颈部强直的体征，不仅见于脑膜受刺激，而且更常见于痴呆、脑血管病、颈椎病、颈部肌肉损伤和帕金森综合征患者。

（四）胸部

1. 乳房　随年龄的增长，女性乳腺组织减少，乳房出现下垂、平坦。如发现肿块，要高度警惕癌症。男性如有乳房发育，常见原因是体内激素改变或是药物的副作用所致。

2. 胸、肺部　视诊、听诊及叩诊过程同成年人。老年人尤其是患有慢性支气管炎者，常呈桶状胸改变。由于生理性无效腔增多，肺部叩诊常显示过清音。胸部检查发现与老化相关的体征有：胸腔前后径增大，胸廓横径缩小，胸腔扩张受限，呼吸音强度减轻。

3. 心前区　老年人心音强度的变化比杂音的变化更有临床意义，如舒张期杂音多为异常的反应，而收缩期杂音则应注意鉴别。检查的重点是确定有无心脏杂音、心肌肥厚及心脏扩大等。老年人因驼背或脊柱侧弯引起心脏下移，可使心尖搏动出现在锁骨中线旁。

（五）腹部

老年肥胖常常会掩盖一些腹部体征。消瘦者因腹壁变薄松弛，腹膜炎时也不易产生腹壁紧张，而肠梗阻时则很快出现腹部膨胀。由于肺扩张，膈肌下降致肋缘下可触及肝脏。随着年龄的增大，膀胱容量减少，很难触诊到充盈的膀胱。听诊可闻及肠鸣音减少。

（六）泌尿生殖器

1. 女性　老年女性由于雌激素缺乏使外阴发生变化：阴毛稀疏，呈灰色；阴唇皱褶增多，阴蒂变小；由于纤维化，阴道变窄，阴道壁干燥苍白，分泌物减少且偏碱性，易发生阴道炎、外阴瘙痒症。子宫颈变短，子宫及卵巢缩小。

2. 男性 男性外阴改变与激素水平降低相关，表现为阴毛变稀及变灰，阴茎、睾丸变小；双阴囊变得无皱褶和晃动。随着年龄增大老年男性前列腺逐渐发生组织增生，增生的组织引起排尿阻力增大，导致后尿道梗阻，出现排尿困难。

（七）脊柱与四肢

老年人肌张力下降，腰脊变平，导致颈部脊柱和头部前倾。椎间盘退行性改变，使脊柱后凸。由于关节炎及类似的损害，致使部分关节活动范围受限。评估四肢时，应检查各关节及其活动范围及动脉搏动情况，注意有无疼痛、肿胀、畸形及运动障碍等。如出现下肢皮肤溃疡、足冷痛、坏疽，以及脚趾循环不良等，常提示下肢动脉供血不足。

（八）神经系统

老年人神经传导速度变慢，对刺激反应时间延长，精神活动能力下降，表现如记忆力减退、易疲劳、注意力不易集中、反应变慢、动作不协调、生理睡眠缩短等。

三、 自理能力和生活质量的评估

自理能力主要是指老年人处理日常生活的能力，其完好与否影响着老年人的生活质量。护理人员定期对老年人的自理能力和生活质量进行客观评估，是老年护理的良好开端，对维持和促进老年人独立生活能力、提高其生活质量，具有重要的指导作用。

（一）自理能力的评估

1. 评估内容 老年人的自理能力受年龄、视力、躯体疾病、运动功能、情绪等因素的影响，评估时要结合其机体健康、心理健康及社会健康状态进行全面衡量和考虑。自理能力评估包括日常生活能力、功能性日常生活能力、高级日常生活能力三个层次。

（1）日常生活能力（ADL） 是老年人最基本的自理能力，是老年人自我照顾、从事每天必需的日常生活的能力。如：衣（穿脱衣、鞋、帽，修饰打扮）、食（进餐）、行（行走、变换体位、上下楼）、个人卫生（洗漱、沐浴、如厕、控制大小便），这一层次功能受限，将影响老年人基本生活需要的满足。ADL不仅是评估老年人自理能力的指标，也是评估老年人是否需要补偿服务的指标。

（2）功能性日常生活能力（IADL） 是老年人在家中或寓所内进行自我护理活动的能力，包括购物、家庭清洁和整理、使用电话、付账单、做饭、洗衣、旅游等，即为支持独立生活所需的诸多活动。IADL提示老年人是否能独立生活并具备良好的日常生活功能。

（3）高级日常生活能力（IADL） 反映老年人的智能能动性和社会角色功能，包括主动参加社交、娱乐、职业活动等。随着老年期生理变化或疾病的困扰，这种能力可能会逐渐丧失。失去这一层次的功能，将失去维持社会活动的基础。例如，股骨、颈骨骨折会使一位经常参加各种社交和娱乐活动的老年人失去参与这些活动的能力，这将使这位老年人的整体健康受到明显影响。高级日常生活能力的缺失，要比日常生活能力和功能性日常生活能力的缺失出现得早，一旦出现，就预示着更严重的功能下降。因此一旦发现老年人有高级日常生活能力的下降，就需要进行进一步的自理能力评估，包括日常生活能力和功能性日常生活能力的评估。

2. 评估工具　在医院、社区、康复中心等开展老年护理时，有多种标准化的评估量表可供护理人员使用，见表 2–1。使用较为广泛的工具包括 KatzADL 量表和 LawtonIADL 量表。

表 2–1　评估日常生活能力常用的量表

量表	功能
（1）KatzADL 量表（KatzADLscale）	基本自理能力
（2）Barthel 量表（Bartheindex）	自理能力和行走能力
（3）Kenny 自护量表（Kennyself–carescale）	自理能力和行走能力
（4）IADL 量表（IADLscale）	烹饪、购物、家务等复杂活动
（5）LawtonIADL 量表（LawtonIADLscale）	功能性日常生活能力

（1）Katz 日常生活功能指数评价表（附表一）。由 Katz 等人设计制定的语义评定量表，可用于测量评价慢性疾病的严重程度及治疗效果，也可用于预测某些疾病的发展。一般来说，日常生活复杂的功能首先丧失，简单的动作丧失较迟，如大脑神经的功能、心肺功能等。①量表的结构和内容：此量表将 ADL 功能分为 6 个方面，即进食、更衣、沐浴、移动、如厕和控制大小便，以决定各项功能完成的独立程度。②评定方法：通过与被测试者、照顾者交谈或被测试者自填问卷，确定各项评分，计算总分值。③结果解释：总分值的范围是 0～12 分，分值越高，提示被测试者的日常生活能力越高。

（2）Lawton 功能性日常生活能力量表（附表二）。由美国的 Lawton 等人设计制定，主要用于评定被测试者的功能性日常生活能力。①量表的结构和内容：此量表将 IADL 功能分为 7 个方面。②评定方法：通过与被测试者、照顾者等知情人的交谈或被测试者自填问卷，确定各项评分，计算总分值。③结果解释：总分值的范围是 0～14 分，分值越高，提示被测试者功能性日常生活能力越高。

（3）Pfeffer 功能活动问卷（FAQ）（附表三）。Pfeffer 功能活动问卷于 1982 年编制，其目的是更好地筛选和评价功能障碍不太严重的老年患者，即早期或轻度的痴呆患者。①量表的结构和内容：FAQ 将功能分为 10 个方面。②评定方法：由访问员或被测试者家属做出最合适反映老年人活动能力的评分。评分采用 0～2 的 3 级评分法：0 级没有任何困难，能独立完成，不需要他人指导或帮助；1 级有些困难，需要他人指导或帮助；2 级本人无法完成，完全或几乎完全由他人代替完成。如项目不适用，如一向不从事这项活动，记"9"，不计入总分。该量表评定一次仅需5分钟，常在社区调查或门诊工作中应用。③结果解释：FAQ只要两项统计指标：总分0～20和单项0～2。临界值：总分25分，或有两个或两个以上单项功能丧失（2分）或1项功能丧失，2项以上有功能缺损（1分）。FAQ≥5，并不等于痴呆，仅说明社会功能有问题，尚需进一步确定这类损害是否新近发生，是因为智力减退还是另有原因，如年龄、视力缺陷、情绪抑郁或运动功能障碍等。

（二）生活质量评估

1. 生活质量的内涵　生活质量作为生理、心理、社会功能的综合指标，可用来评估老年人群的健康水平、临床疗效以及疾病的预后。

（1）生活质量的概念　生活质量（QOL）是在生物、心理、社会医学模式下产生的一种新的健康测量技术，可用来评估老年人群的健康水平、临床疗效以及疾病的预后。世界卫生组织对其定义：生活质量是指不同文化和价值体系中的个体对他们的生存目标、期望、标准，以及所关心事情相关的生存状况的感受。中国老年医学学会的定义：老年人生活质量是指60岁及其以上老年人群对自己的身体、精神、家庭和社会生活满意的程度和老年人对生活的全面评价。

（2）生活质量的特点　①生活质量是多维的，包括了生理、心理、社会适应能力及对环境的主观满意度的综合概念，从单一的强调个体生活的客观状态发展到同时注意其主观感受。②生活质量具有文化依赖性，其评价是根植于个体所处的文化和社会环境中的，既测量个体健康的不良状态，又反映健康良好的方面。③生活质量反映连续的健康变化过程，其评价的主体是被测量者，侧重于被测量者的主观感受。④生活质量评价既可反映人群的健康，又可反映个体的健康。

2. 生活质量的综合评价　老年人生活质量测量中公认的是躯体健康、心理健康、社会功能、综合评价4个维度。此处主要介绍生活质量的综合评价。生活质量可以采用访谈法、观察法、自我评价法等方法进行测定。常采用生活满意度量表、幸福度量表和生活质量综合问卷进行评估。

（1）生活满意度的评估　主观完美状态通过测量生活满意度来评估。生活满意度是指个人对生活总的观点及现在实际情况与希望之间、与他人之间的差距。生活满意度指数是老年研究中的一个重要指标，用来测量老年人心情、兴趣、心理、生理主观完美状态评估的一致性。影响老年人生活满意度的因素有老年人的年龄、婚姻状况、个人活动能力、夫妻关系、亲子关系、朋友交往状况、孤独感及医疗状况，其中医疗状况是影响老年人生活满意度的最重要的因素。

常用的量表是生活满意度指数（LSI）。它从对生活的兴趣、决心和毅力、知足感、自我概念、情绪等方面进行评估，通过20个问题反映生活的满意程度。

（2）生活质量评定　生活质量是一个带有个性的和易变的概念。老年人的生活质量评估不能单纯从躯体、心理、社会功能等方面获得，评估时最好以老年人的体验为基础进行评价。不仅要评定受试者生活的客观状态，同时还要注意其主观评价。常用的适合老年人群生活质量评估的量表有生活质量综合评定问卷和老年人生活质量评定表。

（3）主观幸福感评估　老年人的核心问题是生活质量问题，对老年人主观幸福感的关注有助于提高老年人的生活质量。主观幸福感是反映某一社会中个体生活质量的重要心理学参数，包括认知和情感两个基本成分。Kozma 于 1980 年制定的纽芬兰纪念大学幸福度量表（MUNSH）（附表四），作为老年人精神卫生状况的恒定的间接指标，已经成为老年人精神卫生测定和研究的有效工具之一。

四、辅助检查

老年人机体形态和功能的一系列进行性、退行性改变，均可不同程度影响辅助检查的结果，对此护理人员应予以正确解读和分析。

（一）常规检查

1. 血常规　血常规检查值异常在老年人中十分常见，一般以红细胞小于 $3.5 \times 10^{12}/L$，血红蛋白小于 110g/L，血细胞比容小于 0.35，作为老年人贫血的标准。但贫血并非老年期正常生理变化，因而需要进行全面系统的评估和检查。多数学者认为白细胞、血小板计数无增龄性变化。白细胞的参考值为 $(3.0 \sim 8.9) \times 10^9/L$。在白细胞分类中，T 淋巴细胞减少，B 淋巴细胞则无增龄性变化。

2. 尿常规　老年人尿蛋白、尿胆原与成年人之间无明显差异。老年人肾排糖阈值升高，可出现血糖升高而尿糖阴性的现象。老年人对泌尿系感染的防御功能随年龄增长而降低，其尿沉渣中的白细胞大于 20 个/HP 才有病理意义。老年人中段尿培养污染率高，可靠性较低，老年男性中段尿培养菌落计数≥10^3/mL、女性≥10^4/mL 为判断真性菌尿的界限。

3. 血沉　在健康老年人中，血沉变化范围很大。一般血沉值为 $30 \sim 40$mm/h，无病理意义；如血沉 >65mm/h，应考虑感染、肿瘤及结缔组织病。

（二）生化与功能检查

老年人生化与功能检查中常见的生理变化，见表 2-2。

表2-2　老年人生化与功能检查中常见的生理变化

检验内容	成人正常值范围	老年期生理变化
空腹静脉血糖	$3.9 \sim 6.1$mmol/L	轻度升高
肌酐清除率	$80 \sim 100$mL/min	降低
血尿酸	$120 \sim 240 \mu$mol/L	轻度升高
乳酸脱氢酶	$50 \sim 150$U/L	轻度升高

检验内容	成人正常值范围	老年期生理变化
碱性磷酸酶	20～110U/L	轻度升高
总蛋白	60～80g/L	轻度升高
总胆固醇	2.8～6.0mmol/L	60～70岁达高峰，随后逐渐降低
低密度脂蛋白	<3.1mmol/L	60～70岁达高峰，随后逐渐降低
高密度脂蛋白	1.1～1.7mmol/L	60岁后稍升高，70岁后开始降低
三酰甘油（甘油三酯）	0.23～1.24mmol/L	轻度升高
甲状腺激素 T_3	1.08～3.08nmol/L	降低
甲状腺激素 T_4	63.2～157.4nmol/L	降低
促甲状腺素	(2.21±1.1) mU/L	轻度升高或无变化

（三）心电图检查

心电图检查有利于及时发现老年人无症状的心肌缺血、心肌梗死等病变。随着年龄的增长，老年人的心电图常有非特异性改变，如 P 波轻度低平、PR 间期延长、T 波变平、ST 段非特异性改变等。

（四）影像学及内镜检查

影像学检查已广泛应用于老年疾病的诊治，如 CT、磁共振成像对急性脑血管病、颅内肿瘤的诊断有很大价值。内镜检查对老年人胃肠道肿瘤、消化性溃疡，以及呼吸、泌尿系统的诊断具有重要意义。

第三节 老年人心理健康评估

进入老年期，在应对社会角色的改变、丧偶等生活事件的过程中，老年人常有一些特殊的心理活动，表现出老年期特有的个性心理。老年人的心理健康状况直接影响躯体健康和生活质量，正确评估老年人的心理健康状况，采取有的放矢的措施维护和促进老年人的心理健康，对促进健康老龄化和积极老龄化有重要意义。老年人的心理健康从情绪和情感、认知能力、压力与应对等方面进行评估。

一、情绪和情感的评估

情绪和情感直接反映人们的需求是否得到满足，是身心健康的重要标志。老年人的情绪纷繁复杂，焦虑和抑郁是最常见的也是最需要干预的情绪状态。

（一）焦虑的评估

焦虑是个体感受到威胁时的一种紧张的、不愉快的情绪状态，表现为紧张、不安、急躁、失眠等，但无法说出明确的焦虑对象。常用评估方法有访谈与观察、心理测验和可视

27

化标尺技术。本节重点介绍心理测验方法。

1. 汉密顿焦虑量表（HAMA） 由 Hamilton 于 1959 年编制，是一个使用较广泛地用于评定焦虑严重程度的他评量表。通过因子分析，可提示患者焦虑症状的特点（附表五）。

（1）量表的结构和内容 该量表含 14 个条目，分为精神性（第 1~6 项、第 14 项）和躯体性（第 7~13 项）两大类。

（2）评定方法 采用 0~4 分的 5 级评分法，各级评分标准：0 = 无症状；1 = 轻度；2 = 中等，有肯定的症状，但不影响生活与劳动；3 = 重度，症状重，需要进行处理或影响生活和劳动；4 = 极重，症状极重，严重影响生活。由经过训练的两名专业人员对被测者进行联合检查，然后各自独立评分。除第 14 项需结合观察外，所有项目根据被测者的口头叙述进行评分。

（3）结果解释 总分 > 29 为严重焦虑，> 21 为明显焦虑，> 14 为有肯定的焦虑，> 7 分为可能有焦虑，< 7 为无焦虑。

2. 状态-特质焦虑问卷（STAI） 由 CharlesSpielberger 等人编制的自我评价问卷，能直观地反映老年焦虑患者的主观感受（附表六）。Cattell 和 Spielberger 提出状态焦虑和特质焦虑的概念，状态焦虑描述一种不愉快的情绪体验，表现为紧张、恐惧、抑郁和神经质，伴有自主神经系统的功能亢进，一般为短暂性的；特质焦虑用来描述相对稳定的、作为一种人格特质且具有个体差异的焦虑倾向。

（1）量表的结构和内容 该量表包括 40 个条目，第 1~20 项为状态焦虑量表，第 21~40 项为特质焦虑量表。

（2）评定方法 该量表为自评量表，每一项进行 1~4 级评分。由受试者根据自己的体验选择最合适的分值。凡正性情绪项目均为反序计分，分别计算状态焦虑量表与特质焦虑量表的累加分，最小值 20，最大值 80。

（3）结果解释 状态焦虑量表与特质焦虑量表的累加分，反映状态或特质焦虑程度。分值越高，说明焦虑程度越严重。

（二）抑郁的评估

抑郁是个体失去某种其重视或追求的东西时产生的情绪状态，其特征是情绪低落，甚至出现失眠、悲哀、自责、性欲减退等表现。常用的评估方法有访谈与观察、心理测试与可视化标尺技术等。本节重点介绍心理测验方法。

1. 汉密顿抑郁量表 由 Hamilton 于 1960 年编制，是临床上评定抑郁状态时应用最普遍的量表（附表七）。

（1）量表的结构和内容 汉密顿抑郁量表经多次修订，版本有 17 项、21 项和 24 项 3 种。本书所列为 24 项版本。

（2）评定方法　所有问题指被测试者近几天或近 1 周的情况。大部分项目采用 0～4 分的 5 级评分法。各级评分标准：0＝无，1＝轻度，2＝中等，3＝重度，4＝极重度。少数项目采用 0～2 分的 3 级评分法，其评分标准：0＝无，1＝轻中度，2＝重度。由经过训练的两名专业人员对被测试者进行联合检查，然后各自独立评分。

（3）结果解释　总分能较好地反映疾病的严重程度，即病情越重，总分越高。按照 DavisJM 的划界分，总分超过 35 分，可能为严重抑郁；超过 20 分，可能是轻或中等度的抑郁；如小于 8 分，则无抑郁症状。

2. 老年抑郁量表　由 Brink 等人于 1982 年创制，是专用于老年人的抑郁筛查表（附表八）。

（1）量表的结构和内容　该量表共 30 个条目，包括以下症状：情绪低落、活动减少、易激惹、退缩痛苦的想法以及对过去、现在与将来的消极评分。

（2）评定方法　每个条目要求被测试者回答"是"或"否"，其中第 1、5、7、9、15、19、21、27、29、30 条用反序计分（回答"否"表示抑郁存在）。每项表示抑郁的回答得 1 分。

（3）结果解释　该表可用于筛查老年抑郁症，但其临界值仍然存在疑问。用于一般筛查目的时建议采用：总分 0～10 分，正常；11～20 分，轻度抑郁；21～30 分，中重度抑郁。

二、 认知评估

认知是人们认识、理解、判断、推理事物的过程，通过行为、语言表现出来，反映了个体的思维能力。认知功能对老年人是否能够独立生活以及生活质量起着重要的影响作用。认知功能评估的目的，在于早期发现问题及诱因，使问题尽早获得校正。老年人认知的评估包括思维能力、语言能力以及定向力三个方面，常用的方法有调查法、观察法、会谈法、心理测验法等。在已经确定的认知功能失常的筛选测试中，最普及的测试是简易智力状态检查（MMSE）和简易操作智力状态问卷（SPMSQ）。

知 识 链 接

空巢影响城镇老年人健康

随着老龄化程度的加剧、人口流动的日益频繁以及城镇青年注重隐私、倾向于独立居住，传统的家庭养老模式发生了变动，城镇老年人独自居住将成为未来城镇居住模式的主流。

空巢对于城镇老年人的生活自理能力、认知能力以及心理健康均存在显著的负向影响，空巢老年人缺少家庭的支持与帮助，在生活自理能力、认知能力以及心理健康方面明显欠缺；同时由于自身健康、生活条件处于劣势，空巢对于弱势城镇老年人（女性、高龄以及无配偶的老年人）的健康水平影响更为显著。研究进一步发现，缺乏物质保障、难以获得及时的医疗救助机会使得城镇空巢老年人自理能力和认知能力产生变化；参与社会活动的减少对空巢城镇老年人的身心健康也存在显著的损害作用。

（一）简易智力状态检查

由 Folsten 于 1975 年编制，主要用于筛查有认知缺失的老年人，适合于社区和基层老年人群调查（附表九）。评定方法简便，一次检查需 5~10 分钟。

1. 量表的结构和内容　该量表共 19 项，30 个小项，评估范围包括 11 个方面（表 2-3）。

表 2-3　简易智力状态检查评估的范围

评估范围	项目
1. 时间定向	1、2、3、4、5
2. 地点定向	6、7、8、9、10
3. 语言即刻记忆	11（分 3 小项）
4. 注意和计算能力	12（分 5 小项）
5. 短期记忆	13（分 3 小项）
6. 物品命名	14（分 2 小项）
7. 重复能力	15
8. 阅读理解	16
9. 语言理解	17（分 3 小项）
10. 语言表达	18
11. 绘图	19

2. 评定方法　在安静无干扰的环境里，由评定者直接询问被测试者，被测试者回答或操作正确记"1"，错误记"5"，拒绝或说不会做记"9"和"7"。全部答对总分为 30 分。

3. 结果解释　简易智力状态检查的主要统计量是所有记"1"的项目（和小项）的总和，即回答或操作准确的项目和小项数，称为该项检查的总分，范围是 0~30 分。分界值与受教育程度有关，未受教育文盲组 17 分，教育年限≤6 年组 20 分，教育年限>6 年组 24 分，若测量结果低于分界值，可认为被测试者有认知功能缺损。

（二）简易操作智力状态问卷

由 Pfeiffer 于 1975 年编制，适用于评定老年人认知状态的前后比较。

1. **问卷的结构和内容** 问卷评估包括定向、短期记忆、长期记忆和注意力 4 个方面、10 个问题。如"今天星期几？""今天是几号？""你在哪里出生？""你家电话号码是多少？""你今年几岁？""你的家庭住址？"，以及让被试者完成 20 减 3 再减 3，直至减完的计算。

2. **评定方法** 评定时，向被测试者直接询问，被测试者回答或操作正确记"1"。

3. **结果解释** 问卷满分 10 分，评估时需要结合被测试者的教育背景作出判断。错 2～3 项者，表示认知功能完整；错 3～4 项者，为轻度认知功能损害；错 5～7 项者，为中度认知功能损害；错 8～10 项者，为重度认知功能损害。受过初等教育的老年人允许错一项以上，受过高等教育的老年人只能错一项。

第四节　老年人社会健康状况评估

全面认识和衡量老年人的健康水平，除评估生理、心理功能外，还应评估其社会状况。社会状况评估应对老年人的社会健康状况和社会功能进行评定，具体包括角色功能、所处环境、文化背景、家庭状况等方面。

一、角色功能评估

对老年人角色功能的评估，其目的是明确被评估者对角色的感知、对承担的角色是否满意，有无角色适应不良，以便及时采取干预措施，避免角色功能障碍给老年人带来生理和心理两方面的不良影响。

（一）角色的内涵

1. **角色** 角色、又称社会角色，是社会对个体或群体在特定场合下职能的划分，代表了个体或群体在社会中的地位，以及社会期望表现出的符合其地位的行为。老年人一生中经历了多重角色的转变，从婴儿到青年、中年直至老年；从学生到踏上工作岗位直至退休；从儿子、女儿到父母亲直至祖父母等，其与周围人的关系也在不断转换。

2. **角色功能** 指从事正常角色活动的能力，包括正式的工作、社会活动、家务活动等，老年人由于老化及某些功能的退化而使这种能力下降。个体对老年角色的适应与性别、个性、文化背景、家庭背景、社会地位、经济状况等因素有关。

（二）角色功能评估的内容

角色功能评估目的是了解个体的角色行为是否正常，有无角色适应不良或角色冲突，以便找到原因和影响因素。可以通过交谈、观察两种方法收集资料。评估的内容包括：

1. 角色的承担

（1）一般角色　了解老年人过去的职业、离退休年份和现在的工作状况，有助于防范由于退休所带来的不良影响，也可以确定目前的角色是否适应。评估角色的承担情况，可询问：最近1周内做了什么事情，哪些事情占据了大部分时间，对他而言什么事情是重要的、什么事情很困难等。

（2）家庭角色　老年人离开工作岗位后，家庭成了主要的生活场所。家庭生活的各种因素均对老年人有着影响。进入老年期后，大部分家庭有了第三代，老年人由父母的地位上升到祖父母的地位，家庭角色增加，常常担当起照料第三代的任务。老年期又是丧偶的主要阶段，若老伴去世，则要失去一些角色。另外，性生活的评估，可以了解老年人的夫妻角色功能，有助于判断老年人社会角色及家庭角色形态。评估时要求护理人员持非评判、尊重事实的态度，询问老年人过去及现在的情况。

（3）社会角色　社会关系形态的评估，可提供有关自我概念和社会支持资源的信息。收集老年人每日活动的资料，对其社会关系形态进行分析评价，如果被评估者对每日活动不能明确表述，提示社会角色的缺失或是不能融合到社会活动中去。不明确的反应，也可提示是否有认知或其他精神障碍。

2. 角色的认知　询问老年人对自己角色的感知和别人对其所承担的角色的期望，老年期对其生活方式、人际关系方面的影响。同时，还应询问别人对其角色期望是否认同。

3. 角色的适应　询问老年人对自己承担的角色是否满意，以及与自己的角色期望是否相符，观察有无角色适应不良的身心行为反应，如头痛、头晕、疲乏、睡眠障碍、焦虑、抑郁、忽略自己和疾病等。

二、环境评估

老年人的健康与其生存的环境存在着联系，如果环境因素的变化超过了老年人机体的调节范围和适应能力，就会引发疾病。老年人生活居住环境的原则是安全、省力、方便、适用、舒适、美观。

（一）物理环境

物理环境是指一切存在于机体外环境的物理因素的总和。由于人口老龄化的出现，空巢家庭的日益增多，大量老年人面临独居的问题。居住环境是老年人的生活场所，是学习、社交、娱乐、休息的地方，评估时应了解其生活环境/社区中的特殊资源及其对目前生活环境/社区的特殊要求，其中居家安全环境因素是评估的重点，见表2-4。通过家访可以获得这方面的资料。

表 2 - 4   老年人居家环境安全评估要素

·部位	评估要素
一般居室	
·光线	光线是否充足
·温湿度	是否适宜
·地面	是否平整、干燥、无障碍物
·地毯	是否平整、不滑动
·家具	高度是否在老年人膝盖下、与其小腿长度基本相等
·床	高度是否在老年人膝盖下、与其小腿长度基本相等
·电线	安置如何，是否远离火源、热源
·取暖设备	设置是否妥善
·电话	紧急电话号码是否放在易见、易取的地方
厨房	
·地板	是否平坦、有无防滑措施
·燃气	"开""关"的按钮标志是否醒目
浴室	
·浴室门	门锁是否内外均可打开
·地板	有无防滑措施
·便器	高低是否合适、是否设扶手或手吊环等辅助工具
·浴盆	高度是否合适、盆底是否垫防滑胶垫
楼梯	
·光线	光线是否充足
·台阶	是否平整无破损、高度是否合适、台阶之间色彩差异是否明显
·扶手	有无扶手

（二）社会环境

社会环境包括经济、文化、教育、法律、制度、生活方式、社会关系、社会支持等诸多方面。这些因素与人的健康有密切关系。本节着重于经济状况、生活方式、社会关系和社会支持的评估。

1. **经济状况**   在社会环境因素中，对老年人的健康及患者角色适应影响最大的是经济。这是由于老年人因退休、固定收入减少、给予经济支持的配偶去世所带来经济困难，可导致失去家庭、社会地位或生活的独立性。护理人员可通过询问以下问题了解经济状况：①经济来源有哪些，单位工资福利如何。对收入低的老年人，要询问这些收入是否足够支付食品、生活用品和部分医疗费用。②家庭经济状况：有无经济困难，是否有失业、待业人员。③医疗费用的支付形式。

2. 生活方式　通过交谈或者直接观察，评估饮食、睡眠、排泄、活动、娱乐等方面的习惯，以及有无吸烟、酗酒等不良嗜好。若有不良生活方式，应进一步了解对老年人带来的影响。

3. 社会关系和社会支持　评估老年人是否有支持性的社会关系网络，如家庭关系是否稳定、家庭成员是否相互尊重，与邻里、亲戚、老同事之间相处是否和谐，家庭成员向老年人提供帮助的能力，以及对老年人的态度，可联系的专业人员及可获得的支持性服务等。

三、家庭评估

家庭评估的目的是了解老年人家庭对其健康的影响，发现影响老年人健康的因素，以便制订有益于老年人疾病恢复和健康促进的护理措施。家庭评估的内容主要包括家庭成员基本资料、家庭类型与结构、家庭成员的关系、家庭功能与资源及家庭压力等方面。

常用于家庭功能评估的量表包括：①APGAR 家庭功能评估表（附表十），涵盖了家庭功能的 5 个重要部分：适应度 A（adaptation）、合作度 P（partnership）、成长度 G（growth）、情感度 A（affection）和亲密度 R（resolve）。通过评分可以了解老年人有无家庭功能障碍及其障碍程度。②Procidano 和 Heller 的家庭支持量表，用于评估老年人的家庭支持情况（附表十一）。

四、文化评估

文化评估的目的是了解老年人的文化差异，为制订符合老年人文化背景的个体化的护理措施提供依据。老年人文化评估的主要内容包括价值观、信念、宗教信仰、风俗习惯、文化程度等，这些因素与健康密切相关，决定着人们对健康、疾病、老化和死亡的看法及信念。应该注意的是，老年住院患者容易发生文化休克，应结合观察进行询问；如果老年人独居，应详细询问是否有亲近的朋友、亲属。

实训指导　老年人日常生活能力评估

【情景设定】

患者女性，81 岁，既往脑梗死病史 7 年。近一年生活自理能力明显减退，整日呆若木鸡，不能自行沐浴、进餐、更衣等，均需要家人协助，偶尔出现大小便失禁，现需评估其是否有独立生活的能力。

【实训目的】

1. 掌握正确评估老年人的自理能力。
2. 学会使用 Katz 日常生活功能指数评价量表。

【实训前准备】

1. **教师准备** 向患者及家属说明本次实训的目的和方法，并取得配合。
2. **学生准备** 着装整齐，复习老年人自理能力评估的相关知识和技能。
3. **用物准备** Katz 日常生活功能指数评价量表、记录单和笔。
4. **环境准备** 安静无干扰、光线柔和。

【方法与过程】

1. **方法** 教师介绍本次实训的目的和要求，示范具体操作步骤。
2. **实施过程**

（1）核对、解释，取得患者及家属的配合。

（2）学生与患者及家属交谈，了解患者日常进食、更衣、沐浴、移动、如厕、控制大小便等方面的情况。

（3）在 Katz 日常生活功能指数评价量表上准确记录每个项目的得分，最后计算总分值。

（4）根据分值对患者的日常生活能力进行判定，评估老年人是否有独立生活和自我照顾的能力。

（5）操作结束，礼貌告别患者，并做好记录。

【结果分析评价】

实践结束后，带教老师点评、总结，评价护生实践效果。

【实训报告】

1. 填写一份 Katz 日常生活功能指数评价量表。
2. 书写一份患者自理能力评估报告。

目标测试

一、选择题

【A1 型题】

1. 下面对老年人健康评估注意事项中不正确的是（　　）

A. 应尽量保持安静，无干扰

B. 应注意刺激强度适当，避免损伤老年人

C. 应避免一次评估时间过长而引起老年人疲乏

D. 体检必须准备特殊检查床进行检查

E. 应让老年人有充足时间回忆过去发生的事情

2. 评估情绪与情感较为客观的方法为（　　）

A. 交谈　　　　　　　B. 观察　　　　　　　C. 查阅病历

D. 评定量表测量　　　E. 患者或家属观点

3. 最早丧失的定向力是（　　）

A. 地点定向力　　　　B. 空间定向力　　　　C. 时间定向力

D. 人物定向力　　　　E. 注意力及记忆力

4. 老年人居家安全评估不包括（　　）

A. 地面是否平整、无障碍物　　　B. 楼梯台阶高度是否合适

C. 床垫是否舒适　　　　　　　　D. 浴室、卫生间是否设有扶手

E. 室内光线是否充足

5. 老年人社会健康状况的评估的内容不包括（　　）

A. 角色功能　　　　　B. 文化背景　　　　　C. 社会认同

D. 家庭　　　　　　　E. 物理环境

6. 社会环境影响因素中对健康影响最大的是（　　）

A. 经济　　　　　　　B. 教育　　　　　　　C. 生活方式

D. 法律与制度　　　　E. 社会关系与社会支持

7. 下面关于老年人生活自理能力评估正确的是（　　）

A. 包括情感状况　　　B. 包括进餐、梳洗、穿衣、如厕等

C. 0～4 分为可自理　　D. 12 分以上为不能自理

E. 包括社交状况

8. 老年人最早出现的生活能力缺失是（　　）

A. 高级日常生活能力　　B. 日常生活能力　　　C. 基础性生活能力

D. 功能性日常生活能力　　E. 独立生活能力

【A2 型题】

9. 章老太，72 岁，丧偶 3 年，独居。近来性格改变明显，经常觉得自己孤苦无依，生活没有意义，对周围事物兴趣减退，反复哭诉不愉快的往事，为小事伤心烦恼。请问老年人出现了什么问题（　　）

A. 认知能力问题　　　　　B. 焦虑情绪　　　　　　　C. 角色适应不良

D. 抑郁情绪　　　　　　　E. 以上都不是

10. 王老太，81 岁，患老年性痴呆 5 年。近半年生活自理能力明显减退，不能自己进餐、更衣、洗漱、如厕等。现需评估其自理能力，应该使用哪种量表（　　）

A. Lawton 功能性日常生活能力量表

B. Katz 日常生活功能指数评价量表

C. 汉密顿焦虑量表

D. 功能活动调查表

E. APGAR 家庭功能评估表

二、病例分析

张某，男，69 岁，糖尿病史 11 年，老伴去世 2 年，与女儿一家共同生活。近来女儿发现老年人经常惶恐不安，觉得有祸事降临，拒绝去公共场合，睡眠时不敢关灯，且多梦易惊醒，对一直热爱的书法也失去兴趣。

分析思考：

（1）应从哪方面对老年人进行评估？

（2）评估的方法有哪些？可采用哪些量表对其进行评估？

（3）健康评估时有哪些注意事项？

扫一扫，知答案

第三章
老年人的健康保健与养老照护

扫一扫，看课件

【学习目标】

1. 掌握老年保健、自我保健、养老的概念；老年保健重点人群；老年人自我保健注意事项。

2. 熟悉老年保健服务对象的特点；老年保健的策略；自我保健的原则、注意事项；养老照护模式。

3. 了解国内外老年保健照护体系的发展与建设；护理专业在老年保健与照护体系建设中的作用；社会发展对养老照护产生的影响。

4. 学会根据老年保健策略为老年人制定保健方案，并指导老年人进行自我保健。

5. 具有高度的责任感、爱心、细心、耐心与奉献精神，尊重、关爱老年人。

情景导入

王某，女，66岁。近几年因类风湿关节炎而卧床不起，手、脚因病严重变形，生活无法自理，需要靠老伴的帮忙。育有一儿一女，但儿女都在外工作，只在每年春节时回家。王某自患病以来，其老伴常常独自出去散步或是有事出门，导致王某经常一人在家，整日闷闷不乐、唉声叹气，常感慨"老了没有用了，病永远也好不了了"等消极的话。王某患病前是一个很勤劳好胜的人，患病后因身体疼痛，不仅生活无法自理，更别说操持家务了。儿子买了轮椅，老伴劝她说推她下楼散步，她觉得面子上过不去也不肯下楼，一个人闷在家里。

问题思考：

1. 王某现存的和潜在的健康问题有哪些？

2. 社区护理保健人员如何解决这些健康问题？

3. 根据王某情况，应选择哪一种最佳养老照护模式？

随着人口老龄化的发展，老年人对医疗保健服务的需求日益增加，建立和完善老年保健组织和养老照护体系，为老年人提供满意和适宜的医疗保健服务和养老照护，是我国当前亟待解决的社会问题。

第一节　老年保健概述

老年人随着年龄的增长，免疫功能下降、器官和组织功能出现退行性改变，健康状况逐渐衰退，因此，做好老年人的健康保健工作，对增加老年人自理年限、提高老年人生活质量、实现健康老龄化，具有重要意义。

一、老年保健概念

世界卫生组织（WHO）老年卫生规划认为，老年保健即在平等享用卫生资源的基础上，充分利用现有的人力、物力，以维护和促进老年人健康为目的，发展老年保健事业，使老年人得到基本的医疗、护理、康复和保健等服务。

老年保健事业是指为老年人提供防病、治病、康复和功能锻炼等综合性服务，以维持和促进老年人健康。老年保健的具体内容包括老年人的日常生活指导、功能锻炼、心理护理、安全用药、常见健康问题与疾病等方面的保健。

二、老年保健的重点人群

（一）高龄老年人

高龄老年人是指80岁以上的老年人，是体质脆弱的人群。随着年龄的增大，老年人机体出现系统功能退化，健康状况不断下降，常有多种疾病并发、病情复杂、治疗时间长、多种心理问题并存等特点。有研究表明，高龄老年群体中60%～70%患有慢性疾病。因此，高龄老年人对医疗、护理、健康保健等服务需求量大。

（二）独居老年人

由于社会经济发展和人口老龄化、高龄化，我国推行计划生育政策带来的家庭结构小型化，老年人子女外出学习、务工等原因，丁克家庭、独居家庭、空巢家庭比例日益增多，导致独居老年人对医疗保健、社区服务需求增加。尤其在我国农村，独居老年人很难外出购物或就医。因此，为独居老年人做好医疗保健、社区服务具有重要意义，如：购置生活必需品、送药上门、定期巡诊和提供健康咨询等。

（三）丧偶老年人

随着医疗水平的提高和人均寿命的延长，丧偶老年人数量越来越多，其中女性丧偶率高于男性。丧偶给老年人日常生活带来了非常大的影响，如：生活习惯发生改变、情感失去寄托等，同时，对老年人的心理也造成巨大打击。长期的悲伤、孤独感，极易导致丧偶老年人疾病复发或诱发抑郁症。

（四）患病老年人

老年人由于机体功能退化，对各种致病因素的抵抗力及对环境的适应能力均减弱，易患病。老年人患病后，生活自理能力下降，治疗和护理的费用使其经济负担加重，甚至无法承担，为缓解经济负担，部分老年人往往选择自行购买药品并在无医生指导下服用，导致其延误病情或使病情加重。因此，应加强患病老年人保健咨询、健康教育及检查，强调配合医生治疗的重要性，从而促进患病老年人康复。

（五）新近出院的老年人

近期出院的老年人由于病情还未完全康复，离院后，仍需继续治疗和进行康复护理，如不积极促进其康复，在缺乏正确指导或不利因素的影响下，极易使病情复发，甚至加重病情。故社区医护保健人员，应掌握社区内每一位新近出院老年人情况，定期随访，并根据其身体情况制定及调整治疗方案、提供健康指导等。

（六）精神障碍的老年人

老年精神障碍是指由各种原因引起，在老年期或延续至老年期的各种精神障碍疾病的总称，表现为认知、情感、意志行为的改变。老年人中的精神障碍者主要是指老年痴呆患者，其认知功能明显减退或丧失、自理能力下降、生活失去规律及常伴有不同程度的营养障碍，导致这类老年人对医疗护理保健服务的需求明显高于其他老年人。因此，对精神障碍的老年人应给予更多的关注。

三、 老年保健服务对象的特点

（一）老年人对医疗服务需求的特点

老年人对医疗服务需求显著增加。老年人由于生理功能衰退和机体抵抗力下降，极易患病，常多种疾病同时存在，病情复杂。此外，老年人慢性疾病患病率逐渐增高，研究显示，超过 65 岁的老年人当中有 80% 的老年人患有慢性疾病。因而老年患者常对医疗、护理和保健服务有着较高的需求。

老年人由于组织器官功能的逐渐衰退及多种疾病的并发，导致患病住院治疗时间延长、康复慢、住院费用高。据调查显示，60 岁以上的老年人所支付的医疗费用占其一生医疗费用的 80% 以上。

（二）老年人对保健服务和福利设施需求的特点

老年人由于机体老化和疾病的影响，社会交往、活动及独立生活能力下降，又因实际收入、参与社会和经济活动机会减少，极易产生空虚感、孤独感和多余感。另外，健康状况的改变也使老年人对住房和生活环境有新的需求，从而导致老年人对保健服务和福利设施需求增大。他们希望社会福利能够尽量减小社会和经济发展造成的差距，使自己能在家庭、社团或其他环境中有所作为，实现自我价值，继续为社会、家庭贡献自己的力量。

（三）高龄老年人对生活照顾需求的特点

老年人的生活自理能力与其健康状况密切相关，由于年龄增长而引起的退行性疾病容易导致老年人活动受限，甚至残疾。其中，高龄引起退行性疾病及精神疾病增加，老年痴呆发病率增高，随着病情的发展，他们生活大多不能自理，对生活照顾需求增加，护理难度增大。因此，应加强高龄老年人居家养老服务，为其提供必要的生活照料、精神慰藉等。

四、老年保健的策略

在我国现有的经济和法律的基础上，针对老年人的特点和权益，可将我国的老年保健策略归纳为6个"有所"，即"老有所医""老有所养""老有所乐""老有所学""老有所为"和"老有所教"。

（一）老有所医——老年人的医疗保健

老年人的年龄与健康状况呈负相关。随年龄的增长，健康问题和疾病逐渐增多，健康状况下降，生活质量降低，因而，老年人生活质量很大程度上取决于其健康问题及疾病是否能得到及时、有效的治疗和护理。要改善老年人口的医疗状况，提高其生活质量，就必须先解决医疗保障问题。只有深化医疗保健制度的改革，逐步实现社会化的医疗保险，运用立法的手段和国家、集体、个人合理分担的原则，将大多数的公民纳入这一体系当中，才能改变目前支付医疗费用的被动局面，实现真正的"老有所医"。

（二）老有所养——老年人的生活保障

受传统文化影响，我国老年人仍然以家庭养老、子女养老为主。但随着社会经济、文化的发展，家庭规模逐渐减小，家庭养老功能逐渐弱化，养老必然由传统模式转向以社会福利保健机构为主。如：敬老院、养老院、老年公寓等。建立完善社区老年服务设施和机构，增加养老资金的投入，确保老年人的基本生活和服务保障，将成为老年人安度幸福晚年的重要保障。

（三）老有所乐——老年人的文化生活

老年人在离开劳动生产岗位前，为社会的发展奉献了自己的一生，晚年时虽然劳动能力下降，但应享有安度晚年、享受生活乐趣的权利。国家、社会有责任为老年人的"所乐"提供条件，积极引导老年人在身体条件允许的情况下科学地参与社会文化活动，促进身心健康、提高文化修养。"老有所乐"的内容十分广泛，如在社区内组建老年活动中心、开办老年大学、组织老年人学习琴棋书画、阅读欣赏、观光旅游等活动。

（四）老有所学和老有所为——老年人的发展与成就

随着年龄的增长，老年人与中青年相比其体力和精力都有所下降，但老年人积累了丰富的经验和广博的知识，因此，在老年人身体条件允许的情况下，仍可继续学习、不断提升自己。"老有所学"和"老有所为"是两个彼此相关的不同问题，随着社会的发展，老年人的健康水平逐步提高，这两个问题也就越加显得重要。

1. 老有所学 我国第一所老年大学创办于1983年。上老年大学的老年人不受文化程度、地域的限制，因此，老年大学不仅为老年人提供了继续学习的机会，也为老年人的社会交往创造了有利条件。老年人可根据自己的兴趣爱好，选择学习内容，如医疗保健、少儿教育、绘画、烹调、缝纫等。丰富多样的学习内容，合理的教学日程安排，使老年人生活变得充实而活跃，精神有了寄托，身体健康状况得到改善，还获得了新知识、新技能、结交到了新朋友，深受老年人的喜欢。同时，新知识、新技能为"老有所为"创造了一定条件。

2. 老有所为 老有所为是指老年人退出劳动岗位后，用长年积累的知识、技能和经验，继续为我国社会主义物质文明和精神文明建设做出新的贡献。一般可分为两类：①直接参与社会发展，将自己的知识和经验直接用于社会活动中，如从事各种技术咨询服务、医疗保健服务、人才培养等。②间接参与社会发展，如参加社会公益活动、提供建议，参加家务劳动支持子女工作等。在人口老龄化日益加剧、人口生育率持续下降的今天，不少国家开始出现了劳动力缺乏、中青年负担逐渐加重的问题，而老有所为将在一定程度上缓解这一问题带来的社会压力。同时，老有所为不仅为老年人增加了个人收入，还提升了其在社会、家庭中的地位，对进一步改善自身生活质量起到了积极的作用。

（五）老有所教——老年人的教育及精神生活

老年教育是继续教育的一部分，是提高老年人生活质量的重要途径。老年群体是经济、身体、心理都相对脆弱的群体，而"老有所教"针对老年人这一特点，让老年人受到适合年龄时代特点的教育，包括了法律法规、文化知识、艺术、养老保健、离退休老年人"角色"的转变等多方面。科学、良好的老年教育不仅能提高老年人生活质量及健康水平，还有利于丰富老年人的精神文化生活。因此，国家、社会有责任对老年人进行科学的教育，从而帮助老年人提高生活质量、丰富其精神文化生活。

第二节　老年自我保健

老年保健包括自我保健和由健康人员提供的心理健康保健、营养保健、运动保健、睡眠保健等方面的内容和措施。

一、 自我保健的概念和内涵

（一）自我保健的概念

自我保健是指人们为保护自身健康所采取的一些综合性的保健措施。

老年自我保健是指健康或罹患某些疾病的老年人，利用自己所掌握的医学知识、科学的养生保健方法和简单易行的康复治疗手段，依靠自己、家庭或周围的力量对身体进行自我观察、诊断、治疗和护理活动，从而达到促进健康、预防疾病、提高生活质量、延长寿命的目标。

（二）自我保健的内涵

1. 自我保健中的"自我"，狭义上是指个人，而广义上还包括家庭、亲友、邻里、同事和社区等。

2. 自我保健活动包括两部分：①个体不断地获得自我保健并形成某种机体内在的自我保健机制，是机体进行自我防卫的本能之一；②个体利用学习和掌握的保健知识，主动自觉地对自身健康负责，根据自身健康保健需求而进行自我保健活动。

3. 自我保健要求"自己"在保健过程中充分发挥个体在健康维护及防治疾病等活动中的主观能动性，突出自我负责精神。

4. 自我保健不是单纯的个人行为，需要接受专业人员的健康教育和指导。因此，自我保健又是在医学机构和社会保健等有关系统的参与、指导和支持下进行的一种自助和互助的保健活动。

二、 自我保健的原则

老年保健原则是开展老年保健工作的行动准则，为老年保健工作提供指导。

（一）全面性原则

世界卫生组织（WHO）提出，健康不仅包括躯体健康，还包括心理健康及社会适应良好，老年人的健康也是如此。

老年保健的全面性原则包括：①老年保健护理是多层次、多维度的，不仅要关注老年人的躯体是否健康，还应重视其心理及社会适应能力和生活环境、质量等是否符合健康标准。②老年保健护理是多阶段的，它包括促进健康、预防疾病、治疗疾病及康复训练等。

老年保健的全面性原则要求医护人员或社区工作人员应为老年人提供如医疗咨询、诊疗服务、功能锻炼、心理咨询等社会服务。

（二）区域化原则

老年保健的区域化原则是以方便老年人为目的，以社区为基础，以一定区域为单位的为老年人提供保健服务。在使老年人能够快捷的获得保健服务的同时，也让服务提供者能更有效地组织保健服务。受中国传统文化的影响，大部分中国老年人更愿意家庭养老，实行以家庭为依托的保健方式。因此，社区老年人的居家保健将会是未来老年保健的主要形式。

老年保健的区域化原则要求社区医护人员应针对本区域老年人独特的需要进行专门的指导，以确保在要求的时间、地点，为真正需要服务的老年人提供社会援助。

（三）费用分担原则

随着人口老龄化、高龄化程度的增加，老年人对医疗护理保健服务需求日益增大，而老年人的医疗负担水平影响着老年人晚年的生活质量。因此，要发展老年保健管理，提高老年人保健服务、生活质量水平，必须将老年保健管理从日益增大的保健服务需求及紧缺的财政支持制约中解脱出来，依靠国家、社会的力量，采取"风险共担"原则，即多渠道筹集社会保障基金的办法，政府承担一部分、保险公司的保险金承担一部分和个人承担一部分，从而达到减轻老年人医疗负担，提升老年人生活质量的目的。

（四）功能分化原则

为满足老年人保健需求，提高老年人健康水平，医护人员应在老年保健多层次基础上，加强对老年保健各个层面的重视，从而为老年人提供全面的、整体的医疗护理保健服务。功能分化原则在老年保健的计划、组织和实施及评价方面都有所体现。如老年人可能会存在特殊的生理、心理和社会问题。因此，在为老年人制定护理程序时，应体现其整体性，而在为老年人健康服务的团队中，除了从事老年医学研究的医护人员，还应当有心理学家、社会工作者、健康教育工作者等，以便为老年人提供全面的医疗护理保健服务。

知 识 链 接

空巢影响城镇老年人健康

联合国大会于1991年12月16日通过《联合国老年人原则》（第46/91号决议）。大会鼓励各国政府尽可能将这些原则纳入本国国家方案。原则概要如下：

1. 独立性原则　老年人应能通过提供收入、家庭和社会支助以及自助，享有足够的衣、食、住、行和保健服务；有继续工作的机会或其他创造收入的机会；能参与决定在什么时候、以什么样的方式退出劳动队伍；能获得继续教育和参加培训的机会；能自己选择生活，在安全、舒适、符合自身情况的环境中，能尽可能长期在家居住。

2. 参与性原则　老年人应始终融合于社会，积极参与制定和执行直接影响其福祉的政策，并将其知识和技能传给子孙后辈；能寻求和发展为社会服务的机会，并以志愿者身份担任与其兴趣和能力相称的职务；能组织老年人自己的组织或协会。

3. 照顾性原则　老年人应享有与其社会文化价值体系相匹配的家庭及社区的照顾和保护；享有医疗卫生保健服务；享有各种社会和法律服务；老年人居住在任何住所时，均应能享有人权和基本自由。

4. 自我充实性原则　老年人应能追寻充分发挥自己潜力的机会，能享用社会的教育、文化、精神和文娱资源。

5. 尊严性原则　老年人的生活应有尊严、有保障，且不受剥削和身心虐待，不论其年龄、性别、种族或族裔背景、残疾或其他状况，均应受到公平对待，而且不论其贡献大小均应受到尊重。

三、 自我保健的注意事项

老年人可通过自我预防、自我监测、自我治疗、自我护理及自我急救等措施进行自我保健，采用这些自我保健措施时，应注意：

（一）建立健康的生活方式

健康的生活方式是预防疾病的重要措施。为达到预防疾病的目的，老年人应注意避免不良的生活、饮食、卫生习惯，避免因消极的心理引起疾病的发生，不要过度运动、锻炼，以免机体负荷加重诱发疾病。

（二）准确、及时的观察机体变化

老年人应注意坚持自我监测，进行自我观察和自我检查，从而对健康状况进行自我诊断。避免因对体征变化的不了解而耽误病情的治疗。如学会体温、脉搏、呼吸、血压的测量法及注意事项，掌握相应的正常值，随时注意自己身体所发生的变化，及时寻求相应的医疗保健服务。

（三）加强疾病的自我管理

老年人应掌握相应轻微损伤和慢性疾病自我治疗的方法，以加强自我保健能力，避免因轻微损伤和慢性疾病的影响，加重对生活的负担。老年人应充分发挥主观能动性，根据自己的病情，运用家庭护理知识进行自我照料、自我参与和自我调节等护理活动，从而达到维护健康的目的。如患有慢性心肺疾病的老年人可在家中使用氧气枕、小氧气瓶等吸氧；糖尿病患者可学会自己进行皮下注射胰岛素；常见慢性病患者的自我服药检测等。

除此之外，在特殊危急的情况下，老年人及家属应具有一定的急救常识，进行自我急救。如熟知急救电话、外出时随身携带自制急救卡、随身携带急救药盒等，并要求老年人定期体检，做到早期发现、及时治疗，避免因发现不及时而耽误疾病治疗等情况。

第三节　老年保健与照护体系的发展与建设

老年保健与照护体系是指开拓社区养老功能，促进帮助老年人居家养老的各种老龄产业、社区养老支持系统、老年人健康福利体系的建立和发展。其内容包括家政服务、送饭上门、家庭保健及护理、生活必需品的派送、起居辅具配置、房屋无障碍改造，以及紧急呼叫等各种老年保健照护服务。

随着社会经济的发展及医疗卫生技术的进步，人类的寿命有了很大程度的延长。同时，由于生育率的大幅持续下降，使得老年人口所占的比例日趋升高，大多数国家均进入人口老龄化时代。发达国家由于更早地进入老龄化社会，在其人口老龄化过程中，都先后创建和发展了老年保健与照护体系。而我国作为全球第一人口大国，加之社会生活节奏的明显加快、家庭模式小型化等因素，家庭的养老、护老功能正在弱化，因而，我国老年保健与照护体系的发展与建设形势则更加严峻。

一、国外老年保健与照护的发展与建设

1. 英国　老年保健最先开始于英国。英国是较早进入老龄化社会的国家，1929 年其 65 岁以上的人口占全国总人数的 7%，正式步入老龄化社会。英国的老年人口照护制度主要依靠国家医疗服务体系，由政府主办，包括财源筹措与照护服务的提供。

为了满足老年人口健康照护需求，从 20 世纪 90 代开始，英国政府实施了社区照护，这是照护体系的雏形，并于 1989 年颁布了《社区照顾白皮书》，成为最早正式开启社区照顾的国家。《社区照顾白皮书》明确提出："社区照顾是指提供适当程度的干预和支持，以使老年人们能获得最大的自主性，且掌握自己的生活，代替老年人家庭成员为老年人提供暂托、喘息照顾和日间照顾的服务，通过团休之家和临时收容场所，增加照顾范围，直至提供居家护理照料。"在养老照护方面，英国部分实施的是高技术的照护服务，社区养老照护资源的整合十分完善，但未实行夜间定时访问。然而，尽管英国老年人养老照护体系对于老年照护的问题进行了许多安排，但它也存在着不足，出现了医疗支出过高、医疗资源分配不均、医疗服务效率差等问题。对此，有关允许市场及社会力量参与医疗保健服务体系以减轻政府压力的改革有待加强。

2. 美国　美国是一个人口老龄化出现较早的国家。在 20 世纪 40 年代，美国就开始进入老年型社会。美国老年人口医疗保障制度的正式建立始于 20 世纪 60 年代，主要包括医疗保险和补助、护理保险、健康照料与保健。1965 年 7 月，老年保健计划在约翰逊总统的签署下正式启动，老年保健计划是美国社会保障体系的重要组成部分。从 1966 年 7 月开始，美国老年人开始享有老年健康保险，而退休后的 65 岁以上的老年人主要依赖政府的医疗保险计划

来保证晚年看病和医疗，对缴不起保险费的贫困老年人，政府则以医疗援助制度作补充。这样，政府提供的医疗保险和医疗援助几乎涵盖了 65 岁以上的全部老年人口。

美国的老年人健康照护制度是自由市场制的典型代表。大部分美国老年人偏好选择居家养老社区照顾模式，从而促进了社区照顾的发展。在美国，有专门为老年人建立的居住社区，如独立居住型、护理居住型和持续照顾型等。但是，由于长期照护的费用需要自己负担，且费用高昂，或由所购买的商业保险负担，因此，虽然美国照护体系已经部分实施，但尚未形成制度化；高技术的照护已经实施，但夜间定时访问则仍未实施；而在社区养老方面，美国已开始进行社区养老照护资源的整合，但建制并不完整。

3. 日本　1970 年日本进入老龄化社会，日本是世界上老龄化问题最为严重的发达国家。日本的老年保健制度是在 20 世纪 70 年代以后逐步建立和完善起来的。目前，日本的老年保健已形成了一套比较完整的体系，有老年保健法、老年福利法、护理保险法，并逐步形成了以医疗、老年保健设施和老年人访问护理等一系列制度。多元化的养老服务是日本社区老年保健的主要特点，老年保健机构把老年人在疾病预防、治疗、护理功能训练及健康教育等方面结合起来，对保持老年人的身心健康有显著作用。

1997 年，日本政府通过了"关于创设长期照护保险制度"，即《介护保险法》的议案，并于 2000 年开始实施。其照护体系由法律来约束，以政府为管理主体，采用强制保险的方式，40 岁以上国民皆须加入照护保险制度，但随着日本老龄化程度的加深，养老照护体系的维持也出现了一些问题。其中，最突出的是养老照护体系的财政支出急剧增加，在这种情况下，当该保险体系出现支大于收的情况时，解决的办法只能是增加财政支出或增收保费，而这两种方式都会增加公民的经济负担。

二、我国老年保健与照护的发展与建设

我国是世界上老年人数最多的国家，又是发展中国家率先进入老龄社会的人口大国。我国用了不到 30 年的时间就完成了发达国家 100 年走完的老龄化历程，于 1999 年步入老龄化社会。为了迎接老龄化对医疗卫生领域带来的挑战，我国近 20 年来对老年照护体系进行了深入的研究和巨大的变革。

我国老年照护体系由各种形式的服务及相关政策构成，是老年人社会保障体系的重要组成部分。然而，长期以来，我国社会缺乏对老年医疗保健的特别关注，老年人的照护框架仅由传统的居家养老（非专业人员对老年人进行照护）和医院护理构成。由于老年病多为慢性病，在因缺乏适宜的长期照护机构的情况下，一方面，患病老年人长期住在医院因照护成本急剧上升，使政府和社会照顾老年人的负担加重；另一方面，大多数老年人由于经济限制，选择居家养老，由亲属、保姆照护，因非专业人员缺乏相应的专业知识和照护指导，老年人的健康和生活质量不能够得到保证。

47

20世纪90年代以来，老龄化带来的一系列问题引起了我国政府对老年医疗保健领域的高度重视。国家先后制定并实施了一系列老年医疗卫生保健政策，包括《老年医疗保健"八五"规划（1991－1995年）》《全国健康教育与健康促进规划纲要（2005－2010年）》《我国护理事业发展规划纲要（2005－2010年）》《我国精神卫生工作计划（2002－2010年）》，2011年，国务院印发了《中国老龄事业发展"十二五"规划》《社会养老服务体系建设规划（2011－2015年）》的通知，并在"十二五"时期我国老龄事业和养老体系建设取得长足发展，在确定目标任务基本完成的基础上，2017年2月国务院印发了《"十三五"国家老龄事业发展和养老体系建设规划》的通知，"十三五"规划中明确指出：到2020年，我国老龄事业发展整体水平明显提升，养老体系更加健全完善，及时应对、科学应对、综合应对人口老龄化的社会基础更加牢固；多支柱、全覆盖、更加公平、更可持续的社会保障体系更加完善，社会保险、社会福利、社会救助等社会保障制度和公益慈善事业有效衔接，老年人的基本生活、基本医疗、基本照护等需求得到切实保障；居家为基础、社区为依托、机构为补充、医养相结合的养老服务体系更加健全；养老服务供给能力大幅提高、质量明显改善、结构更加合理，多层次、多样化的养老服务更加方便可及，老龄事业发展和养老体系建设的法治化、信息化、标准化、规范化程度明显提高；养老服务和产品供给主体更加多元、内容更加丰富、质量更加优良等。"十三五"国家老龄事业发展和养老体系建设规划的制定和实施对于保障和改善民生，增强老年人参与感、获得感和幸福感，实现全面建成小康社会奋斗目标具有重要战略意义。而这一批纲领性的老龄政策文件的制定和出台，标志着我国以家庭护理为基础、社区护理为依托、机构照护为补充、医疗保障为体系的老龄政策正在逐步向系统化和体系化发展。

三、 护理专业在老年保健与照护体系建设中的作用

针对全球人口老龄化增长趋势，1990年WHO提出健康老龄化战略。健康老龄化不仅体现为寿命跨度的延长，更重要的是生活质量的提高。健康老龄化使老年护理的内涵发生了重大转变：护理对象从个体老年患者扩大到全体老年人；护理内容从老年疾病的临床护理扩大到全体老年人的生理、心理、社会、生活能力和预防保健；工作范围从医院扩展到了社会、社区和家庭。护理模式由"以患者为中心的整体护理模式"转向了"以医、养、康、护为一体的护理服务模式"。除了老年护理内涵、内容的不断发展、健全，老年保健护理活动的目标也随着日益增长的老年健康需求发生了变化。传统医疗护理活动的目标在于诊断、治疗及治愈疾病；而现代老年护理的目标是：延缓衰老及恶化；增强自我照顾能力；支持濒死患者并保持其舒适及尊严；提高老年人的生活质量等，使得护理在老年保健照护中将其专业的特殊性、全面性、整体性发挥得淋漓尽致。其次，我国有家庭养老的传统美德，但随着计划生育的实施，20世纪末人口老龄化的急剧转变，传统的集中型大家

庭向分散型核心家庭或小型家庭转化，甚至出现空巢家庭（即单身老年人家庭）。人口金字塔的倒置、传统家庭养护功能的严重削弱，直接推动了我国老年保健与照护体系的发展与建立，通过借鉴发达国家老年保健的成功经验以及结合我国国情，我国的老年保健与照护发展一定有着美好的前景和广阔的发展空间。

第四节　养老与照护

人口老龄化已成为世界性的重点课题，人口的老龄化与社会、经济、环境、资源的协调发展息息相关。根据联合国人口基金会的报告，截止到 2050 年全球 60 岁及以上的人口将占据全球人口五分之一，养老问题受到世界各国政府和公众的高度重视，在"积极老龄化"和"健康老龄化"的思想指导下，世界各国正在探索适合本国经济和社会发展状况的行之有效的老年照顾体系、护理体系和养老模式。

一、养老的概念

养老即老年支持。是指随着年龄的增长，老年人躯体功能逐渐衰退，退出生产领域，日常生活自理能力减弱，需要外界提供经济供养、生活支持及心理情感的支持。

（一）经济供养

经济支持包括医疗费用、日常生活费用和物质（实物）支持。物质支持包括食物、衣服、日用品、住房及其他方面的支持。其中，收入方面的支持是基本的和主要的。

（二）生活支持

生活支持包括日常生活支持和社会生活支持。日常生活支持（生活照料）包括躯体功能方面的支持，如吃饭、穿衣、洗澡、如厕、大小便控制等。社会生活方面的支持，如做饭、洗衣服、打扫卫生、采购物品、外出、管理钱物、写信、打电话等。健康维护方面的支持，如就诊、体检、健康宣传、健康教育、保健等方面的支持。

（三）心理情感支持

心理情感支持包括多种方式提供支持，如述说倾听、交谈、陪伴、咨询、宽慰、尊敬、性爱等。

知 识 链 接

长期照护的发展史

长期照护的概念起源于西方发达的老年社会。长期照护的对象是慢性病和残障人口，而老年人则构成此类人中的绝大多数。长期照护的目标是满足那些患有各种疾患或身体残疾的人对保健和日常生活的需求，其内容包括从饮食起居照料到急诊或康复治疗等一系列正规和长期的服务。

长期照护服务，旨在"为身体功能障碍缺乏自我照顾能力的人，提供健康照顾，个人照顾，以及社会服务"，其服务包括诊断、预防、治疗、康复、支持性及维护性的服务。长期照护服务的对象包括有慢性病和认知障碍的老年人，急性病恢复期和需长期康复的患者，重症疾病和肿瘤晚期患者，因其疾病或者其他原因导致长期卧床不起、生活不能自理，处于失能或半失能状态，需要长期护理和康复服务的患者。长期护理既包括医院、护理院、康复机构等组织性机构对心理或生理失能者提供的护理，还包括各种旨在维持身心健康和生活质量的服务，如家政服务与家庭健康护理服务。

二、 社会发展对养老照护的影响

人口老龄化是社会文明与进步的产物。世界各国，特别是西方发达国家积极创新社会保障制度，通过建设福利国家，为应对人口老龄化积累了不少成功经验。尽管我国进入人口老龄化的时间不长，但是老年人口基数大、增长迅速，再加上未富先老的国情使得我国面临更严峻的挑战。

在我国，社会经济的发展对养老照护的影响主要体现在以下方面：

（一）传统家庭结构的变化使得家庭养老功能逐渐弱化

在我国历史长河中，家庭始终扮演着一个十分重要的角色，尤其在保障家庭成员的养老、医疗、生育和精神慰藉等方面，以及对社会的稳定和发展，发挥了十分重要的作用。但随着社会经济的发展，家庭规模小型化和家庭结构核心化是使家庭养老功能弱化的重要原因，加之大量农村年轻劳动力进城务工，城市年轻人为了更好地工作而离开家乡，导致空巢老年人逐渐增多；其次，随着年龄的增长，老年人机体功能衰退、慢性疾病增加，健康状况下降甚至恶化，健康独立生活能力逐渐降低，使其对他人照护的需求日益增加。因而，家庭结构的变化、年轻人观念的改变、老年人机体的衰退等因素严重影响了我国老年人家庭养老照护。传统家庭养老功能的弱化，促使我国养老事业，尤其是机构养老事业快速发展。

（二）机构养老无法完全代替家庭养老功能

机构养老是指老年人居住在专业的养老机构中，如敬老院、老年社会福利院、养老院、老年护理院、老年公寓和老年服务中心、临终关怀医院等，由养老机构中的服务人员提供全方位、专业化服务的养老照顾，适合高龄多病和无人照料的老年人。但机构养老由于缺乏家庭氛围，许多老年人不愿意接受这种养老方式，并且我国机构养老资源缺乏，难以满足现实需要。

随着经济的发展，老年人口快速增加（尤其是高龄人口）。当一个人步入老年后，随着年龄的增加，身体的机能会不断弱化，年龄越大，身体的功能障碍便会越多、越严重，越需要他人帮助照料，因而对养老机构的需求也日益加大。尽管我国大力发展社区养老服务实施和场所，积极促进养老与照顾机构的建设，但面对日益增大的老年人养老与照护需要，仍不能满足其需求。且由于各方面因素的影响，我国养老机构仍存在着一些不足，如农村、城市养老机构资源分布不均；养老机构的数量少，规模小、设施功能不全，费用较高；养老服务人员的总体素质不高，专业护理服务不够；养老机构服务功能结构单一，难以满足老年人的护理需求；缺乏科学的管理，与老年人日益增长的多样化服务需求有较大差距等。供需矛盾的日益加大，出现了老年人对机构养老有着巨大的需求但养老机构却入住率不高的现象。

三、养老照护的模式

随着我国人口老龄化进程的不断加快，老龄人口的不断增长，面对庞大的老年人口，我国建立了"以居家养老为基础、社区养老为依托、机构养老为补充、医养相结合"的社会化养老服务体系。

（一）居家养老照顾模式

目前，我国传统家庭养老模式面临着巨大困境，社会养老在"未富先老"的社会经济背景下实施起来又困难重重。因此，居家养老这种以家庭为核心、以社区为依托的养老方式便应运而生。居家养老照顾模式是指老年人居住在家中，由专业人员或家人及社区志愿者对老年人提供服务和照顾的一种新型社会化养老模式，而不是指我国传统的家庭养老方式。主要依托"以家庭为核心、以社区为依托、以专业化服务"为居住在家的老年人提供以解决日常生活困难为主要内容的社会化养老服务，既是对家庭养老不足的补充，也是一种将机构养老的部分功能搬回家的表现，是一种"家庭养老"加"社区照料"的养老模式。这种模式更注重对老年人心理和情感的关怀，使老年人尽可能过上正常化的生活，提高老年人的生活质量。具有投资少、成本低、服务广、收益大、收费低和服务方式灵活等特点。

居家养老服务的提供者主要有居家养老服务机构、老年社区、老年公寓和托老所的医疗保健护理家政服务等人员和社会志愿者等，主要为居家的老年人提供基本生活照料、医疗护理服务精神慰藉和休闲娱乐设施支持等，如在约定的时间到老年人家中为老年人提供烹调、清洁等家政服务和陪护老年人、倾听老年人诉说等。

居家养老作为家庭养老与机构养老优势结合的新型养老模式，具有以下优点：

1. 符合多数老年人的传统观念，老年人可以居住在所熟悉的"家"的环境，有利于身心健康。

2. 相对于社会机构养老所需费用低，有利于解决中低收入家庭养老的后顾之忧。

3. 可以减轻机构养老服务的压力，解决养老机构不足的难题。

4. 有利于推动和谐社区的发展和建设，在社区内形成尊老、助老的优良风气，提高社会道德风尚。

（二）机构养老照顾模式

自我国计划生育政策实施以来，伴随的是家庭结构的悄然变化，"四二一式"的家庭养老模式越来越难以承担起整个家庭的养老重任。多种形式的社会化养老模式纷纷应运而生，其中机构养老以其自身独特的规模优势发挥着相应作用。机构养老照顾是指老年人居住在专业的养老机构中，由养老机构中的服务人员提供全方位、专业化服务的养老照顾。这是社会普遍认可的一种社会养老照顾模式，适合于高龄多病和无人照料的老年人。养老照顾机构具有专业化、社会化、市场化的特征，为老年人提供高水准的生活照顾服务及健康护理，除有医疗设施外，还设置有活动室和阅览室，举办文化建设活动，丰富老年人的娱乐生活和精神生活，提升老年人的生活质量。

中国的机构养老兴起于 20 世纪 50 年代后期，农村为敬老院，集中供养五保户（保吃、保穿、保住、保医、保葬）；城市为社会福利院，收养城市中的三无老年人（指无劳动能力、无生活来源和无赡养人）。这些机构均属于国家公办性质，具有很强的救济性、慈善性，多为非营利性福利机构。近年来全国各地兴办了为数甚多的以营利为目的的收费养老院，多以民办公助形式存在，多由个人或集体出资，政府主要在土地和税费上给予一定的照顾。我国作为发展中国家，骤然进入老龄化社会，社会保障、服务系统不能很快接纳和解决老年人的生活服务、护理照顾等养老问题，难以满足众多老年人的需求。因此，养老机构还存在资金不足，医疗、护理和生活照顾人员缺乏，管理不完善等问题。

在社区养老刚刚起步，各种机制设施还有待进一步健全、完善的情况下，居家养老模式正受到现代社会发展的严重冲击和挑战。在这种新旧模式的转换过渡中，机构养老模式作为解决我国养老问题的中坚力量，具有以下优点：

1. 机构采用集中管理，能够使老年人得到全面的、专业化的照顾和医疗护理服务。

2. 养老机构中各种社会活动和丰富的文化生活有助于解除老年人的孤独感，从而提高其生活品质。

3. 老年人的子女可以从繁杂的日常照料中解脱出来，减轻压力，使他们有更多的时间与精力投入到工作和学习中，减轻了家庭的经济负担。

4. 可以充分发挥专业分工的优势，创造就业机会，从而缓解就业压力。

机构养老模式也有以下不足：

1. 生活环境和居住条件好的养老机构收费过高，只有经济收入高、家庭较富有的老年人才有能力可以在专业的养老机构中颐养天年。而随着我国人口老龄化的加剧，如果要满足社会所有老年人的需求，国家就必须耗费巨资兴建大批养老院，将会增加社会的经济负担。

2. 我国民办养老机构由于实力不足，大多数养老机构存在着生活环境条件较差、设备设施不齐全、服务内容不丰富、服务队伍人力不足、服务专业化水平较低等问题，而国家投入的环境和居住条件较好的养老机构数量不足，难以满足老年人的需求。

3. 机构养老容易造成老年人与子女、亲朋好友间情感的缺失。将老年人送至养老机构后，子女们认为有养老机构的照顾相对比较放心，会因为工作忙等原因而减少对老年人的探望，容易造成亲情、友情的淡化。

（三）"医养结合"养老照护模式

随着我国老龄化程度的不断加剧，老年人对医疗护理的需求与日俱增，而我国养老服务和医疗服务互不衔接，老年人的养老照料和医疗康复服务需求无法得到有效满足。老年人一旦患病，就需要在家庭、医院和养老院之间不断往返，既耽误了治疗，也增加了负担。

"医养结合"养老模式是在重新审视养老服务内容之间的关系之后，将老年人健康与医疗服务放在更加重要的位置，以区别传统的单纯为老年人提供基本生活需求的养老服务。它是将医疗资源与养老资源相结合，养老机构和医院功能相结合，即集医疗、护理、康复、养生、养老于一体，实现社会资源利用的最大化，为老年人提供生活照料和医疗、康复、护理服务的新型养老照顾模式。

"医养结合"养老模式涵盖 5 个方面的元素，即服务主体、服务客体、服务内容、服务方式和管理机制：

1. **服务主体**　即"医养结合"服务的提供方。具体包括老年公寓、护理院、临终关怀院、各级医院、社区卫生服务中心和社区居家养老服务中心等。

2. **服务客体**　即"医养结合"服务的对象。"医养结合"养老服务面向健康、基本健康、不健康和生活不能自理的 4 类老年人，但重点面向生活不能自理的老年人，主要包括残障老年人、慢性病老年人、易复发病老年人、大病恢复期老年人及绝症晚期老年人等。

3. **服务内容**　即"医养结合"的服务项目。"医养结合"服务不仅仅提供日常生活照料、精神慰藉和社会参与，更为重要的是提供预防、保健、治疗、康复、护理和临终关怀等方面的医疗护理服务。

4. **服务方式**　主要包括 3 种，即养老机构或社区增设医疗机构、医疗机构内设养老机构、养老机构或社区与医疗机构联合。

5. **管理机制**　即对"医养结合"养老模式的管理及相关政策制度。具体包括"医养结合"服务的管辖部门、管理方式、扶持政策的制定与落实等。

2013 年国务院发布《关于加快发展养老服务业的若干意见》，其中明确提出要"积极推进医疗卫生与养老服务相结合，推动医养融合发展"，努力探索医养结合新形式，这回应了当下养老的医疗需求与医养服务结合政策实践的紧迫要求。

"医养结合"养老服务创新既符合实际需求又有助于基本养老服务体系建设，它具有以下优点：

1. 可以有效整合现有的医疗和养老资源，拓展养老机构的功能，为老年人提供生活照护、医疗保健、康复护理、文化娱乐等服务。

2. 在传统的老年人基本生活需求保障、日常照顾的基础上，能对老年人特别是失能、半失能老年人开展医疗护理、康复训练、健康保健等服务。

3. 为老年人提供的日常生活、医疗需求、慢病管理、康复锻炼、健康体检及临终关怀服务，可以提高老年人的生活品质，提高生命质量。

（四）其他养老照顾模式

1. **互助养老照顾模式**　是一种全新的养老模式，强调普通居民间相互的帮扶与慰藉。老年人。在德国、瑞士，很多老年人共同购买一栋别墅，分户而居，由低龄、健康老年人照顾高龄、体弱老年人。

2. **以房养老模式**　是指老年人为养老将自己购买的房屋出租、出售、抵押，以获取一定数额养老金来维持自己的生活或养老服务的一种养老模式。

3. **旅游养老模式**　是把旅游资源和养老服务结合起来，很多老年人退休后，喜欢到世界各地去旅行，过着一边养老一边环游世界的生活。旅游机构通过与各地的养老机构合作，为老年人提供医、食、住、行、玩等一系列的服务。

4. **候鸟式养老模式**　是指老年人像候鸟一样随着季节和时令的变化，选择不同的地方旅游养老。这种养老方式总能使老年人享受到最好的气候条件和最优美的生活环境。美国的佛罗里达，日本的福冈、北海道，韩国的济州岛都是老年人相对集中的"迁徙"目的地。

5. **异地养老模式**　利用移入地和移出地不同地域的房价、生活费用标准等差异或利用环境气候等条件的差别，以移居并适度集中方式养老。如美国就建立了大量的"退休新镇""退休新村"，吸引老年人移居养老。

6. **乡村田园养老**　乡村的空气新鲜生态环境优越、生活成本低廉，国外一些喜欢大自然的老年人退休后会选择在乡村的田园牧场、小镇等地养老颐养天年。

实训指导　居家老年人的家庭访视

【情景设定】

王先生，67岁，退休工人，高血压7年，嗜烟酒，平时睡眠不规律、烦躁易怒、不爱运动，喜欢看电视、打麻将等娱乐活动。老伴李阿姨，65岁，身体健康，平日做饭喜欢高盐、高脂肪食物。两人居住在一普通居民小区，两居室带浴室及洗手间，小区环境好。两位老年人初中文化，对高血压的认识不足，王先生对服用降压药物一直是三天打鱼两天晒网，认为可以自行调整服药量控制血压。他们有一个33岁的女儿，已结婚生子，独立居住，节假日回家看望两位老年人，家庭关系融洽，经济状况和家庭支持系统良好。

1. 请评估王先生现存和潜在的健康问题。

2. 请为王先生制定自我保健计划。

【实训目的】

1. 学会评估居家老年人的健康保健、养老照顾情况及自我保健能力。

2. 能针对居家老年人及其家庭健康问题，提出健康保健计划，为老年人提供适合有效的家庭护理指导。

3. 培养学生爱老、尊老、助老、敬老的良好职业道德。

【实训前准备】

1. **教师准备**　选择具有高血压慢性疾病的社区居家老年人，提前预约并征得同意，并向老年人说明本次实践的目的及方法，取得配合。

2. **学生准备**

（1）复习教材内容，掌握老年人健康保健、养老照顾及自我保健的方法。

（2）着装整齐，符合护理人员仪表规范。

3. **老年人准备**　了解本次实践的目的和方法，能积极配合。

4. **用物准备**　笔、记录单、血压计、听诊器、家庭访视健康评估表（表3-1）。

【方法与过程】

1. **方法**　教师介绍本次实训的目的和要求，师范操作步骤；学生3~4人一组，随老师及家庭访视护理团队进入老年家庭，评估老年人现存的及潜在的健康问题。

2. 实施过程

（1）核对、解释，取得配合。

（2）通过观察、交谈的方式评估老年人健康状况，收集老年人的健康资料。在老年人叙述时，应注意倾听，不要随意打断或提出新的话题，对老年人的陈述或提出的问题，应给予合理的解释和适当的反应，如点头、微笑等。

（3）为老年人测量血压，并做好记录。

（4）小组讨论老年人健康问题。

（5）根据评估结果为老年人进行健康指导。

（6）访视时，要注意语言文明，态度平易近人，沟通有效。

（7）实践结束，离开时应表示感谢，礼貌告别，可留下联系方式，以便后期访视。

表 3-1 家庭访视健康评估

姓名：　　　　性别：　　　　年龄：　　　　职业：　　　　民族：

婚姻：　　　　文化程度：

评估项目	评估要点
1. 日常饮食习惯	是否营养均衡
2. 休息、睡眠情况	是否规律
3. 吸烟、喝酒情况	烟龄，是否酗酒
4. 排泄情况（大便、小便）	是否有便秘、尿潴留、失禁
5. 日常活动与自理情况	日常活动能否自理
6. 兴趣爱好	能否丰富日常生活
7. 既往病史与家族史	
8. 养老照顾	养老主要由子女负责还是自我负责
9. 对健康与疾病的理解与认识	能否正确认识疾病并采取正确的治疗措施
10. 性格特征	是否对所患疾病保持良好的心态
11. 主要社会关系及相互依赖程度	家庭成员、参与社会活动的程度
12. 工作与学习情况	
13. 家庭及个人经济状况、医疗条件	能否保证及时、良好的医疗服务
14. 生活环境与生活方式	是否具有良好的生活方式
15. 对保健的认知	是否具备正确的保健观念及方式
16. 是否具备自我保健能力	能否进行自我预防、检查、治疗、护理、急救

【结果分析评价】

实践结束后，每组学生分别向带教老师汇报实施过程中的收获和体会，带教老师对学生的实践进行点评、总结，并评价效果。

【实训报告】

1. 填写一份家庭访视老年人的健康评估表。

2. 制定一份符合老年人情况的自我保健计划。

目标检测

一、选择题

【A1 型题】

1. 社区老年保健的重点人群不包括（   ）

A. 高龄老年人   B. 独居老年人   C. 丧偶老年人

D. 老年精神障碍者   E. 近期住院的老年人

2. 目前我国老年人养老的主要方式是（   ）

A. 自我独立   B. 家庭养老   C. 社会福利保健机构照顾

D. 原工作单位照顾 E. 社会保险养老

3. 我国人口老龄化带来的问题不包括（   ）

A. 社会负担加重   B. 社会文化福利事业发展跟不上需要

C. 老年人更多依赖于社会   D. 老年人的需求大大超过其他人

E. 全社会都在为老年事业积极的努力

4. 下列哪些属于老年护理的场所（   ）

A. 各种养老机构   B. 老年人家庭和社区 C. 临终关怀中心

D. 医院及门诊   E. 以上都对

5. 老年保健的目标是（   ）

A. 延长老年人在生活上依赖他人的时间

B. 缩短老年期独立生活自理的时间

C. 提高老年人生命质量

D. 加大老年人对家庭的依赖

E. 以上都不对

6. 我国居家养老的优点（   ）

A. 符合我国传统文化习俗、满足了老年人的意愿和情感需要

B. 成本较低

C. 覆盖面广、服务方式灵活

D. 可以有效预防老年人丧失原有的日常生活自理

E. 以上都对

7. 老年家庭护理的内容是（　　　）

A. 评估老年人的健康状态　　　　　B. 提供药疗、医疗及生活护理

C. 协调安排供餐　　　　　　　　　D. 调整家居环境、改进家居安全

E. 以上均是

8. 自我保健需要强调和重视的是（　　　）

A. 自我　　　　　　B. 保健　　　　　　C. 健康

D. 预防　　　　　　E. 治疗

9. 老年保健的基本原则不包括（　　　）

A. 功能分化原则　　B. 全面性原则　　　C. 整体化原则

D. 区域化原则　　　E. 费用分担原则

10. 老年人进行自我治疗的方法错误的是（　　　）

A. 患有心肺疾病的老年人在家中用氧气袋、小氧气瓶等吸氧

B. 常见慢性疾病的老年人自我服药

C. 糖尿病患者自己进行皮下注射胰岛素

D. 慢性支气管炎的老年人使用雾化吸入改善通气功能

E. 心绞痛的老年人自行在家中服用止痛药

11. 不属于老年保健机构的有（　　　）

A. 敬老院　　　　　B. 养老院　　　　　C. 卫生院

D. 托老所　　　　　E. 老年公寓

12. 老年人照护由以下哪项构成（　　　）

A. 医疗保健　　　　B. 生活照料　　　　C. 精神慰藉

D. 家庭劳务服务　　E. 以上都是

13. 实现"人人享有卫生保健"目标的关键是（　　　）

A. 自我负责　　　　B. 自我爱护　　　　C. 自我预防

D. 自我保健　　　　E. 自我治疗

【A2 型题】

14. 张某，65 岁，锻炼时不慎将手指弄伤，随即返回家中进行自我处理。张某的行为属于（　　　）

A. 自我治疗　　　　B. 自我护理　　　　C. 自我观察

D. 自我预防　　　　E. 自我急救

15. 王大爷，80 岁，记忆力下降，机体功能明显减退。下列哪一项不是王大爷患病的特点（　　　）

A. 患病率高

B. 不能全面正确提供病史

C. 疾病的并存性

D. 发病缓慢,临床症状不典型

E. 疾病容易被发现

16. 周女士,65 岁,退休工人,有高血压史,每日坚持晨练。以下哪一项不属于周女士晨练项目(   )

A. 踢球 　　　　　　　B. 散步 　　　　　　　C. 慢跑

D. 太极拳 　　　　　　E. 跳舞

二、病例分析

王先生,65 岁,退休工程师,有高血压、冠心病 10 年。父亲健在,有高血压病史 12 年,患脑卒中 2 年。

思考分析:对于王先生的健康保健预防原则是什么?

扫一扫,知答案

第四章

老年人的日常生活护理

扫一扫，看课件

【学习目标】

　　1. 掌握老年人安全、饮食、便秘、大小便失禁、睡眠障碍、活动强度的护理要点。

　　2. 熟悉老年人的皮肤清洁与衣着卫生要求、营养学特点，以及与老年人的沟通技巧。

　　3. 了解正常老化对老年人日常生活能力的影响。

　　4. 学会老年人日常生活能力的评估和居室环境安全的评估。

　　5. 具有为老年人日常生活问题提供相应护理的能力。

　　老年人随着年龄的增长，人体各器官出现老化，加上各种慢性病患病比例的增多，最终导致老年人的日常生活活动受限。日常生活活动主要包括基本的日常活动、工具使用的生活活动及高级日常生活功能，涉及安全、环境、沟通、清洁、休息与活动、饮食与排泄，以及性等方面。在对老年人进行日常生活护理指导中，应最大限度地发挥老年人的残存功能，发挥老年人的主动性，扩大其生活空间，最大限度地补充、维持和提高老年人的日常活动能力，从而提高老年人的生活质量，实现健康老龄化。

情景导入

　　王爷爷，男，75岁，大学教授，身高160cm，体重90kg，曾多次住院。此次因夜间起夜卫生间灯光较暗，地面有水而滑倒致头皮血肿入院。既往患冠心病、高血压、糖尿病、高尿酸血症、高脂血症。平日食欲较好，食量较大，因行动不便极少活动。

　　问题思考：

　　1. 如何为王爷爷安排居室环境？

　　2. 根据王爷爷的身体状况，如何进行营养膳食搭配？如何制定活动计划？

第一节　安全的护理

安全是老年人日常生活中最应关注的问题。随着年龄的增长，机体衰弱、身心功能退化、平衡失调、感觉减退或有体质减弱、不服老和不想麻烦别人的心态，常可影响其安全。加强老年人的安全保障措施，保证老年人安全，是护理人员的一项重要工作。

一、关注心理安全

一般情况下，有两种心理状态可能会危及老年人的安全：一是不服老；二是不愿麻烦他人。尤其是个人生活上的小事，愿意自己动手。如有的老年人明知不能独自上厕所，但却不要别人帮助，结果难以走回自己的房间；有的老年人想自己倒水，但提起暖瓶后，却没有力量将瓶里的水倒进杯子。但是，由于疾病治疗及衰老等原因而无法独立完成日常生活活动时，就会对家属和护理人员产生强烈的依赖心理，有的甚至只是为了得到他人的关注而要求照顾。另外，老年人的孤独、寂寞，怕衰老、怕疾病不愈、怕病死的心理比较重，并且对自身和病情关注多，对外界关注少。因此，护理人员必须重视他们的心理卫生，及时发现他们存在的心理问题，做到善于沟通、耐心细致、服务热情、技术过硬，加强健康宣教，做好其心理护理。

二、关注生理安全

因老化而引起的生理性和病理性改变所造成的不安全因素，如跌倒、噎呛、坠床、烫伤等，能严重威胁老年人的健康甚至生命，护理人员应意识到其严重性，做到勤观察、勤巡视、勤交班，并及时采取有效措施，保证老年人的安全。

（一）跌倒

跌倒是老年人最常见的问题之一。老年人跌倒的发生率随增龄而增高。老年人跌倒后轻者可并发软组织损伤、骨折、关节脱臼，重者可出现肢体瘫痪、意识障碍，甚至危及生命。在护理方面要注意帮助老年人熟悉环境，加强对方位、布局和设施的记忆，以协助其感觉器官的作用。衣裤、鞋不宜过长过大，尽量不穿拖鞋。穿脱袜子、鞋、裤应坐着进行。室内应有足够采光，地面或地毯保持平整无障碍物，地面应避免受潮，盥洗室应装坐便器，并设有扶手。澡盆不宜过高，盆口离地不应超过50cm，以便于进出，盆底垫胶毡，以防老年人滑倒。老年人在走动前站稳再起步，小步态的老年人起步时腿抬高一些，步子要大些，变换体位时动作要慢。日常生活起居做到"3个30秒"，即醒后30秒再起床，起床后30秒再站立，站立后30秒再行走。进行活动时要有人照顾，外出时要有人陪伴。

活动不便者可使用安全的辅助工具，如轮椅、助步器等。有感知障碍者可佩戴老花镜和（或）助听器。对反应迟钝、有低血压、服用安眠类药物，以及用降压药的老年人，尽量夜间不去厕所。如夜尿较频，应在睡觉前准备好夜间所需物品和便器，必须下床或上厕所时，一定要有人陪伴。

（二）误吸、误食

老化引起神经反射性活动衰退，吞咽肌群互不协调，引起吞咽障碍、消化功能降低、咀嚼困难、唾液分泌减少，使老年人在进食过程中呛咳或发噎。视力差还可引起老年人误食。在护理方面要注意食物少而精、软而易消化，保证足够营养。进食体位要合适，尽量采取坐位或半卧位。要求老年人注意力集中，进食时准备水或饮料，每口食物不宜过多。卧床老年人可将头部抬高并偏向一侧，吞咽困难老年人给鼻饲饮食。老年人内服药与外用药应分开放，标记鲜明，发药时向老年人讲清楚，以免误食。

（三）坠床

多见于意识不清或意识清楚但自身平衡功能减退而不能回避险情的老年人。对意识障碍的老年人应加床挡，睡眠中翻身幅度较大或身材高大的老年人，应在床旁用椅子护挡。如果发现老年人睡近床边缘时，及时护挡，必要时把老年人推向床中央，以防老年人坠床摔伤。

（四）烫伤

老年人感觉迟钝，对冷热感觉不灵敏。沐浴、热敷、使用热水袋时，应严格掌握温度及使用时间，以防烫伤。老年人使用热水袋时水温应调至50℃，检查热水袋有无破损，并向老年人解释，热水袋不可直接接触皮肤，热水袋外要包一块大毛巾或放于两层毛毯之间，并定时检查水温及局部皮肤情况，如发现皮肤发红，立即停止使用，并在局部涂凡士林，以保护皮肤。护理人员需执行交接班，以免烫伤。需持续应用热水袋时，应在水温降低后及时更换热水。

第二节　居住环境的要求

居住环境是老年人活动最频繁的场所，应尽量去除妨碍老年人生活或造成行动不便的环境因素，或调整环境使其能补偿机体缺损的功能，以提高老年人的生活功能。

一、营造良好的居住环境

老年人的居住环境主要涉及居住地的室内环境和周边环境等，要求安全、便利、整洁、健康。

（一）室内环境

老年人住宅的室内环境应注重采光、温度、湿度、通风和床单位的设置等方面，应适合老年人的生活，让其有安全与舒适感为宜（图4-1）。

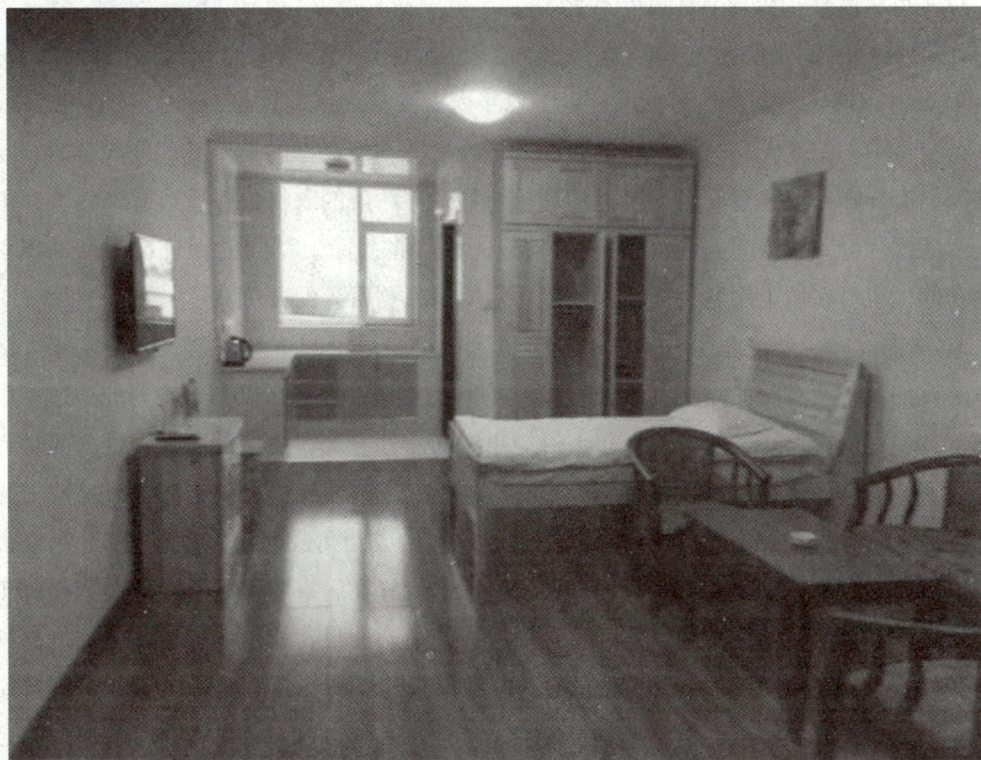

图4-1 居室环境

1. **采光** 室内阳光照射对老年人尤为重要。日光照射时红外线被皮肤吸收，深部组织受到温热作用，会使血管扩张、血流加快，能改善皮肤组织的营养状况，给人以舒适感。因此，老年人居室内的采光要做到明亮有度。

老年人由于视力下降，光线较暗的地方容易产生危险，应根据照明用途和场所适当配置照明器具。在转弯和容易滑倒的地方（门厅、走廊、卧室的出入口、有高差处）应安置辅助灯，以便于老年人夜间行走。

老年人对亮度变化的适应能力差，必须设法使亮度逐渐变化。卧室宜采用可调节亮度的开关，并应在床头位置设置开关。在卧室与厕所之间应设置地灯，并保证夜间长明。所有照明开关均应采用大面板、带灯的开关。

2. **温度和湿度** 由于老年人的体温调节能力降低，因此要保持居室内的温度和湿度在适宜的范围内。一般温度应为22～24℃，湿度应为50%±10%。最好在室内放置一个温湿度计，以便准确地判定室内的温度和湿度。

条件允许的情况下室内应有冷暖设备，但取暖设备的种类应慎重考虑，以防发生事故，如热水袋易引起烫伤、电热毯长时间使用易引起脱水。冬天房间有暖气较舒适，但容易造成室内空气干燥，可用加湿器或放置水培植物以保持一定的湿度。夏天使用空调时，应注意避免冷风直吹在身上且温度不宜太低。

3. 通风 居室要经常通风以保持室内空气新鲜。一般每天应开窗通风两次，每次20~30分钟，通风时要避免对流风，以防老年人着凉。通风时间最好选择在清晨或雨后，但冬季要待中午温度较高时再开窗通风。老年人行动不便在室内排便或二便失禁时，易导致房间内有异味，应注意及时、迅速清理排泄物及被污染的衣物，并适当通风。

4. 色彩 老年人对色彩感觉的残留较强，故可将门涂上不同的颜色以帮助其识别不同的房间，也可在墙上用各种颜色画线以指示厨房、厕所等的方位。

5. 室内设施 老年人住宅室内设施应做到简单，尽量减少障碍物，方便老年人活动为主。比如：①所有门的净宽（通行宽度）均不应小于0.80m，以利于轮椅的通过；卧室门应带有观察窗，便于及时发现老年人可能出现的意外。②窗户应注意保温性、隔声性和密闭性。③墙体如有突出部位，可选择带有缓冲性的发泡墙纸以减轻老年人碰撞时的撞击力；墙面应贴有很难擦伤身体的材料；墙角部位宜做成圆角或切角，且在1.8m高度以下做与墙体粉刷齐平的护角。④室内的地面要防滑，最好在居室中铺地毯，以防因腿脚不便或突然晕倒时摔倒或摔伤。⑤电器开关及插座应清晰、醒目，容易操作，开关高度距地宜为1.0~1.2m，如果考虑轮椅使用者的话，最好设置在0.90~1.05m；电源开关应选用宽板防漏电式按键开关，以便于手指不灵活的老年人用其他部位进行操作。⑥厕所应在卧室附近，从卧室到厕所之间的地面不应有台阶，要设有电话或呼叫系统，设扶手以防跌倒，夜间应有灯照明，对于使用轮椅的老年人应将厕所改造成适合其个体需要的样式。⑦浴室地面应铺防滑砖，浴室周围也应设有扶手；若使用浴盆，除了应有扶手或放置浴板外，浴盆周围还应放置橡皮垫；对不能站立的老年人可以用沐浴椅；沐浴时浴室温度应保持在24~26℃，要安装排气扇以便将蒸汽排出，避免因湿度过高影响老年人呼吸。⑧厨房地面也应注意防滑，水池与操作台的高度应适合老年人的身高；老年人普遍有记忆力衰退、嗅觉降低的现象，选择能防止燃气泄漏的灶具和有燃气、烟气自动报警功能的抽油烟机，条件许可者用电磁炉是最安全的。

（二）周边环境

周边环境应方便老年人活动和生活。老年人住宅周围最好有公园或活动广场，以方便老年人活动；有商场、超市，以方便购买生活用品；距医疗机构较近，以方便就医。另外，周边还应设置供老年人进行社会交往的公共场所。

老年人不宜久待的环境主要有：①空气污浊的环境。指不洁的场所和人群聚集的影剧院、歌舞厅等地方。②嘈杂的环境。老年人若久处在人声嘈杂的环境里，容易产生烦躁情绪。医学研究表明，家庭中噪声超过60分贝，会对听觉、视觉、心血管系统、消化系统、内分泌系统和神经系统等造成损害。③过于安静的环境。老年人处于过于安静的环境，容易产生不安全感、孤独感，甚至恐惧感，对身心健康同样不利。因此，老年人居住地不宜过大过旷，周围要有子女或邻居相伴。④色彩纷杂的环境。老年人对色彩的快速辨识能力下降，如果长时间处于色彩纷杂的环境中，因判断失误而发生跌倒的可能性会增大。因此，老年人住宅应有清楚的方向性和明确的标志指示，为记忆力减退的老年人提供活动上的方便。⑤刺激惊险的环境。各种紧张的体育比赛、惊险的娱乐项目，使人兴奋、紧张的同时，还会刺激交感神经，使心跳加快，血管收缩，血压升高。因此，有心脑血管疾病的老年人应避免此种环境。

知 识 链 接

"银色住宅"又称"银发住宅""老年住宅""长寿住宅""乐龄住宅""关怀住宅"等，是居家养老与社区服务的结合体。"银色住宅"可分为三种基本形式：第一种叫作老少居住宅，两代或多代人同住一套住宅，但各有各的独立完整的生活起居间和设施，有分有合。第二种老年公寓，专门供健康老年人集中居住的专用住宅。第三种是关怀住宅，具有看护性质的老年人住宅。

二、 居住家具的选择

老年人居室内的陈设不要太多，一般有床、桌、椅、沙发即可，且家具的转角处应尽量用弧形，以免碰伤老年人。

（一）床

为了预防和治疗腰部疼痛，最好选择木板床。床的高度是指地面距床垫的高度50cm为宜。对能自主活动的老年人床高的标准是以坐在床上足底能完全着地为宜，最好大腿与小腿呈90度角。床的宽度最好在100~120cm，有利于老年人自行坐起。床垫的硬度以易于活动、不过于松软为宜。床头应设床头灯和信号铃，床两边有活动护栏。床单要干燥、平整无皱折，以全棉的天然材料为宜。床旁物品要注意摆放整齐，定点放置，方便老年人取用。床旁可放老年人喜欢的物品如全家福照片等，使其感受到家的温暖。床下应有一定空间，老年人从椅子或床边站起时，脚向后有空间利于站起。

（二）桌子

老年人用的桌子，既不能太高，也不能太低。桌子过高，容易导致老年人的脊柱侧弯、肌肉疲劳、视力下降等；长时间伏案的老年人，还会引起颈椎病变；桌子过低，则会使老年人感到肩部疲劳、书写不适、起坐吃力、胸闷等。

（三）凳椅

老年人使用的板凳、椅子，最好有靠背垫，以托住其脊柱，保持全身肌肉用力平衡，减轻劳累。靠背垫和椅面的宽度要适中，避免久坐导致血液循环受阻而使足部温度下降，影响身体健康。

（四）沙发

老年人使用的沙发不宜过于柔软。应注意座位不能过低，避免坐下去和站立时感到困难。有腰背部疾患的老年人，应选购带枕头的沙发，以增加舒适感，消除疲劳感。

三、生活辅助用具的选择

（一）助步器

常用的助步器有两种：一种是带轱辘的助步器，适用于能够步行但容易疲劳的老年人；另一种是不带轱辘的助步器，适用于不能行走的老年人，既可帮助老年人站立，又能训练老年人的行走能力（图4-2）。

（二）手杖

手杖是手握式的辅助工具，分为木制和金属制。木制手杖长短是固定的，不能调整，金属手杖可依身高来调整。为防止老年人发生跌伤，手杖的底端应加上橡皮垫，以加强手杖的摩擦力和稳定性。手杖的选择应注意，其长度应适于抓握，手握时感觉舒适，弯曲部与髋部同高，肘部在负重时能略弯曲，向前伸支撑时手臂伸直（图4-3）。

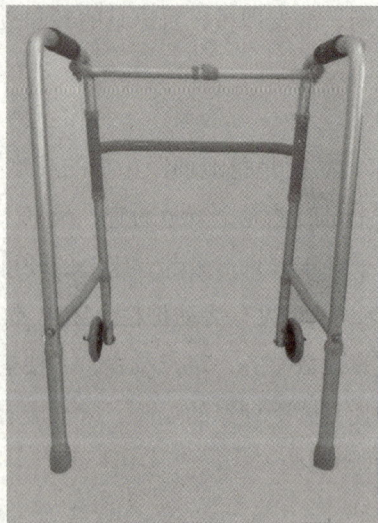

图4-2 助步器

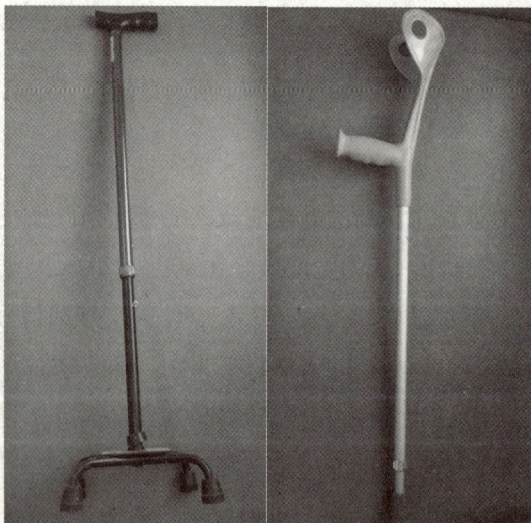

图4-3 手杖

第三节　沟通与交流

沟通是社会生活的基础，反映老年人的智能和社会角色。因老年人感觉器官的功能减退主要表现在视力、听力、记忆力下降、反应迟钝等方面，所以与老年人进行有效沟通需要运用适合老年人特点的沟通技巧。

一、非语言沟通的技巧

非语言沟通对于认知障碍的老年人来说极其重要，但应注意合理选择沟通模式，予以强化和多加运用。

（一）触摸

当老年人伤心、生病或害怕时，触摸可给予温暖而关爱，尤其逢丧亲或濒死。但触摸时应注意以下几点。

1. 维护老年人尊严及其社会文化背景　如触摸涉及老年人的隐私时，应事先得到老年人的允许，且应注意触摸礼仪，在不同的社会文化背景下，其意义可能相距甚远。

2. 渐进性地触摸　触摸应渐进地进行，并观察老年人的反应。例如，从单手握老年人的手到双手合握；进行社交会谈时，渐渐地拉近彼此距离；在触摸过程中观察老年人面部表情和被触摸的部位是松弛（表示接受且舒适），或是紧绷（表示不舒适），身体姿势是退缩的向后靠，还是接受的前倾，都可为下一步措施的选择提供依据。

3. 确定适宜的触摸部位　老年人最易被接受的触摸部位是手，其他适宜触摸的部位有手臂、背部和肩膀，而头部一般不宜触摸。

4. 确定触摸的时间　应在老年人感知到触摸者的存在后进行。对于听力障碍者应提前给予提示，而对视力障碍者，尽量选择从功能良好部位接触，切忌突然从背后或暗侧给予不良刺激。

5. 允许老年人适当触摸　护理人员应适当地接受被老年人抚摸头发、手臂或脸颊来表达谢意，而不要一味地以老年人为触摸对象。

（二）身体姿势

当言语无法清楚表达时，身体姿势能适时有效地辅助表达信息。能有效强化沟通的身体姿势有：挥手问好或再见；招手动作；伸手指出物品所在地、伸手指认自己或他人；模仿和加大动作以指出所要进行的活动，如洗手、刷牙、梳头、喝水、吃饭等；手臂放在老年人肘下，或让老年人的手轻勾护理人员的手肘，以协助其察觉要他同行的方位等等。

与认知障碍的老年人沟通前，必须先让他知道沟通对象的存在。对于使用轮椅代步的老年人，注意不要俯身或利用轮椅支撑身体来进行沟通，而应适时坐或蹲在旁边，并维持双方眼睛于同一水平线，以利于平等的交流与沟通。

（三）其他

有些老年人喜欢啰嗦、唠叨，因为当他们听到自己的声音时会感到安全。护理人员应耐心地倾听，并保持脸部表情平和，不紧绷或皱眉，说话声音要略低沉平缓，并可适时夸大面部表情以传达惊喜、欢乐、担心、关怀等情绪。另外，眼神的信息传递是脸部表情的精华所在，所以保持眼对眼的接触是非常重要的，尤其是认知障碍的老年人。

二、 语言沟通的技巧

（一）语言表达

口头沟通对外向的老年人而言，是抒发情感和维护社交互动的良好途径，而书信沟通则更适合内向的老年人。护理人员应提供足够的社交与自我表达的机会，予以正向鼓励。

（二）电话访问

利用电话可协助克服时空距离，有效追踪老年人现状，甚至还可以进行咨询、心理治疗或给予诊断以利持续性治疗。除了应避开用餐与睡眠时间外，护理人员最好能与老年人建立习惯性的电话问候时间表，这样会使老年人觉得有社交活动的喜悦。在电话沟通时，必须明确介绍自己、访问者与老年人的关系，以及此次电话访问的目的，为减少误解的发生，必要时还需以书信复述信息。对听力困难的老年人，可鼓励安装桌上型电话扩音设备，直接放大音量以利于清晰听懂。

（三）书面沟通

只要老年人识字，结合书写方式沟通可发挥提醒的功能，并能克服老年人记忆减退，也能增加老年人的安全感和对健康教育的依从性。对重要的事情，应留下书面记录或告知其家属。

使用书写方式要注意：使用与背景色对比度较高的大体字；对关键的词句应加以强调和重点说明；用词浅显易懂，尽可能使用非专业术语；运用简明的图表或图片，来解释必要的过程；合理运用小标签，如在小卡片上列出每日健康流程，该做的事贴于常见的地方，以防记错或遗忘。

第四节 皮肤清洁与衣着卫生的护理

老年人的皮肤干燥、多屑和粗糙，皮脂腺组织萎缩，功能减弱，皮肤出现皱纹、松弛和变薄。皮肤触觉、痛觉、温觉的浅感觉功能也减弱，皮肤表面的反应性减低，对不良刺激的防御能力削弱，免疫系统的损害也往往伴随老化而来，以致皮肤抵抗力全面降低。因此，做好皮肤护理，保持皮肤清洁，讲究衣着卫生，是日常生活护理必不可少的内容。

一、 皮肤清洁

（一）头发护理

由于皮肤的生理性退化、萎缩以及皮肤毛囊数目的逐渐减少等原因，老年人的头发会出现干枯、变细、脱落、易折断、变白等。在日常生活中可通过经常梳发、科学洗发、头部按摩、减少染发及烫发的次数等方法进行护理。（具体参考教材《基础护理技术》中头发护理的内容）

（二）皮肤护理

老年人要注意保持皮肤卫生，特别是皱褶部位如腋下、肛门、外阴等。沐浴可清除污垢，保持毛孔通畅，利于预防皮肤疾病；合适的水温还可促进皮肤的血液循环，改善新陈代谢、延缓老化过程。沐浴的方式根据老年人的自理能力可选择淋浴、盆浴或床上擦浴，一般自理能力较好的老年人选择淋浴，自理能力一般，站立时间长、容易疲劳的老年人可选择盆浴，生活不能自理的老年人最好选择床上擦浴。（具体参考教材《基础护理技术》中皮肤护理的内容）

二、 衣着卫生

（一）衣着的选择

老年人衣着应以实用、舒适、整洁、美观为特点。

1. **衣着的质地**　老年人的体温调节功能降低，对外界环境的适应能力较差，许多老年人既怕冷，又畏热。因此，在选择内衣时应以柔软、吸水性好、不刺激皮肤的棉织品为主，不宜选择对皮肤有刺激的毛织品、化纤制品等；外衣则可适当选择毛料、化纤织品等。另外，还要考虑各种织物的通气性、透气性、吸水性、保温性等，做到冬装可保暖，夏衣能消暑。

2. **衣着的款式**　老年人衣着款式的设计应符合宽松舒适、柔软轻便、易穿脱、利于活动和变换体位等要求。上衣和拉链上应留有指环，便于老年人拉动。衣服纽扣不宜过小，方便系扣。可选择前开门式上装，便于老年人穿脱，尽量避免圆领套头上衣等。衣着过于窄小可影响血液循环，裤腿过大过长容易绊倒。做饭时的衣服应避免袖口过宽，以防着火。冬季，最好穿保暖、透气、防滑的棉鞋，穿防寒性能较优的棉袜和羊毛袜。其他季节，老年人宜穿轻便布鞋，老年妇女不要穿高跟鞋，以防跌伤。

3. **衣着的颜色**　以尊重老年人习惯和增强自信心为原则。对衣着的颜色，应尊重老年人的喜好。衣着色彩要注意选择柔和、不褪色、容易观察是否干净的色调。为了增强老年人的自信心，可建议老年人选择色彩较鲜艳的衣着，因为鲜艳的色彩可使老年人显得年轻、有活力。

4. 衣着的卫生 老年人的内衣裤、袜等应勤洗勤换，清洗后翻转放户外日光晾晒，让紫外线充分照射，达到消毒的目的。

（二）穿脱衣的指导

对肢体瘫痪的老年人穿脱衣顺序按照"先脱近侧后脱远侧，先穿远侧后穿近侧"，或"先脱健侧后脱患侧，先穿患侧后穿健侧"的原则进行。

1. 圆领衫穿脱法

（1）穿 先用健侧的手抓住圆领衫，将袖子套进患侧的手，后用健侧的手将圆领衫向上拉，先将头套好，再将健侧的手伸入衣服，从袖口伸出，最后用健侧的手拉下圆领衫，并整理好。

（2）脱 让老年人低头，用健侧手抓住衣领后面向上拉，使头脱出来，然后向手臂处拉，直到脱出健侧的手，再用健侧的手抓住患侧衣袖，直到脱出患侧的手。

2. 前开衫穿脱法

（1）穿 先用健侧的手将衬衣的袖子套在患侧的手上，再用健侧的手将衬衣披在后背上，然后将健侧的手伸进披在背后的衬衣，从袖口伸出，最后用健侧的手系好扣子。也可将开衫解开上面2～3个扣子后，采取穿圆领衫的方法。

（2）脱 让老年人先用健侧的手解开衣扣，身体向患侧倾斜，将上衣沿健侧的肩拉下，脱出健侧的手，使上衣落到背后，再用健侧的手抓住上衣，脱出患侧的手。若上衣较宽松，也可以解开上衣上面的2～3个扣子，然后采用脱圆领衫的方法脱去开衫。

3. 裤子穿脱法

（1）穿 先把裤子慢慢套到患侧的脚上，将患侧的脚伸进裤子，再将健侧套好，慢慢向上拉，然后手扶凳子，由他人帮助提上裤子，将裤子提到腰部，系好腰带。

（2）脱 先解开腰带，露出臀部，接下来身体前倾，用健侧的手扶着凳子或扶手，使裤子落到踝部，然后坐到凳子上，先将健侧的脚从裤子中脱出，再用健侧的手将患侧脚靠近身体，使患侧脚从裤子中脱出。

三、 皮肤瘙痒症的护理

皮肤瘙痒症是指只有皮肤瘙痒而无明显原发性损害。瘙痒是老年人的常见主诉，常因皮肤干燥而引起。局部和全身原因均可引起瘙痒，瘙痒使老年人寝食不安，如未得到及时处理会发生皮肤感染。皮肤干燥是导致皮肤瘙痒最常见的原因，在老年皮肤瘙痒中占40%～80%。通常由于温度变化、毛衣刺激或用肥皂洗澡后引起。常表现为持续性或阵发性瘙痒，程度轻重不一。轻者痒感可以忍耐，重者则剧痒难忍，一旦发生难以遏止，常不停地猛烈搔抓，影响睡眠。因长期反复搔抓，可致使皮肤上出现抓痕、血痂、皲裂、色素沉着，甚至出现苔藓样变或湿疹样改变，导致皮肤变厚、粗糙，抓破后还会引发皮肤感染。

皮肤瘙痒症的护理要点：①老年人不要沐浴过勤，每周勿超过两次，时间不要过长，水温应在40℃以下，忌用碱性肥皂，且不要搓澡。另外，冬季应使用含滋润成分的沐浴露，且浴后全身涂抹润肤剂。②穿着宽松纯棉的贴身衣服，衣服上不要残留洗涤液等化学成分，避免毛衣类衣物直接接触皮肤。③冬季室内采暖温度不宜过高，可用加湿器或种植花草等方法来保持适宜的湿度，以减少皮肤水分的蒸发。④定时定量喝水，合理饮食，适当增加食物中脂类成分的摄入。⑤根据瘙痒的病因检查筛排，对于长期顽固的瘙痒，应注意排除潜在的全身性疾病，给予针对性治疗。⑥对症处理，使用低浓度类固醇霜剂、抗组胺类药物及温和的镇静剂可减轻瘙痒，防止皮肤继发性损害。⑦找出可能的心理原因加以疏导，或针对瘙痒而引起的心理异常进行开导。

四、 压疮的护理

压疮是身体局部组织长期受压，血液循环障碍，组织营养缺乏，以致皮肤失去正常功能而引起的组织溃烂和坏死。引起压疮最根本、最重要的因素是压力，故压疮又称为"压力性溃疡"。

长期卧病在床的老年患者，尤其是过于肥胖或极度消瘦、行动不便、长期依靠轮椅生活或大小便失禁，皮肤经常受潮湿刺激的老年人，容易发生压疮。

老年人压疮的特点为：①比较隐蔽：老年人由于感觉减退、反应迟钝、痴呆等原因，常不能早期发现压疮；②易继发感染：老年人由于机体免疫力下降，压疮局部及其周围组织易继发感染，严重者可并发全身感染而危及生命；③全身反应不明显：老年人因感觉迟钝、身体虚弱及机体免疫力低下，即使继发全身感染时，中毒表现也常不典型、不明显，易贻误治疗时机；④愈合困难：老年人由于营养不良、皮肤老化、组织修复能力差、合并慢性病等原因，一旦发生压疮，很难愈合。压疮的预防护理措施：①避免局部组织长期受压，经常翻身，更换卧位，一般每隔2小时翻身1次，必要时1小时翻身1次。②保持皮肤清洁和干燥，床铺应保持清洁、干燥、平整和无碎屑，定期更换床单、被套。③促进局部血液循环，协助患者进行全范围的关节运动，定期为患者温水擦浴。④改善机体营养状况，给予高热量、高蛋白、高维生素饮食，补充矿物质，以增强抵抗力及组织修复能力。

第五节 休息与活动的护理

休息和活动是人类生存和发展最基本的生理需要，同时也是维持人体健康，使机体处于最佳生理和心理状态的必备条件。为老年人创造一个良好的休息环境，并根据老年人的具体情况，协助或指导老年人有计划地进行活动，可维护老年人的身心健康。

一、休息

（一）概述

休息是指在一定时间内相对地减少活动，使人从生理上和心理上得到松弛，消除或减轻疲劳，恢复精力的过程。休息的方式有很多种，因人而异，有时变换一种活动方式也是休息，如长时间做家务后，可站立活动一下或散散步等进行休息。在所有的休息方式中，睡眠是最常见也是最重要的一种，通常睡眠质量的好坏直接影响休息的质量。

老年人作为一个弱势群体，对休息的需求相对较多，有效的休息应满足三个基本条件，充足的睡眠、心理的放松、生理的舒适。

（二）睡眠

1. 睡眠对老年人的意义　老年人脑动脉逐渐硬化，血管壁弹性减低，管腔愈来愈狭窄，脑血流量相对减少，脑组织呈慢性缺血缺氧状态，很容易出现疲劳。一旦出现疲劳或睡眠不足，可能加重各种躯体及精神疾患。另外，白天嗜睡，情绪沮丧、焦躁、焦虑、抑郁等使老年人生活质量、工作能力及社会适应性下降，加重脑功能损害，并诱发多种内科疾病等。因此，充分且合理的睡眠对老年人的身体健康是十分必要的。

2. 老年人睡眠的特点　睡眠时间缩短；夜间易受内外因素的干扰，易醒；浅睡眠比例增多，而深睡眠比例减少；容易早醒，睡眠趋向早睡早起；睡眠在昼夜之间进行重新分布，夜间睡眠减少，白天睡眠时间增多；老年人对睡眠到觉醒各阶段转变的耐受力较差。

3. 影响老年人睡眠的因素

（1）年龄　通常认为，人类睡眠的需要量与其年龄呈反比，年龄越大，对睡眠的需要量越少，到老年期一般每天只需 6～7 小时即可。但也有学者认为，随着增龄，老年人睡眠的质和量逐渐下降，但对睡眠的需求并没有因此而减少，虽然卧床时间延长，但觉醒次数增多、时间延长，白天经常有意识打盹，以补充晚上睡眠的不足，但总的睡眠时间不变。

（2）环境因素　睡眠环境的改变是影响老年人睡眠质量的主要因素之一。由于老年人入睡潜伏期长、深睡眠减少，所以老年人睡眠对环境的要求较高。如搬家、出差、住院等。因病住院后，新的环境以及病房的声音、光线、温度、湿度及卫生条件等的改变均可影响老年人的睡眠规律。

（3）心理社会因素　老年人的睡眠质量受多种心理社会因素的影响。如惧怕失眠、期待、自责等均可使情绪一直处于慢性唤醒状态而致睡眠障碍。疾病、生活不能自理、离退休后生活的不适应、经济来源减少、就医费用的增加、家庭等给老年人造成了很大的压力，成为影响老年人睡眠质量的直接原因。继续工作、有业余爱好、婚姻状况正常、参加体育锻炼和社会活动、较高的社会支持度、较高的生活满意度，有益于提高老年人的睡眠质量。

（4）疾病因素　躯体疾病是影响老年人睡眠质量的重要原因，其中脑血管疾病、肿瘤、老慢支，以及精神疾病均可导致睡眠紊乱。其中睡眠障碍是大部分精神疾病患者的主诉之一。80%的老年抑郁症患者存在睡眠问题，焦虑症则是导致失眠的另一种精神疾病。此外，患病老年人服用的药物，也会影响中枢递质，引起药源性睡眠障碍。

（5）不良的睡眠习惯　睡前抽烟、喝浓茶、咖啡、可乐等刺激性饮料，以及睡前长时间看情节恐怖的电视、书籍等都可导致睡眠质量的下降。

4. 老年人常见的睡眠问题

（1）睡眠障碍　睡眠障碍是睡眠量不正常及睡眠中出现异常行为的表现，也是睡眠和觉醒正常节律性交替紊乱的表现，可有多种因素引起，常与躯体疾病有关。包括睡眠失调和异态睡眠。大约高达50%的老年人易出现睡眠障碍，尤其是入睡和保持睡眠困难。睡眠障碍则可直接影响机体的活动状况，导致烦躁、精神萎靡、食欲减退、疲乏无力，甚至疾病的发生。

具体的护理措施有：①全面评估老年人，找出其睡眠质量下降的原因，进行对因处理。②提供舒适的睡眠环境。调节卧室的光线和温湿度，保持床褥的干净整洁，并设法维持环境的安静。③帮助老年人养成良好的睡眠习惯：提倡早睡早起、午睡的习惯。每晚同一时间上床，对于已养成的特殊睡眠习惯，不能强迫立即纠正，需要多解释并进行诱导，使其睡眠时间尽量正常化。限制白天睡眠时间在1小时左右，同时注意缩短卧床时间，以保证夜间睡眠质量。④晚餐应避免吃得过饱。睡前不饮用咖啡、酒或大量水，避免吸烟、使用利尿剂，并提醒老年人于入睡前如厕，以免夜尿增多而干扰睡眠。⑤情绪对老年人的睡眠影响很大，尤其是内向型的老年人，有些问题和事情不宜晚间告诉老年人。⑥适当运动与放松心情。向老年人宣传规律锻炼对减少应激和促进睡眠的重要性，指导其坚持参加力所能及的日间活动。⑦必要时可在医生指导下根据具体情况选择合适的镇静催眠药物。

（2）睡眠呼吸暂停综合征　睡眠呼吸暂停综合征是一种睡眠期疾病，被认为是高血压、冠心病、脑卒中的危险因素，且与夜间猝死关系密切。SAS的诊断标准是：每晚7小时睡眠过程中，鼻或口腔气流暂停每次超过10秒，暂停发作超过30次以上（或每小时睡眠呼吸暂停超过5次以上，老年人超过10次以上）。睡眠呼吸暂停综合征在老年人中十分常见，多与老年人肥胖有关，主要的症状表现为打鼾，同时伴有失眠、遗尿、惊叫、夜游等，病情持久可引起或加重多个系统的疾病。因此，做好相应的护理非常重要。

具体的护理措施有：①一般护理。老年人尤其是肥胖者应增加活动、控制饮食，以达到减肥的目的；养成侧卧睡眠习惯，减轻气道狭窄；睡前避免饮酒和服用镇静剂、催眠药等。②积极治疗有关疾病，如肥胖症、扁桃体肥大、黏液性水肿、甲状腺肿大等。③根据患者情况指导选用合适的医疗器械装置，如鼻扩张器使用于鼻前庭塌陷者，舌后保持器可防止舌后坠引起的阻塞等。④根据患者情况指导选用合适的药物，包括呼吸刺激剂及增加上气道开放的药物。⑤病情严重者可选择手术治疗，包括悬雍垂腭咽成形术、气管切开造口、舌骨悬吊和下颌骨成形术等。

二、活动

（一）老年人活动的意义

活动可以促进血液循环，增强组织、细胞代谢功能，促进体内储存物质的利用，提高抗病能力；改善心肺功能，增强心肌收缩力，改善心肌血液供应，改善肺功能，保证组织和脏器的需氧量；维持能量平衡，加大能量的消耗，减轻体重，有效预防肥胖引起的各种并发症；强化组织功能，促进肌肉的血液供应、蛋白质合成、糖原的合成和储备，使骨密度增加，关节坚韧性及弹性增大，促进钙的吸收和储存，延缓骨骼老化过程，延缓骨质疏松，增加关节的灵活性，预防和减少老年性关节炎的发生。

另外，活动还可兴奋大脑，提高记忆力，增强大脑的功能。也可增强体质、祛病延年，有利于消除烦恼、焦虑、抑郁等因素，有利于提高老年人的自信。

（二）影响老年人活动的因素

1. 心血管系统　①最快心率下降：老年人的心室壁弹性比成年人弱，导致心室的再充填所需时间延长。因此，当老年人做最大限度的活动时，其最快心率要比成年人低。一般来说，老年人的最快心率约为170次/分。②心输出量下降：老年人的动脉弹性变差，血压收缩值上升，后负荷增加。外周静脉滞留量增加，外周血管组织阻力增加，也会引起部分老年人出现舒张压升高。所以，当老年人增加其活动量时，回心血量减少，造成心输出量减少，活动耐受力下降。

2. 肌肉骨骼系统　老年人的肌细胞因老化而减少，加上肌张力下降，骨骼支撑力下降，活动时容易跌倒。而且，老化对骨骼系统的张力、弹性、反应时间，以及执行功能都有负面的影响，这是造成老年人活动量减少的主要原因之一。

3. 神经系统　老化可造成脑组织血流减少、人脑萎缩、运动纤维丧失、神经树突数量减少、神经传导速度变慢，导致对事情的反应时间或反射时间延长，这些会从老年人的姿势、平衡状态、运动协调、步态中看出。除此之外，老年人由于前庭器官过分敏感，会导致对姿势改变的耐受力下降及平衡感缺失，故老年人活动的安全性下降。

4. 疾病　老年人常患有慢性病，使其对于活动的耐受力下降。如帕金森综合征对神经系统的侵犯可造成步态的迟缓及身体平衡感的丧失；骨质疏松症会造成活动受限，而且容易跌倒造成骨折等损伤。老年人还可能因为疼痛、孤独、抑郁、自我满意度低及所服用药物的不良反应等原因而不愿意活动。

5. **活动的机会减少** 随着科学技术的发展，现代人活动的机会越来越少。如由于时间和空间的限制，看电视观赏比赛比参与运动更普遍；以往靠步行的地方，现在以车代步；电梯的使用减少了爬楼梯的机会等等。

（三）老年人的活动指导与护理

适合老年人活动的项目应以低、中等强度的有氧运动为主。老年人应根据个人的能力及身体状况来选择适合自己的活动项目，并应掌握运动强度和时间。

1. **运动项目** 根据老年人生理特点，老年人适合耐力性项目而不宜进行速度性项目。在耐力性锻炼项目中，比较适合老年人锻炼的项目有：散步、慢跑和游泳、跳舞、球类运动、医疗体育、太极拳与气功等。

2. **老年人活动量** 老年人的活动强度应根据个人的能力及身体状态来选择。判断活动量是否合适，有以下三种方法：①运动后的心率。最简便的监测方法是以运动后的心率作为衡量标准。对于一般老年人来说，运动后最适宜心率（次/分）= 170 − 年龄。而身体强壮者，运动后的心率可稍高些，最高心率（次/分）= 180 − 年龄。运动后达到最适宜心率，且全身有热感或微微出汗表明活动量合适。②运动后心率恢复到运动前的时间。运动结束后3~5分钟内恢复到运动前的心率，表明运动量适宜。如果运动时身体不发热或无出汗，脉搏次数不增或增加不多，心率在运动结束后3分钟内恢复到运动前的心率，则表明运动量过小。如果运动后虽然达到了最适宜心率，但运动结束后需10分钟以上才能恢复到运动前心率，则表明运动量过大。③自我感觉。运动后精力充沛，睡眠好，食欲佳，表明运动量适宜。如果运动后感到疲劳、头晕、心悸、气促、睡眠不良，运动时出现严重的胸闷、气喘、心绞痛，或出现心率减慢、心律失常等情况时，表明运动量过大，应立即停止运动，及时检查治疗。

3. **运动时间** 老年人运动的时间以每天1~2次，每次半小时左右，一天运动总时间不超过2小时为宜。运动时间最好选择在早上起床后，因早晨空气新鲜、精神饱满，利于运动。饭后则不宜立即运动，因为运动可减少对消化系统的血液供应及兴奋交感神经而抑制消化功能，从而影响消化吸收，甚至导致消化系统疾病。

4. **活动的注意事项** ①场地的选择。活动场地应尽可能选择空气新鲜、安静清幽的庭院及操场、公园等。②服饰的选择。衣裤要宽松、舒适，最好是运动服。运动鞋要选择大小合适、穿着舒适、鞋底软有弹性并防滑、鞋帮稍有硬度，可起到保护踝关节又便于活动的作用。老年糖尿病患者尤其要注意鞋的选择。③年老体弱、患有多种慢性病的老年人，运动中出现胸闷、心慌、气促或全身不适等情况，应及时请医生检查，并根据医嘱适量活动，以免发生意外。运动后不宜立即停下、蹲坐休息，不要立即洗热水澡，以防虚脱与晕倒，要逐渐放松，做慢步走、甩手等活动，直到心率降至比静息状态下的心率高10~15次/分为止。

第六节 饮食与排泄的护理

饮食与排泄是人类的基本需要之一，也是维持生命的必要条件之一。对于老年人来说尤其重要，因此护理人员需要掌握老年人饮食与排泄的有关护理知识和技术，帮助老年人维持正常的饮食和排泄功能，满足其生理需要，使其获得最佳的健康和舒适状态。

一、老年人的营养与饮食

（一）老年人的营养需求

1. **热能** 60 岁以后老年人热能的提供应较年轻时期减少 20%，70 岁以后减少 30%，以免过剩的热能转变为脂肪储存在体内而引起超重或肥胖。

2. **碳水化合物** 占总热能的 55%～65%。以多糖为好，如谷类、薯类含较丰富的淀粉，在摄入多糖的同时，还可提供维生素、膳食纤维等其他营养素。

3. **蛋白质** 占总热能的 15%。老年人应该摄入少量优质蛋白质。蛋白质可由鱼、瘦肉、禽、蛋、奶、大豆蛋白供应。但对于肝肾功能不全的老年人，豆类蛋白质的摄入应控制在蛋白质摄入总量的 1/3 以下。

4. **脂肪** 占总热能的 20%～30%。老年人胆汁酸的分泌减少，脂酶活性降低，对脂肪的消化功能下降，脂肪的适当摄入十分重要。如多吃一些花生油、豆油、菜油、玉米油等，而尽量避免猪油、肥肉、酥油等动物性脂肪。

5. **维生素** 在维持身体健康、调节生理功能、延缓衰老过程中起着极其重要的作用。富含 VitA、$VitB_1$、$VitB_2$、VitC 的饮食，可增强机体的抵抗力，特别是 B 族维生素能增加老年人的食欲。蔬菜和水果可增加维生素的摄入，且对于老年人有较好的通便功能。

6. **无机盐** 老年人容易发生钙代谢的负平衡，特别是绝经后的女性，由于内分泌功能的衰减，骨质疏松的发生将进一步增加。应强调适当增加富含钙质的食物摄入，并增加户外活动以帮助钙的吸收。此外，还应注意铁、钾、碘的摄取。

7. **水** 老年人每日饮水量（除去饮食中的水）一般以 1500mL 左右为宜。饮食中可适当增加汤羹类食品，既能补充营养，又可补充相应的水分。

8. **膳食纤维** 老年人的摄入量以每天 30g 为宜。在防治癌症、促进胆固醇的代谢、防止心血管疾病、降低餐后血糖和防止热能摄入过多等方面，起着独到的作用。

9. **三餐热能比例** 早、中、晚餐的能量分配分别占总能量的 30%、40%、40%。但老年人尤其是在高龄老年阶段，消化、吸收功能下降，糖耐量也有程度不一的减退。提倡少食多餐，可改为一日五餐。

（二）老年人营养的评估

1. 老年人饮食状况的评估 评估老年人的用餐时间及长短，进餐的方式，食物的种类、数量及比例是否适宜，是否容易被消化吸收。饮食的规律性，是否有食物过敏或特殊喜好。

2. 老年人身体状况的评估 评估老年人的牙齿、咀嚼、吞咽、味蕾、嗅觉等功能，以及肢体的活动情况，能否自主进食。通过观察老年人的皮肤、毛发、指甲、骨骼、肌肉等情况，判断老年人的营养状况。

3. 影响因素的评估 影响老年人饮食与营养的因素主要生理因素（功能退化、活动量减少等）、心理因素（抑郁、焦虑、恐惧、悲哀等抑制胃酸分泌）、病理因素（口腔、胃肠道疾患可影响食物的摄取、消化和吸收；消耗性疾病对营养的需要增加及药物的副作用的影响等）及社会文化因素（宗教信仰、地理位置、生活方式等）。

（三）老年人的饮食原则

1. 合理膳食 老年人易患的消化系统疾病、心血管系统疾病及各种运动系统疾病，往往与营养不良有关。因此，应保持营养的平衡，适当限制热量的摄入，保证足够的优质蛋白、低脂肪、低糖、低盐、高维生素和适量的含钙、铁食物。

2. 易于消化吸收 老年人由于消化功能减弱，咀嚼能力也因为牙齿松动和脱落而受到一定的影响，因此食物应细、软、松，既给牙齿咀嚼的机会，又便于消化。

3. 温度 适宜老年人消化道对食物的温度较为敏感，饮食宜温偏热，两餐之间或入睡前可加用热饮料，以解除疲劳，增加温暖。

4. 良好的饮食习惯 根据老年人的生理特点，少吃多餐的饮食习惯较为适合，要避免暴饮暴食或过饥过饱，膳食内容的改变也不宜过快，要照顾到个人爱好。

（四）老年人的饮食护理

1. 进餐前护理

（1）进餐环境 应清洁整齐、空气新鲜、必要时应通风换气，排除异味。老年人单独进餐会影响食欲，如果和他人一起进餐则会有效增加进食量。

（2）进餐前准备 根据老年人需要备碗、盘、筷子或勺子等餐具，选择合适的餐桌及椅子。询问老年人是否有便意，并注意在餐前半小时移去便器，提醒老年人餐前洗手，做好就餐准备。

（3）取合适的体位进餐 根据老年人的身体情况，采取适宜的体位进餐，尽可能采取坐位或半坐位。对卧床的老年人帮助其坐在床上并使用特制的餐具（如床上餐桌等）进餐。

2. 进餐管理

（1）进餐方式 有自理能力的老年人，鼓励其自己进餐。进餐有困难的老年人，护理人员应协助进食，尽可能借助一些自制餐具，维持老年人自己的进餐能力。进餐完全不能自理的老年人，应予喂食，喂食时与老年人互相配合，并注意进餐速度；不能自口腔进食者，应给予管饲或胃肠外营养。

（2）进食姿势　不管采取何种坐姿，都要保持上身前倾，使口腔低于咽喉，食物在吞咽力量的基础上，借助重力将食物送入胃内，防止食物误入气管。而对于偏瘫的老年人应选择有扶手的轮椅，双足跟着地以坐得安稳。卧床老年人侧卧位进食时，后背应垫软枕或靠背以保持身体稳定，用软枕垫于双膝骨骼突出处以减轻压力，使用毛巾或餐巾遮盖老年人上胸部，把食物放在老年人能看到的地方和手能拿到的地方。喝水要使用吸管以避免发生呛咳。

3. **进餐后处理**　及时撤去餐具，清理食物残渣，督促或协助老年人洗手、漱口。

知 识 链 接

吞咽功能的训练

1. 屏气吞咽法。嘱老年人屏住呼吸，反复做吞咽动作。

2. 吞咽协作运动，包括颈部与肩部、颚和颊部、口唇和舌的被动及主动运动。

3. 吹气法。将吸水管放入盛满水的水杯中吹气，或反复吹灭点燃的蜡烛。

二、排泄的护理

排泄过程是维持健康和生命的必要条件，而排泄行为的自理则是保持人类的尊严和社会自立的重要条件。指导与帮助丧失自理能力，或因缺乏有关保健知识而不能正常排尿、排便活动的老年人，是护理人员的重要职责。

（一）排泄的评估

1. **排泄能力评估**　自主排便能力、取用便器的能力、语言表达能力、服药情况、生活习惯、意识状态、认知能力等。主要根据这些来判断其是自主排便还是失禁。

2. **排便异常的评估**　既往每日排便的次数、时间，每次排便的量；目前每日排便的次数、时间，每次排便的量；缓泻剂使用情况、疾病服药情况；有无脱肛（观察）、腹胀（触诊）、肠蠕动（听诊）；水分摄入情况，有无脱水；饮食摄入状况及食品的内容，有无食欲不振；有无活动限制及实际活动状态。

3. **排尿异常的评估**　有无尿路感染症状，尿频、尿急、尿痛；有无尿意，排尿间隔时间，排尿控制程度；内裤、会阴部清洁度；排尿的场所；有无膀胱胀满、尿液流出；有无前列腺肥大；有无膀胱、直肠肿瘤。

4. 排泄相关因素评估 评估年龄、饮食、运动、生活习惯、心理因素、社会因素、疾病、药物、手术和检查等对排泄的影响。如脑血管意外、痴呆、情绪障碍、抑郁、泌尿系统结石、炎症等，会导致排泄活动异常。

（二）排泄的护理

1. 便秘 应适量多食含纤维的食物。养成晨饮一杯白水或蜂蜜水的习惯。每日适当活动，可自右向左反复自我按摩腹部，促进直肠蠕动。鼓励老年人在有便意的时候排便，避免造成便秘或肠内形成粪块使排泄物滞留。如果便秘严重，可采取辅助排便措施，如使用开塞露、灌肠刺激局部润滑粪便，促进排便。如果因干粪便阻塞直肠下部，靠近肛门口处，可用手挖出。

2. 排尿困难 首先要消除老年人紧张和忧虑情绪，并针对疾病做相应处理。如为防止排尿困难的发生，手术前练习床上排大小便。排尿时，创造良好的隐秘环境，尽可能让无关人员避开，夜间在床边放置便器，可减少其顾虑心理。老年人排尿，等候者不要催促，以免排尿受影响。对于尿潴留患者，首先采用诱导、热敷、针灸等方法，尽量避免留置导尿，以防泌尿道感染。

3. 大便失禁

（1）饮食原则 进食营养丰富、少渣少油、易消化、易吸收的食物，以减轻胃肠道的负担。如饮食所含营养不能满足身体的需要时，应从肠道外补充营养。腹泻严重时，可短期禁食，或吃清淡流汁：如米汤、面汤、果汁等；恢复期吃少渣少油半流食，如馄饨、汤面、稀粥等，止泻后可吃软食，如菜泥、瘦肉末、软饭等。

（2）卧床休息 腹泻可导致营养失调，造成老年人身体虚弱。为减少热量消耗，需适当休息，必要时观察血压和皮肤弹性；注意有无脱水及电解质失衡现象。

（3）病情观察 观察大便色、性、味、量，尽早采集标本送验，帮助诊断，及时治疗（大便标本要选送新鲜、异样的，如脓血、黏液部分）。

（4）补充水分 鼓励多饮水，如量不够时，可输液防脱水；并注意保持电解质平衡。

（5）皮肤护理 保持会阴部及肛门周围皮肤干燥以防破溃；肛门周围的皮肤常因频繁的稀便刺激而发红，可涂搽氧化锌软膏。严重者局部烤灯每日两次，每次20～30分钟，以保持皮肤干燥。稀便常流不止者，可暂用纱球堵塞肛门口，以防大便流出，保证皮肤完好和治疗的进行。

（6）其他 掌握卧床老年人排便的规律，及时给予便盆，保持被单整洁，脏、湿后应及时更换。定时提醒老年人上厕所，安排他们睡觉的位置靠近洗手间，使用便壶、便盆或者便椅。疑为传染病腹泻的老年人，应进行消化道隔离。

4. 小便失禁的护理

（1）对症处理　查明原因，做好相应的治疗和护理。

（2）皮肤护理　保持皮肤清洁、干燥，以防长时间潮湿或尿液刺激引起皮肤糜烂、发生压疮；保持被褥整洁、干燥，必要时垫尿垫，湿后及时更换；用温水清洗会阴及肛门周围每日 1~2 次。每次排尿后也应清洗。

（3）膀胱功能训练　①多饮水：教育老年人有尿意即应及时排尿，不应憋尿，注意多饮水，防止泌尿系统的感染；②盆骶肌功能训练：仰卧位，屈膝，两足分开至肩宽，嘴里发出"嗨、嗨"音，两腿合拢坐于椅子上，手撑桌子，两腿分开一肩宽，提臀。

（4）尿套使用的注意事项　尿套必须每日更换。更换时，要同时洗干净私隐部位；将尿套连接尿袋前，必须先塞好尿袋的塞子；尿套和尿袋的管子切勿屈曲；尿袋要挂在低于尿套的位置；最少每隔 8 小时排空尿袋。

第七节　性需求和性卫生护理

性是人类的基本需要，适当而满意的性生活对老年人来说可延年益寿，消除孤独感，增强生活的信心。因此，要正确地对待老年人的性生理需求。

一、老年人的性需求

据统计，丧偶独居老年人平均寿命要比有偶同居者少 7~8 年。性生活会使老年夫妻双方更多地交流感情，产生相依为命的感觉，使晚年的生活变得丰富，从而有效地减少孤独、寂寞、空虚等影响寿命的不良情绪。对于老年人来说，往往只需要一些浅层的性接触就可以获得性满足，例如彼此之间的抚摩、接吻、拥抱等。在老年性生活里，性交并不一定是获得性满足的主要途径，可以通过相对温和的情感表达方式所取代。但是，受传统意识和社会因素的影响，老年人性需求常受到压抑。老年人自认为年事已高，性功能退化了，性生活应该停止了；或认为子女都有了后代，自己早已没有生育能力，性生活可耻；或认为性生活消耗体力，房事有损健康，应当惜精保命。老年人在心理上压制性欲，结果造成性功能的减退，反而不利于身心健康。

二、老年人性需求的影响因素

（一）生理和心理因素

在外观上头发变白稀疏、皮肤有皱纹或出现斑点、驼背、缺牙等，女性则有乳房下垂的情形，这些改变可直接或间接影响老年人的性生活。此外，当老年人患有心肌梗死、慢性阻塞性肺疾病、糖尿病及泌尿生殖系统疾病时，担心性生活会影响疾病的康复或加重病情，甚至导致其没有心情，加上一些药物的副作用会影响性功能，如抗精神病药物，能抑制勃起或射精的能力；镇静催眠药物，能抑制个体的性欲等。

（二）知识缺乏

目前在社会上关于性知识仍流传着许多误解。如性是年轻人的事，老年人射精易伤身，导致身体虚弱，女性在停经后性欲就会停止等，这些观念无形中让老年人对性生活望而却步。另外，有的老年人因外表的改变，对本身的性吸引力及性能力失去信心。这些因素导致老年人对性生活兴趣降低，甚至完全停止性生活。

（三）照顾者的态度

目前我国的养老方式仍以家庭养老为主，因此多数居家老年人的照顾者为其子女。子女多的家庭经常将老年人当成负担进行分养，甚至老年夫妻由不同的子女进行赡养而长期分居。更多的家庭由于居住条件有限，老年夫妻往往要和孙辈同居一室，根本没有私人空间。相当数量的子女反对父亲或母亲再婚，他们一般很少顾及寡居或鳏居老年人的性需求。

（四）社会文化及环境因素

许多文化因素与现实环境影响老年人的性生活，如养老机构中房间设置单一，即使是夫妻同住者的房间也仅仅只放置两个单人床，衣服常没有性别样式的区别，或浴厕没有男女分开使用的安排，这些都不利于性别角色的认同。受中国传统文化的影响，老年人同性恋、自慰等情形，很难被社会坦然接受，这些现象都是值得专业人员深思的。

三、 老年人性生活的护理与卫生指导

1. 老年人由于性功能逐渐衰退，故除了直接性交获得性满足之外，还可以用语言、触摸、接吻、拥抱等其他方式，以获取性感受。

2. 有些老年男性阴茎勃起需要较长时间，硬度降低，性交时间缩短，从而怀疑自己是不是患了阳痿。应向老年人说明，60 岁以上的老年男子出现这些情况，主要是个体差异和不同的生理、心理因素影响的结果。

3. 老年女性由于绝经，阴道萎缩、干涩，可能会出现性交痛。为此老年人性交动作一定要缓慢轻巧，或者在医生指导下涂抹润滑剂。

4. 老年人的性交次数取决于其健康状况、文化修养和习惯等。60 岁以上的老年人，可以根据个人自身情况，顺其自然。为减少老年人性生活过程中的体力消耗，其性交体位可以采取侧卧位、坐位（男性坐在有扶手的椅子上）、立位等。

5. 多数慢性病患者如能根据病情及自身体力情况，在性交时采取适当措施，可以维持较好的性生活。但是，患者若处于急性发作期或治疗期，应暂停性生活。重病患者则应绝对禁止性生活，以防加重病情，发生意外。有下述情况之一者不应过性生活：①长途旅行后或过

度疲劳时；②刚洗完热水澡；③过于兴奋或过于悲哀；④女方阴道出血或有炎症。

6. 其他　对老年人及其配偶、照顾者进行有针对性的健康教育，帮助他们树立正确的性观念，正视老年人的性需求。鼓励和促进老年人与其配偶或性伴侣间的沟通，提倡外观的修饰，保持良好的精神状态，在服装发型上还应注意性别角色的区分。

实训指导　老年人日常生活居室安全的指导

【情景设定】

王奶奶，70岁，患有冠心病、骨质疏松症、高血压，视力较差。独自居住，所有房间均为光滑面瓷砖地板，采光不佳，床铺距地面过高，家居边角为四方形，电视柜与沙发距离过窄，厨房过道过窄，洗手间的蹲式马桶和洗手池均无扶手，洗手间与浴室之间有一个台阶，浴室为淋浴式，浴室门无法从外面打开。使用煤气灶，所有电线插在同一个电插板上。

1. 请评估王奶奶家居环境的不安全因素。
2. 请为王奶奶制定日常生活安全指导计划。

【实训目的】

1. 掌握正确评估老年人的日常生活安全能力。
2. 能准确判断老年人生活环境中存在的安全问题，给予并给予指导。
3. 能树立以"老年人为本"的护理职业观，尊重、关心、爱护老年人。

【实训前准备】

1. **教师准备**　课前有针对性地在社区或养老院、老年公寓选取几位居家环境有安全隐患的老年人，向老年人说明本次来学习实践的目的和方法，取得老年人的配合。
2. **学生准备**　着装整齐。复习老年人日常生活安全指导的相关知识和技能。
3. **老年人准备**　理解实训的目的，能主动配合。
4. **用物、环境准备**　老年人居家环境安全评估要素表（表2-4），记录单和笔等，老年人居家环境及常用生活用具。

【方法与过程】

1. **方法**　教师介绍本次实训的目的和要求，示范具体操作步骤；学生分成10组，3～4人一组，每组同学对一位老人进行居家环境的评估和安全指导。

2. **实施过程**

（1）核对、解释，取得老人的配合。

（2）1～2 位同学与老人交谈，老人取自然放松坐位，同学坐于老人对面，与老人交谈。了解老人的视力、听力、语言表达等身体的健康情况。

（3）其他同学用居家环境安全评估要素表评估老人的居住环境，并做好笔记。

（4）小组讨论并制定预防和护理措施。

（5）针对老人存在的安全问题，进行安全指导。

（6）指导过程要求语言通俗易懂，态度和蔼，沟通有效。

（7）操作结束，礼貌告别老人，并做好记录。

【结果分析评价】

实践结束后，学生以小组为单位汇报实施过程中的收获和体会，带教老师点评、总结，评价护生实践效果。

【实训报告】

1. 填写一份老年人居家环境安全评估要素表。

2. 书写一份老年人居家安全的预防和护理计划。

目标检测

一、选择题

【A1 型题】

1. 适宜老年人居住的居室温度应为（　　　）

A. 18～20℃ 　　　　　　 B. 20～22℃ 　　　　　　 C. 22～24℃

D. 24～26℃ 　　　　　　 E. 25～27℃

2. 适宜老年人使用的床的高度为从床褥上面距地面的高度，是（　　　）

A. 45cm 　　　　　　 B. 50cm 　　　　　　 C. 55cm

D. 60cm 　　　　　　 E. 65cm

3. 运用谈话法为老年人进行健康教育时，不正确的做法是（　　　）

A. 拟定谈话内容 　　　 B. 了解谈话对象 　　　 C. 按老年人意愿展开谈话

D. 有针对性地回答问题 　　 E. 启发老年人积极参与谈话

4. 以读书指导法为老年人进行健康教育时，下列正确的做法是（　　　）

A. 由老年人根据自己兴趣自行选择读物

B. 建议老年人最好选择专业教材，以保证知识的准确

C. 要求老年人在规定时间内完成阅读任务

D. 护理人员不应干预老年人的读书

E. 及时了解老年人的读书效果，并解答疑问

5. 引起老年人跌倒的因素中，外在因素有（   ）

A. 生理因素   B. 疾病因素   C. 药物因素

D. 环境因素   E. 心理因素

6. 老年人运动后心率在多长时间内恢复到运动前水平，表明运动量适宜（   ）

A. 1～2 分钟   B. 3～5 分钟   C. 8～10 分钟

D. 13～15 分钟   E. 18～20 分钟

7. 一般来说，当老年人做最大限度的活动时，其最快心率约为（   ）

A. 150 次/分   B. 160 次/分   C. 170 次/分

D. 180 次/分   E. 120 次/分

8. 最基本的老年人日常生活活动功能状况评估内容是（   ）

A. 日常生活活动能力   B. 认知能力   C. 心理功能

D. 社会能力   E. 工作能力

9. 有关睡眠呼吸暂停综合征的描述正确的有（   ）

A. 每晚 7 小时睡眠过程中，鼻或口腔气流暂停每次超过 10 秒，暂停发生 20 次以上

B. 每晚 7 小时睡眠过程中，鼻或口腔气流暂停每次超过 15 秒，暂停发生 30 次以上

C. 每晚 7 小时睡眠过程中，鼻或口腔气流暂停每次超过 10 秒，暂停发生 30 次以上

D. 每晚 7 小时睡眠过程中，呼吸紊乱指数平均每小时 5 次以上，老年人 10 次以上

E. 每晚 7 小时睡眠过程中，呼吸紊乱指数平均每小时 5 次以上，老年人 15 次以上

10. 避免痴呆老年人出现睡眠形态紊乱的护理措施中不正确的做法是（   ）

A. 合理安排日间活动

B. 睡前饮用少量温热牛奶

C. 随身携带个人简况卡

D. 必要时遵医嘱给予安眠药

E. 夜间定时提醒老年人排尿

11. 睡眠呼吸暂停综合征的处理原则不包括（   ）

A. 轻症者鼓励减肥

B. 养成良好的睡眠习惯

C. 保证呼吸道通畅

D. 必要时可予氧疗

E. 避免长时间仰卧

12. 在人的各种感觉中，老化最明显的是（　　　）

A. 痛觉　　　　　　　　B. 味觉　　　　　　　　C. 视听觉

D. 触觉　　　　　　　　E. 感觉

13. 正常情况下，老年人每日适宜的饮水量为（　　　）

A. 1000mL　　　　　　B. 1500mL　　　　　　C. 2000mL

D. 2500mL　　　　　　E. 3000mL

14. 老年人皮肤瘙痒的最常见原因是（　　　）

A. 皮肤感染　　　　　　B. 皮肤干燥　　　　　　C. 慢性肾功能衰竭

D. 药物过敏　　　　　　E. 皮肤外伤

15. 对于老年人的洗发护理，下列说法不正确的是（　　　）

A. 水温要适中，不可过热或过凉　　　　B. 洗发的时间也不宜太长

C. 应选用刺激性小的洗发水　　　　　　D. 要使用碱性大的香皂或肥皂

E. 沐浴时间以 10～15 分钟为宜，时间过长易发生胸闷、晕厥等意外

16. 关于老年人的皮肤清洁卫生，不正确的说法是（　　　）

A. 做好足部护理　　　　B. 洗浴次数不宜过频　　　C. 避免使用护肤品

D. 做好防晒和保暖　　　E. 避免使用刺激性较大的沐浴用品

17. 关于老年人的衣着，以下叙述不正确的是（　　　）

A. 应避免穿过长的裙子或裤子

B. 老年人的服装选择，首先必须考虑实用性

C. 做饭时的衣服应避免袖口过宽

D. 老年人参加社会活动的机会很少，因此不需注意其衣着的社会性

E. 寒冷时节要特别注意衣着的保暖功效

【A2 型题】

18. 老年女性，62 岁，担任村内老年人秧歌队组织工作，近日为迎接上级领导检查，压力很大，担心工作做不好，出现难以入睡、易醒。针对此问题，对老年人的指导不正确的是（　　　）

A. 指导其认识发病的原因

B. 保持良好的心态

C. 建立规律的活动与睡眠

D. 指导其学会自我放松

E. 尽早服用药物治疗

19. 夜班护理人员在接班时，发现一位脑出血的老年人骶尾部皮肤红肿，皮肤表面有

散在的水疱，表明该患者的压疮处于（　　　）

A. Ⅰ期　　　　　　　　　B. Ⅱ期　　　　　　　　　C. Ⅲ期

D. Ⅳ期　　　　　　　　　E. Ⅴ期

20. 刘老太，75 岁，20 多年前开始在咳嗽、大笑、打喷嚏、抬重物时发生不自主漏尿，并随着健康状况的好坏而时轻时重。去年年底开始症状加重，询问后得知孙老太自去年冬季以来持续咳嗽长达 4 个月，漏尿症状有所加重。患者发生了（　　　）

A. 泌尿系感染　　　　　B. 真性尿失禁　　　　　C. 假性尿失禁

D. 压力性尿失禁　　　　E. 其他

二、病例分析

刘某，71 岁，每日饮酒。冬至节后 1 周，诉说两小腿皮肤痒。身体素健，实验室检查无异常发现。追问平时生活，了解到老年人有上澡堂泡澡的习惯，每周 3 次。

分析思考：

（1）该患者皮肤瘙痒与哪些因素有关？

（2）针对刘某的情况，饮食上有哪些建议？

（3）采用哪些措施可有效减少刘某的瘙痒症状？

扫一扫，知答案

第 五 章

老年人的安全用药护理

扫一扫，看课件

【学习目标】

1. 掌握老年人用药原则和注意事项，老年人的安全用药护理。
2. 熟悉老年人常见药物不良反应和原因，以及预防措施。
3. 了解老年人药物代谢动力学、药物效应动力学的特点。
4. 学会老年人用药的相关知识，能够指导老年人安全用药。
5. 具有尊老、敬老、爱老的职业道德和老年人安全用药重要性的意识。

进入老年期后，机体各组织器官的生理功能逐渐出现退行性改变，影响机体对药物的吸收、分布、生物转化和排泄，影响组织器官特别是靶组织、器官中有效药物浓度维持的时间和药物的疗效。同时，老年人多种疾病并存，治疗中用药复杂，联合用药，致使药物不良反应的发生率增高。因此，安全、有效的药物治疗和护理，是老年人维持健康、治疗疾病、提高生命质量的重要措施之一。

第一节　老年人药物代谢动力学和药物效应动力学特点

一、老年人药物代谢动力学特点

药物代谢动力学（简称药动学）是研究药物在机体内的吸收、分布、代谢（生物转化）和排泄的过程，阐述血药浓度随时间变化规律的科学。老年药动学的特点为：药物代谢动力学过程减慢，绝大多数口服药物被动转运吸收不变，主动转运吸收减少；药物代谢和排泄功能降低，药物消除半衰期延长，血药浓度增高。因此，老年人用药时，要结合老年药动学的特点，合理用药，避免发生不良反应。

87

（一）药物的吸收

药物吸收是指药物从用药部位转运至血液循环的过程。口服给药是临床最常用的给药方法，因此，老年人胃肠道的组织结构及功能的变化，均影响药物的吸收。

1. 胃酸分泌减少，胃液 pH 升高　老年人胃黏膜萎缩，胃腺壁细胞功能降低，胃酸分泌减少，胃液 pH 升高，影响药物的溶解度、解离度。如弱酸性药物（阿司匹林）在胃内解离度增加，吸收减少，生物利用度降低。

2. 胃排空速度减慢，药物吸收延缓　老年人胃部平滑肌萎缩，肌张力降低，致使胃排空速度减慢，使药物进入小肠的时间延迟，药物吸收延缓，达到有效血药浓度的时间推迟，特别对于在小肠远端吸收的药物或肠溶片有较大影响。

3. 胃肠道和肝血流减少　老年人因心输出量降低，使胃肠道和肝血流随年龄增加而减少，导致药物的吸收速度及消除减慢。

4. 胃肠消化液分泌减少　老年人消化液分泌减少，使不易溶解的药物，如地高辛、甲苯磺丁脲、氨苄西林等药物的吸收减慢。

（二）药物的分布

药物分布是指药物吸收进入血液由循环系统向各组织器官及体液转运的过程。药物分布影响药物的起效时间、持续时间和作用强度。药物在体内的分布主要取决于药物的理化性质（分子大小、脂溶性、pH），血浆蛋白结合率及机体的组成成分等。故血容量、机体组成成分的变化均会影响药物在体内的分布。

1. 老年人机体组成成分改变的影响

（1）老年人体液尤其是细胞内液减少　水溶性药物如阿司匹林、法莫替丁、钙拮抗剂、吗啡、乙醇等在组织中分布容积明显降低，血药浓度增加，易产生毒性反应。

（2）老年人脂肪组织增加　脂溶性药物如地西泮、利多卡因、维拉帕米等在组织中分布容积增大，半衰期延长，药物作用持续较久，易产生蓄积中毒。

（3）老年人血浆白蛋白含量减少　药物与血浆蛋白的结合力比青年人降低约 20%，使与血浆白蛋白结合率高的药物如华法林等的游离型成分增加，分布容积加大，药效增强，易引起不良反应，应减少剂量。

2. 组织血液灌注量　老年人心排血量较中青年人低，组织血流灌注不足，直接影响药物到达组织器官的浓度。

（三）药物的生物转化

药物的生物转化，又称代谢，是指药物在体内多种药物代谢酶（尤其是肝药酶）的作用下，化学结构发生改变的过程。肝脏是代谢药物的主要器官，老年人的肝脏功能降低，肝药酶合成减少，酶活性降低，药物转化速度减慢，首关消除减少，血浆半衰期延长，易造成某些主要经肝脏代谢的药物蓄积而中毒。故老年人应选用经肝脏代谢少或不需肝脏转化的药物，尽可能减少肝脏负担，并注意用药剂量、用药时间间隔和血药浓度监测。

（四）药物的排泄

大多数药物及其代谢产物都是通过肾排泄的。老年人随着年龄的增加，肾血流量逐渐减少，肾小球滤过率降低，肾小管的主动分泌功能和重吸收功能降低，血浆肾素浓度及其活性下降，肾功能日益衰退。因此老年人使用主要以原型经肾排泄的药物，如氨基糖苷类抗生素、苯巴比妥、第一代头孢菌素、普萘洛尔、双胍类降糖等药物时，清除率降低，排泄时间延长，半衰期延长，血药浓度增加，易产生药物蓄积中毒。

总之，老年人用药剂量应减少，给药间隔时间应适当延长，地高辛、氨基糖苷类抗生素尤需引起注意。老年人如有失水、低血压、心力衰竭或其他病变时，可进一步损害肝肾功能，故用药更应谨慎，必要时监测血药浓度。

二、老年人药物效应动力学特点

药物效应动力学，简称药效学，是主要研究药物对机体的作用及作用机制的科学。老年人机体效应器官对药物的反应随年龄增长而发生改变，主要表现为对大多数药物的敏感性增高，作用增强。对少数药物的敏感性降低，作用减弱，药物耐受性下降，药物不良反应发生率增加，用药依从性降低，但个体差异较大。

（一）老年人对药物的敏感性改变

1. 中枢抑制药和镇痛药 老年人随着年龄的增长，脑组织逐渐萎缩，脑细胞数、脑血流量和脑代谢均降低。因此，对中枢抑制药和镇痛药的敏感性增高，尤其在老年人缺氧、发热时更为敏感。如用年轻患者的常用剂量，易出现精神运动障碍，甚至呼吸抑制等不良反应，故应酌情减量。

2. 心血管系统的药物 老年人对强心苷类药物的敏感性增高，更易引起心脏毒性反应。同时，老年人血压调节功能降低，服用降压药、利尿药、β受体阻断药、硝酸酯类、吩噻嗪类药物，易引起直立性低血压。

3. 血液系统的药物 老年人对口服抗凝药华法林和肝素敏感性增高，一般治疗剂量即可引起持久的凝血障碍，并有自发性内出血的危险。

4. 肾上腺素 老年人对肾上腺素的敏感性增加，小剂量肾上腺素对年轻人并不能引起肾血管明显收缩，而同样剂量的肾上腺素却可使老年人肾血流量降低50%～60%，肾血管阻力增加2倍以上，易损害肾脏。

5. 耳毒性药物 老年人对具有耳毒性的药物如氨基糖苷类抗生素、依他尼酸（利尿酸）等敏感性增高，易引起听力损害，甚至导致永久性耳聋。

6. β-肾上腺素受体激动药及阻断药 老年人心脏β受体数目减少和亲和力下降，对β-肾上腺素受体激动药如沙丁胺醇、异丙肾上腺素等的敏感性降低，作用减弱。

（二）老年人对药物的耐受性降低

1. 对胰岛素和葡萄糖耐受性降低　老年糖尿病患者应用胰岛素时易发生低血糖，加之老年人大脑耐受低血糖的能力较差，极易发生低血糖昏迷。

2. 对损害肝脏的药物耐受性降低　老年人因肝功能下降，对具有肝毒性的药物如异烟肼、卡马西平等耐受力下降，使用时易引起肝脏损害。

3. 对激素类药物耐受性降低　老年人长期使用糖皮质激素，不良反应发生率明显增高，较年轻人更易出现消化性溃疡病和骨质疏松症。

4. 对易引起缺氧的药物耐受性降低　老年人使用麻醉性镇痛药、全麻药等易引起呼吸抑制。

5. 对易引起电解质失调的药物耐受性下降　老年人使用利尿剂，更易出现电解质紊乱。

第二节　老年人用药原则及注意事项

情景导入

退休工人陈某，女，75 岁。2 型糖尿病伴有压力性尿失禁10 年，腰肌劳损 5 年，1 年前诊断出高血压、高脂血症。现突发心肌梗死入院，入院后安置支架。入院前口服药物包括：格列本脲、氯沙坦、美托洛尔、辛伐他汀、阿司匹林、环苯扎林、奥昔布宁等。患者在用药期间曾跌倒 2 次，低血糖反应 2 次，经常嗜睡，血压偏低，口干、便秘，腰痛等。

问题思考：

1. 患者药物不良反应发生率高的原因是什么？

2. 针对该患者的病情，用药时应注意的事项有哪些？

老年人由于各器官储备功能及身体内环境的稳定性随年龄而衰退，对药物的耐受性和安全度明显下降，为了保证老年人准确、安全、有效的用药，减少药物不良反应的发生，护理人员应严格把握老年人的用药原则和注意事项。

一、老年人用药原则

目前临床应用最广的是蹇在金教授推荐的五大原则。

（一）受益原则

受益原则是指给老年人用药时要权衡利弊，首先要求老年人用药要有明确诊断和适应证。其次，要求用药的受益/风险比值大于1的情况下才可用药。有适应证，但用药的受益/风险比值小于1，则患者不能用药，同时选择疗效确切而毒副作用小的药物。

（二）五种药物原则

五种药物原则是指老年人同时用药不宜超过五种。老年人往往多种疾病并存，故治疗时常多药合用。但药物的不良反应与用药的种类呈正相关。据统计，同时用药五种以下，药物不良反应发生率为4%；同时用6～10种时，药物不良反应发生率升至10%；同时用11～15种以上时，药物不良反应发生率达到25%～30%；同时用16种以上，药物不良反应发生率高达50%以上。由此可见，多药合用种类越多，不良反应发生率越高。因此，老年人用药时应注意：①了解药物的局限性，许多老年疾病无相应的有效药物；②抓住主要矛盾，选用主要药物治疗；③选用具有兼顾治疗作用的药物；④重视非药物治疗；⑤减少或控制服用补药。

（三）小剂量原则

老年人肝肾功能减退，药物代谢和排泄减慢，使用药物后可出现较高的血药浓度。目前药品说明书的剂量主要为成人剂量，并不完全适合老年人。《中华人民共和国药典》规定，60岁以上老年患者用药剂量为成年人的3/4，中枢神经系统抑制药应当以成年剂量的1/2或1/3作为起始剂量。因此，为了安全起见，临床上对老年人用药多采用小剂量原则，即从小剂量开始（成人剂量的1/4～1/3），然后根据临床反应调整剂量（成人剂量的2/3～3/4），以获得更大疗效和更小不良反应为准则，但要注意老年人对药物反应的个体差异性。

（四）择时原则

择时原则就是应用时辰药理学的相关理论，顺应人体生物节律的变化，选择最佳的时间服药，提高药物疗效，减少和规避药物的不良反应，降低给药剂量，促进合理用药，提高老年人的用药依从性。许多疾病的发作、加重与缓解都具有昼夜节律的变化，同一种药物，相同的剂量，即使是对同一个体，不同的给药时间，疗效和毒性也大不相同。老年人常用药物最佳用药时间，见表5-1。

表5-1 老年人的常用药物最佳用药时间

药物名称	用药时间
降压药治疗非杓型高血压	应在早、晚分别服用长效降压药
治疗杓型高血压	应在早晨服用长效降压药
抗心绞痛药治疗变异型心绞痛	主张睡前用长效钙通道阻滞药
治疗劳力性心绞痛	应早晨用长效硝酸酯类、β受体阻断药及钙通道阻滞药

续表

药物名称	用药时间
降糖药	胰岛素凌晨4点 格列本脲在饭前半小时用药 甲双胍应在饭后用药 阿卡波糖与食物同服
阿司匹林	早晨服用
调节血脂药	晚上用药
强心苷类	上午8~10时
平喘药	睡前用药
利尿剂	早晨用药
铁剂	晚饭后半小时用药
糖皮质激素类药	7~8时早餐后
干扰素	晚上用药

（五）暂停用药原则

老年人在用药期间，应密切观察病情变化，一旦出现新的症状，包括躯体、认知或情感方面的症状，应考虑为药物的不良反应或是病情进展。对于用药的老年人出现新的症状，停药受益明显高于加药受益，应暂停用药。暂停用药原则是保证老年人用药安全最简单、有效的干预措施之一。

二、老年人用药注意事项

（一）掌握用药指征，避免盲目用药

老年人由于机体的生理性衰退，病情往往复杂多变，若药物使用不当可使病情恶化，甚至无法挽救。因此，选择药物时要考虑到既往疾病及各组织器官的功能状况。另外，老年人的许多不适可以通过生活调理来消除，还有许多疾病可以通过社会因素和心理因素的改善来治愈，而不必依赖于药物。如失眠、多梦老年人，可通过避免引起晚间过度兴奋的因素包括抽烟、喝浓茶等来改善。老年人应尽量少用药物，切忌不明病因就随意滥用药物，以免发生不良反应或延误疾病治疗。坚持适当的户外活动，保持乐观心态，防病于未然往往胜过用药。

（二）遵从医嘱，避免有病乱投医

有些老年人凭借自己"久病成医"的经验，不经确诊就随便用药或加大用药剂量，这种做法对体质较差或患多种慢性病的老年人尤为危险。因此，一旦身体出现不适，应尽量去医院检查，严格按医嘱用药，用药次数、每次服用剂量和用药间隔时间不能随意变动，更不能自己随意加服其他药物，以免造成疗效降低或出现不良反应。

（三）根据肝、肾功能调整给药方案

肝、肾功能直接影响药物的疗效和毒性，老年人肝、肾功能存在不同程度的减退，因此临床用药时应根据肝、肾功能调整给药方案。肝脏疾病本身导致其代谢能力下降，药物代谢也减弱，消除时间延长，易发生毒性反应，故老年人应选用经肝脏代谢少或不需肝脏转化的药物，尽可能减少肝脏负担。肾功能直接影响药物的疗效和毒性，一方面排泄减少易引起药物蓄积，另一方面肾功能不全时常出现低蛋白血症，与蛋白结合的药物少，游离、有活性的药物相应增加。因此，临床给药时必须慎重考虑老年人肾功能状况。

（四）适度治疗

患急性病的老年人，病情好转后应及时停药，不要长期用药，如长期用药应定期检查肝、肾功能，以便及时减量或停用。对于一些慢性病，治疗指标控制在一定范围内即可，不必要使其恢复正常，如老年人高血压大都伴有动脉硬化，使血压降至135/85mmHg即可，如过低会影响脑血管及冠状动脉的灌注，甚至诱发缺血性脑卒中。

（五）选择合适剂型

一些老年人体弱多病，一次性用药较多，而且有些老年人吞咽有困难，这样便不宜用片剂、胶囊，可选用液体剂型。老年人胃肠道功能不稳定，不宜服用缓慢释放的药物制剂，否则会因胃肠蠕动加速而释放不充分，反之则使释放和吸收量增加而产生毒性。

（六）注意给药方法

口服给药是一种简便、安全的给药方法，应尽量采用。急性和危重患者可选择静脉注射、舌下含服、雾化吸入等给药途径。老年人的肌肉对药物的吸收能力较差，注射后疼痛较为显著且易形成硬结，故不宜选用肌内注射法给药。

（七）慎用或禁用敏感药物

老年人应避免使用特别敏感的药物，以免造成毒性反应，导致机体不可逆损伤。如苯巴比妥类镇静安眠药、洋地黄类及经肾脏排泄的庆大霉素、卡那霉素等耳毒性的药物，降压药中的胍乙啶、利血平等。

第三节 老年人用药常见的不良反应和原因

情景导入

张大爷，70岁，患高血压病12年，前列腺增生2年。服用盐酸贝那普利、阿司匹林4年，血压波动在130~140/80~95mmHg。8小时前出现排尿困难，现不能小便，下腹隆起，起立后眼前发黑，伴头疼、头晕、乏力、恶心、耳鸣、出虚汗，平卧数分钟后，症状缓解，但仍不能自行小便。患者平时经常因失眠服用

地西泮等镇静药，天天吃儿女买的多种滋补药品。

问题思考：

1. 张大爷可能出现的药物不良反应有哪些？
2. 预防药物不良反应措施有哪些？

药物不良反应（ADR）是指正常剂量的药物用于预防、诊断、治疗疾病或调节生理功能时出现有害的或与用药目的无关的反应。常见的有药物副作用、毒性反应、变态反应等。老年人不良反应发生率较年轻人高，而且一旦出现，其程度亦较年轻人严重，甚至导致死亡。护理人员应密切观察和预防药物的不良反应，提高老年人的用药安全性。

一、老年人常见的药物不良反应

（一）神经精神症状

老年人中枢神经系统对某些药物的敏感性增高，可引起焦虑、抑郁、精神错乱和痴呆等精神症状。如强心苷类、降压药利血平、解热镇痛抗炎药吲哚美辛等可引起老年抑郁症。老年痴呆患者使用中枢抗胆碱药、左旋多巴或金刚烷胺，可加重痴呆症状。

（二）直立性低血压

老年人动脉粥样硬化明显，血管运动中枢调节机能减弱，不能灵活地调节血压，即使没有药物的影响，也会因为体位的突然改变而产生头晕。当服用血管扩张药、降压药、三环类抗抑郁药和利尿药等时，易发生体位性低血压，导致晕厥，发生跌倒甚至死亡。因此，在使用这些药时应特别注意。

（三）永久性耳聋

老年人内耳毛细胞数目减少，如果使用易在内耳积聚损害第八对脑神经的药物，如庆大霉素、链霉素、卡那霉素等，将导致永久性耳聋，而且这种耳聋常被误认为是衰老所致。故老年人避免使用此类抗生素和其他影响内耳功能的药物。

（四）药物性尿潴留

老年人使用具有副交感神经阻滞作用的抗帕金森综合征药、三环类抗抑郁药、胆碱受体阻断药等均可引起尿潴留，尤其是伴有前列腺增生及膀胱颈纤维病变的老年人，使用时应加以注意。

（五）出血反应

老年人治疗血栓栓塞性疾病服用抗凝血药时，易发生自发性出血。应指导老年人密切观察刷牙、排便时是否有出血现象。

（六）变态反应

老年人免疫系统及功能发生改变，在用药过程中易被某种药物或其代谢物致敏而发生过敏反应。另外，老年人用药种类多，也增加了药物过敏反应的发生率。常见的过敏反应有发热、皮炎、荨麻疹、血管神经性水肿等，严重的过敏反应为药物过敏性休克，易发生过敏性休克的药物为 β - 内酰胺类抗生素。老年人过敏性休克发病凶猛，危害性严重，有的患者开始即表现严重休克或呼吸衰竭、持续性痉挛。如不及时抢救，可迅速死亡，故老年人慎用易导致变态反应的药物。

（七）二重感染

二重感染，又称菌群交替症。老年人滥用抗生素，易发生二重感染，发生率 2% ~ 3%，一般在用药后 20 天左右发生。有慢性病或器官衰弱的老年人更易发生，特别是同时大剂量应用激素，可使原发病加重或出现败血症等。极少数也可出现皮质激素过敏与感染并存，不易区分。二重感染菌多为革兰阴性杆菌、真菌或病毒感染等。

（八）药物中毒

老年人各个重要器官的生理功能减退，60 岁以上老年人的肾脏排泄毒物的功能比 25 岁时下降 20%，70~80 岁时下降 40% ~ 50%。肝脏血流 60 岁以上老年人比年轻时下降 40%，解毒功能也相应降低。因此，老年人用药易中毒。

二、 老年人药物不良反应的常见原因

（一）药动学和药效学改变

老年药物代谢和排泄能力减弱，肾功能减退，使具有药理活性的代谢产物蓄积，易引起药物不良反应。其次老年人血浆白蛋白减少，所用药物在血液和组织内的浓度发生改变，导致药物作用增强或减弱。在药效欠佳时，临床医师常加大剂量，使老年人药物不良反应发生率增高。此外，老年人机体内环境稳定性减退，中枢神经系统对某些药物特别敏感，镇静药易引起中枢过度抑制，老年人免疫功能下降，使药物变态反应发生率增加。

（二）多病性与多种药物治疗

老年人发病缓慢，多种疾病同时存在，病程长、恢复慢、并发症多，联合用药机会与用药种类增多，易产生药物的相互作用，发生药物不良反应的机会也越多。

（三）服药依从性差

老年人由于健忘、反应迟钝、医学知识缺乏等原因，在服药时不能严格遵守医嘱。调查结果显示，老年人用药依从性仅为 59%，即近一半患者未按医嘱用药，如服药不足、服药时间不固定、漏服，自行撤药、停药等都会造成血药浓度的变化，使症状不受控制或引起撤药综合征与症状反跳等。

（四）滥用药物

有些老年人过分相信宣传广告，盲目购买、使用广告产品，或自行到药店购买药物，不去医院就诊，往往延误病情。有的老年人滥用补药，若为补而补，盲目滥用，则变利为害。

（五）长时间用药或长期用一种药物

有些老年人用药容易而停药难，总担心停药后病情加重或旧病复发。由于用药时间过长，超过疗程或剂量过大，都可发生医源性疾病，造成严重后果。有的老年人一种药物长期应用，不仅容易产生抗药性，使药效降低，而且会对药物产生依赖性甚至成瘾。

三、 老年人药物不良反应的预防措施

（一）合理选用药物

在明确诊断的基础上，根据老年人生理特点，选择疗效肯定的药，从最小有效剂量开始用药。60 岁以上老年人的用药剂量为成年人的 3/4，而中枢神经系统抑制药，应当是成年人剂量的 1/2 或 3/4 作为起始剂量。为慎重起见，对老年人的用药最好从小剂量开始，如果能进行血药浓度监测，则可以更准确地根据个体差异调整用药剂量。

知 识 链 接

1985 年 WHO 在内罗毕召开的合理用药专家会议上，把合理用药定义为："合理用药要求患者接受的药物适合他们的临床需要、疗程足够，药价对患者及其社区最为低廉。"合理用药的定义要求合理处方必须符合下列标准：

1. 适当的适应证　处方药物的决定完全符合医学原理，并且该药物治疗是安全有效的。

2. 适当的药物　药物的选择是基于疗效、安全、适宜性和价格的考虑。

3. 适当的患者　患者无用药禁忌证、发生不良反应的可能性最小、患者能接受该药。

4. 适当的信息　给患者提供与其疾病和其处方的药物相关的、准确的、重要和清楚的信息。

5. 适当的观察　应该恰当地观察可预期的和不可预期的药物作用。

（二）制定个体化给药方案

根据老年人的生理特点，各器官的功能状况，结合其所患疾病的种类，所患疾病的严重程度，制定个体化的用药方案。

（三）严格控制预防用药

掌握预防用药指征，切忌随意滥用药物。

（四）提高用药依从性

老年人健忘，常常忘记服药或不按时服药，为防止这种情况，老年人应当在家属、亲友的协助和监护下用药。按医嘱服药是提高疗效和避免意外事故发生的重要保证，医护人员应做好用药随访工作，及时调整药物剂量及药物种类。

（五）纠正用药误区

有些老年人凭借自己"久病成医"的经验，不经确诊就随便用药或加大用药剂量，这种做法对体质较差或患多种慢性病的老年人尤为危险。还有的老年人听信广告用药，迷信名、贵、新药或保健品等，这些都是不恰当的用药。

（六）控制嗜好和饮食

老年人用药期间应该严格控制对烟、酒、糖的嗜好，以上都有可能对药物的效果造成不良影响。医护人员应该严格按照相关药品说明书的饮食禁忌，对老年人的生活习惯及饮食结构进行相应的调整，使药物发挥最好的疗效。

（七）心理干预

任何患者，包括老年人，精神状态和自身免疫力是相辅相成的，因此心理干预在一定程度上会影响药物的疗效。

第四节　老年人的用药护理

情景导入

李奶奶，退休工人，73岁，患有骨性关节炎、高血压病。由于腿痛，不愿去医院就诊，经常依据电视广告购买药物。一天某保健公司在李奶奶所住小区举行免费查体，并赠送小礼品，李奶奶经不起诱惑高高兴兴去了。经检查，李奶奶不但患有骨性关节炎、高血压病，还患有糖尿病、小脑萎缩，李奶奶慌神了，在工作人员的推荐下，李奶奶花了一万多元购买了多种保健药品和保健器材。

问题思考：

1. 李奶奶用药存在哪些问题？
2. 怎样指导老年人安全用药？

老年人由于记忆力减退，对药物的作用、临床应用、服药时间和方法、不良反应及用药注意事项常不能正确理解，往往影响老年人用药安全和药物治疗的效果。因此，指导老年人安全用药是护理人员一项重要的工作。

一、 全面评估老年人用药情况

（一）用药史评估

详细评估老年人的用药史，建立完整的用药记录，包括既往和现在的用药记录、药物的过敏史、引起不良反应的药物及老年人对其所用药物的作用、不良反应、注意事项等情况的了解程度。

（二）内脏功能评估

详细评估老年各脏器的功能情况，如肝、肾功能的生化指标，心脏功能、神经系统功能、呼吸系统功能、消化系统功能等，以便对药物使用的合理性进行监督。

（三）服药能力评估

评估老年人的智能状况，如理解能力、阅读能力、记忆力。日常生活能力如视力、听力、吞咽能力、识别和获取药物的能力等，以便及时辅助老年人用药和观察用药后的病情变化。

（四）心理—社会状况

评估老年人的文化程度、饮食习惯、家庭经济状况，以及对当前治疗方案和护理计划的了解、认识程度和满意度，家庭的支持情况，对药物有无依赖、期望、恐惧等心理，以便针对性实施心理护理和社会支持。

二、 提高老年人用药的依从性

患者用药的依从性直接关系到用药的安全、疗效及患者康复的情况。目前，老年患者用药依从性差已成为一种普遍现象，主要表现为错服、漏服药物，擅自停药或增减药物，随意更换药物等。这不仅影响疾病的治疗和康复，甚至危及生命，特别是心脑血管的患者，可导致中风甚至猝死。因此，良好的依从性是安全有效用药的基础，护理人员应根据患者依从性差的原因进行用药指导，确保用药安全，提高老年人的生活和生命质量。

（一）加强护患沟通，建立良好的医患、护患关系

积极引导老年人主动参与治疗方案的讨论和制定，帮助老年患者认识疾病的发生、发展及治疗的意义，让老年人明明白白用药。鼓励老年患者及时告诉医生用药后的感受，在医生的帮助下不断优化治疗方案，建立对医生的信任，树立治疗疾病的信心，确保治疗方案的顺利执行。

（二）简化用药方案

用药应结合老年患者的身体状况，全方位考虑，坚持少花钱治好病的原则，不开大处方，选择最简洁有效的治疗方案，尽量减少用药种类和服药次数，尽可能采用长效制剂。

（三） 加强用药指导

护理人员应以通俗易懂、简洁明了的语言或醒目的文字，向老年人说明用药的必要性，药物的用量、用法、疗程，用药过程中可能出现的不良反应，用药的注意事项，饮食对药物的影响等，以提高老年人的用药安全性和依从性。

（四） 尽量避免使用贵重药品

在治疗效果相等的情况下，尽量避免使用贵重的药物，减轻老年人的经济负担，使老年人有足够的经济能力承受，主动配合用药。

（五） 实施行为监测

帮助老年人把用药时间与日常活动联系起来，例如饭中或饭后服用、睡前服用等等，也可以用卡片或闹铃的方式提醒老年人按时服药，让老年患者的用药成为一种习惯。

（六） 完善随访工作，加强用药督导

老年患者用药依从性要不断强化，把随访工作贯穿于始终。根据患者病情需要可采用电话随访、预约随访等。不断加强健康教育和用药督导，检查医嘱执行情况，及时了解、解除患者用药过程中出现的问题，让老年患者对安全用药有正确的认识，不会被广告药、特效药、高价药所迷，加强就医信心，提高用药依从性。

（七） 指导家庭有效应对

亲属的关心与支持会帮助老年患者提高依从性。来自家庭的关爱会增强老年患者战胜疾病的信心，从而产生更好的用药依从性。特别是精神状态差、健忘及老年痴呆症患者，让家庭及监护人积极参与进来，给予系统地指导与支持，对提高患者的用药依从性非常重要。

三、 家庭用药指导

家庭用药一般是指在不需要医师处方的前提下，通过自我判断，自行去药店选择、购买和使用的药品，一般是指非处方药（OTC）的使用。非处方药是由处方转变而来，是经过长期应用、确认有疗效、质量稳定、非医疗专业人员也能安全使用的药物，但选用不当或不按规定的剂量方法服用，也会造成一定的危害。因此，护理人员应注意正确指导非处方药的使用。

（一） 正确选用非处方药

1. 注意药物的有效性　在选用药物时，注意看清药品的有效期、失效期和生产批号。尤其是抗生素，有效期一般为 1.5 ~ 3 年，购买时最好是选择近期出厂的药品。

2. 注意识别伪劣药品　批准文号是药品生产合法的标志。例如，国药准字 ZXXXXXX 号，其中"Z"是代表中药，"B"是保健品，"H"是化学药品，"S"是生物制品，"J"是进口药品等。没有批准文号的是伪劣药品，应避免购买和使用。

3. 仔细阅读药品说明书 在购买 OTC 时，要详细阅读说明书，了解药物的通用名称、主要成分、规格、作用、适应证、用法、用量、不良反应、注意事项和禁忌证。"禁用"指药物使用后，一定会产生不良反应；"忌用"指使用后，很可能发生不良反应；"慎用"是指可以使用，但需密切注意有无不良反应，一旦出现应立即停用。

4. 按照疾病和疗程选药 切忌无病用药，必须按疗程选购药物，不可滥用。

5. 避免一次购买过多药物 购买时应看清药物的使用期限，不可一次购买过多，避免失效浪费。

6. 注意服药时间 一般可分为空腹（指清晨空腹）、睡前服（指睡前 15～20 分钟）、饭前服（指餐前 30～60 分钟）、饭后服（指饭后 15～30 分钟）。

7. 慎用保健品 保健品疗效不确切，不宜滥用，应在专家指导下酌情选用。

8. 注意药物的相互作用 部分老年人对用药存在贪多心理，以为用的药物品种越多，则保险系数就越大。药物配伍不当，不但使疗效降低，还会增加药物的不良反应，尽量避免多药联用。用药期间应密切注意身体各方面变化，有无药物不良反应，若用药后不见效，或有病情加重现象，甚至有皮疹、瘙痒、高热、哮喘，以及其他异常现象，应立即停药，去医院诊治。

（二）用药过程中常见的问题

1. 随意增减用药量 用药过程中，有些老年人出现症状好转就随意减量，自觉症状突出则擅自加药，漏服后下次加倍补回来。随意增减药量，会导致病情复杂化，扰乱机体正常的防御机能，使病情加重甚至会出现严重并发症。

2. 相信广告宣传 老年人病程长，有的疾病需要终身服药。因此，老年人为达到治愈的目的，听信广告的夸大宣传，盲目随广告购买服用药物，造成不良反应的发生。

3. 诊断不明用药 相信"久病成医"说法，自我感觉疾病与他人相似便模仿用药，忽视了个体差异及同一种疾病有多种病因和多种症状同时出现的可能性，使不良反应的概率增加。

4. 滥用"保健品" 有些老年人把"保健品"如蛋白粉等当饭吃，把中药中的人参、灵芝、黄芪及西药中的维生素当万能"补药"，认为药越补越好，药越新越好，药越贵越好。这种无病乱用"补品"，不但会引起药物的不良反应，还浪费了社会资源。

5. 擅自停用药物 部分老年人当感觉疾病好转时即停用药物，担心长期服用药物会对身体有害。老年患者用药应注意连续性和合理性，有些药物须达到一定的蓄积量才发挥疗效，随意中断治疗不仅会使治疗"前功尽弃"，甚至会出现反跳现象。

6. 盲目联合用药 有些老年人治病心切，对一些一时难以确诊的疾病，采用多药并用来防治。易引起药物与药物、药物与机体间的相互作用，有时会掩盖疾病症状，延误疾病的诊断和治疗。

（三）合理使用药物

1. 注意用药的正确顺序 老年人在用药过程中要养成正确用药习惯，遵循合理的用药先后原则，以最少最合适的用药量，达到最好的用药效果。

（1）先明确诊断，后确定治疗 老年人出现身体不适时应及时找医生明确诊断，确定治疗方案，明确用药目的。

（2）先食疗，后药疗 俗话说："药补不如食补""是药三分毒"。因此，能用食疗的先用食疗，食疗后仍不见效可考虑用理疗如按摩、针灸等方法，最后选择用药物治疗。

（3）先外用药，后内服药 为减少药物的不良反应，能用外用药治疗的疾病，比如皮肤病、牙龈炎、扭伤等可先用外用药解毒、消肿，必要时再内服药。

（4）先口服药，后注射药 部分老年人身体稍有不适就要求输液，以为输液病好得快。其实不然，输液时药物会直接通过血液流向全身，不仅增加心脏负担，还影响肝肾功能。因此，能口服用药治疗的，尽量不注射用药。

（5）先中药，后西药 老年慢性病患者需要长期服药，中药多属于天然药物，不良反应低于化学药品。因此，一般情况下，最好是先服中药进行调理，必要时再选西药。

（6）先成药，后新药 近年来，新药、特药不断涌现，一般来说它们在某一方面有独特疗效，但由于应用时间较短，其不良反应尤其是远期不良反应还没有被人们认识，经不起时间考验而最终被淘汰的新药屡见不鲜。因此，老年人患病时最好先用安全有效，在临床使用5年以上的中西老药。

2. 老年人用药十二禁忌

（1）忌任意滥用 患慢性病的老年人应尽量少用药物，切忌不明病因随意滥用药物，以免发生不良反应或延误治疗。

（2）忌种类过多 老年患者服用的药物越多，发生药物不良反应的机会也越多。另外，老年人记忆欠佳，药物种类过多，易造成多服、误服或漏服，最好一次不超过3～4种。

（3）忌用药过量 老年人除维生素、微量元素和消化酶类等药物可以用成年人剂量外，其他所有药物都应低于成年人剂量，一般可用成人剂量的1/2～3/4即可。

（4）忌用药时间过长 老年人肝肾功能减退，用药时间过长容易使药物蓄积而产生毒性反应。老年人用药时间应根据病情及医嘱，及时停药或减量，尤其是毒性大的药物，应严格掌握用药时间。

（5）忌生搬硬套 有的老年人看别人用某种药治好某种病便模仿之，忽视个体差异和病症的差异，易引起不良反应。

（6）忌乱用"秘方""偏方" 民间"秘方""偏方""验方"鱼龙混杂，尤其是一些未经验证的秘单方，无法科学地判定其疗效，如盲目使用，常会延误病情，甚至中毒。

（7）忌滥用补药　老年人根据自己的体质适当辨证地用些补虚益气之品，是可行的，但若为补而补，盲目滥用，可变利为害。民间就有"药不对症，参茸亦毒"的说法。

（8）忌"朝秦暮楚"　很多患有"老化病"，如"骨关节退行性病变"的老年人，依据电视广告宣传用药。用药品种不定，多药杂用，不但治不好病，反而容易引出毒副反应。

（9）忌长期用一种药　一种药物长期应用，不仅容易产生抗药性，使药效降低，而且会产生对药物的依赖性甚至形成药瘾。

（10）忌滥用"三大素"　抗生素、激素、维生素是目前临床滥用较严重的药物。老年人滥用抗生素，不仅容易产生耐药性，还会导致"二重感染"；滥用激素后盲目停药，不仅会引起严重不良反应，还会导致疾病的"反跳"。滥用维生素，特别是脂溶性维生素，会导致蓄积中毒。

（11）忌依赖安眠药　老年人中枢神经系统对安眠药敏感性增强，长期使用易出现神经、精神症状，甚至会产生依赖而成瘾。

（12）忌滥用泻药　患便秘的老年人滥用泻药，易造成脂溶性维生素 A、维生素 D、维生素 E、维生素 K 的缺乏。治疗便秘可通过调节饮食，适宜运动，养成定时排便习惯，早晚局部按摩等方法。必要时可选用甘油栓或开塞露通便。

（三）正确保管药物

家庭用药如果保管不当或贮存过久，药物就可能失效。老年人使用这些药物时，轻则疗效下降或不起作用，重则导致严重不良反应甚至危及生命。因此，为确保老年人安全用药，应注意正确贮存保管药物。

1. **恰当存放**　药品放于避光、干燥、密封、阴凉处，小儿不能拿到老年人容易拿取的地方，防止小儿误服药物引起中毒。禁放于潮湿、高温和阳光直射的地方。

2. **分类存放**　处方药与非处方药、外用药和内服药、有特殊气味或有毒的药品均应分别存放，最好用红色瓶签或用红笔书写清楚，以免老年人误服。

3. **密封存放**　玻璃瓶包装药物要封好瓶口，其他材料包装的药物要包扎严密。易挥发的药品，如碘酒、樟脑、酒精等更应密封保存，避免强光和火。

4. **冷藏保存**　有些特殊药品要求"冷处"（温度 2～10℃）保存，故应存放在冰箱冷藏室，如青链霉素、乙肝疫苗、丙球、白蛋白等，否则容易变质失效。

5. **防霉防虫**　中药、丸散类药应放在干燥通风处，要防潮、防霉、防鼠、防虫蛀。

6. **保留原标签**　各种药品均应保持原标签的完整。脱落、模糊不清的标签要重新补贴，保留原有药品的名称、用途、用法、用量、注意事项。

7. **清理药品**　对国家明文规定的淘汰药品、过期药品、霉变药品及标签不全的药品等及时丢掉，更换新药。

目标检测

一、选择题

【A1 型题】

1. 影响老年人药物代谢的生理特点不包括（　　）

A. 记忆力下降 B. 肝肾功能减退

C. 体液特别是细胞内液减少

D. 组织局部血流量减少

E. 血浆总蛋白减少

2. 老年人药效学改变的特点下列哪项是错误的（　）

A. 用药依从性降低

B. 对少数药物的敏感性降低，药物耐受性下降

C. 对大多数药物的敏感性增高、作用增强

D. 药物不良反应发生率增加

E. 药效学特点无个体差异性

3. 老年人药物代谢动力学改变的特点下列错误的是（　　）

A. 老年人药物代谢动力学过程减慢

B. 绝大多数药物的被动转运吸收减少、主动转运吸收不变

C. 药物代谢和排泄功能降低

D. 药物消除半衰期延长

E. 同样剂量下，血药浓度高

4. 老年人的用药原则不包括（　　）

A. 受益原则　　　　　　　B. 五种药物原则　　　　C. 小剂量原则

D. 择时原则　　　　　　　E. 加强药物护理原则

5. 老年人在用药期间，一旦出现新的症状，有效的干预措施是（　　）

A. 暂停用药　　　　　　　B. 减少药物剂量　　　　C. 增加药物剂量

D. 立即更换药物　　　　　E. 密切观察病情变化

6. 下列老年人用药错误的是（　　）

A. 掌握用药指征，避免盲目用药

B. 根据肝、肾功能调整给药方案

C. 遵从医嘱，提高用药的依从性

D. 多吃保健药品，增强机体免疫力

E. 根据病情，选择适宜的给药方法

7. 老年人常见药物不良反应不包括（　　）

A. 神经、精神症状　　　B. 直位性低血压　　　C. 用药量减少，药效降低

D. 尿潴留　　　E. 过敏反应

8. 老年人药物不良反应发生率高的原因下列错误的是（　　）

A. 多病性与多种药物治疗

B. 保健药、抗衰老药和维生素不会引起不良反应

C. 滥用非处方药

D. 药动学和药效学改变

E. 服药依从性差

9. 预防不良反应的措施错误的是（　　）

A. 用药注意个体差异　　　B. 提高用药的依从性　　　C. 新药、贵药疗效好

D. 控制预防用药　　　E. 控制嗜好和饮食

10. 老年人用药评估不包括（　　）

A. 用药史评估　　　B. 服药能力评估　　　C. 内脏功能评估

D. 社会地位评估　　　E. 心理-社会状况

11. 关于提高老年人用药依从性的措施下列错误的是（　　）

A. 简化用药方案　　　B. 使用贵重药品，促使老年人珍惜用药

C. 加强用药指导　　　D. 实施行为监测　　　E. 指导家庭有效应对

12. 为确保老年人正确使用非处方药，下列错误的是（　）

A. 按照疾病和疗程选药

B. 若用疑问，自行解决，不用向医师或药师咨询

C. 仔细阅读药品说明书，不擅自增减药量

D. 注意药物的相互作用

E. 慎用保健品，选用国家统一标识的非处方药

【A2 型题】

13. 徐大伯，70 岁。长期便秘，非常痛苦，向护理人员小李咨询治疗方法，小李建议每晚睡前服用酚酞片即可。小李违背了指导老年人合理使用非处方药的哪项（　　）

A. 先外用药，后内服药

B. 先非药物治疗，后药物治疗

C. 先明确诊断，后确定治疗

D. 先成药，后新药

E. 先口服药，后注射药

14. 许阿姨，62 岁，高血压一年，护理人员正确指导许阿姨用药的方法是（　　）

A. 从小剂量开始

B. 血压正常后一周可停药

C. 每天睡前服用

D. 一周测血压一次

E. 最好短期血压降至正常

15. 患者，男，72 岁，患 2 型糖尿病 5 年。主要表现空腹血糖正常，餐后血糖较高，口服降血糖药阿卡波糖，餐后血糖恢复正常。为此，患者经常将自己服用的药品推荐给亲朋好友。患者违背了合理用药"十二禁忌"中的哪项（　　）

A. 忌种类过多

B. 忌生搬硬套

C. 忌乱用"秘方""偏方""验方"

D. 忌用药时间过长

E. 忌滥用补药

二、病例分析

1. 王奶奶，68 岁，老伴去世一年，儿女在外地上班，现独居。儿女怕王奶奶一人在家生病后买药不方便，每次回家都去药店给王奶奶购买一些常用非处方药和补药备用。时间一长，王奶奶抽屉里堆满药物，有的药标贴不知去向，有的药瓶盖丢失。

思考分析：

（1）王奶奶保管药物出现了哪些问题？

（2）护理人员应怎样指导老年人安全保管家庭用药？

2. 李爷爷，80 岁，平时行动不便。一天晨起后感到头晕、头痛、鼻塞，自我感觉是夜里受凉感冒，让老伴从自家抽屉内拿出几种存放的感冒药服下。

思考分析：

（1）李爷爷用药出现了哪些问题？

（2）用药后容易导致哪些不良反应？

（3）以李爷爷为例，分析护理人员应该怎样指导老年人家庭安全用药？

扫一扫，知答案

第 六 章

老年人的心理卫生与精神护理

扫一扫，看课件

【学习目标】

1. 掌握老年期常见心理问题的护理、老年人常见精神障碍的护理。
2. 熟悉老年人常见的心理问题。
3. 了解老年人的心理卫生。
4. 学会应用促进老年人心理健康的护理方法。
5. 具有分析老年人的心理问题的能力，并能及时解决心理问题。

进入老年期，机体各种生理功能逐渐衰退，并常常面临社会角色的改变、疾病等问题，老年人必须面对和适应这些问题。如果不能正确面对就会出现心理问题，从而影响老年人的健康，降低生活质量。随着老龄社会的到来，老年人的心理问题越来越受到关注。

第一节　老年人的心理卫生

一、老年人心理老化的特点

老年人由于生理上的衰老变化和外界环境的改变，思想、情绪、生活习惯和人际关系等方面往往不能迅速适应，会产生种种不同程度的心理变化。但各年龄段，基于内外条件的差异，其心理变化有着各自的规律和特点。

（一）感知觉的变化

感知觉的过程是人们通过感觉器官接受外界信息和认识客观事物的过程，是进行正常心理活动的基础，也是人们相互交往并与外界沟通的重要环节。随着年龄的增长，感觉器官的结构与功能也发生了衰退性的变化，心理活动相应受到影响，给老年人带来很多不便。

1. **视觉变化** 主要表现为睫状肌功能减退和晶状体的调节能力下降，造成老视，需戴老花镜加以矫正；光的感受性降低，外界光线达到视网膜的亮度减弱，视力受到影响；暗适应的能力下降；深度视觉减退，判断物体远近和深浅的能力下降；辨色能力减退。

2. **听觉变化** 据调查，约有半数以上的老年人有不同程度的听觉障碍，一般对高频听力丧失较多。由于视听觉的减退，可直接影响到老年人的活动范围，使之逐渐局限于家庭的小天地中，与外界交往减少，容易产生孤独、抑郁、焦虑和多疑等不良的心理反应，从而影响心理健康。当视听功能严重降低时，还容易产生否认心理，从而出现猜忌、怀疑，甚至人格的偏执现象。故应主动与老年人多沟通、多交往，并要耐心，说话要大声，体谅老年人。

3. **味觉与嗅觉** 味觉感受器的数量随增龄而减少，75 岁的老年人比 30 岁青年人约少1/3，故老年人味觉迟钝，饭菜容易偏咸。老年人的嗅觉也会减退，对香甜可口的食品不能感觉其香，做饭时有煳味也不能闻到。味觉和嗅觉功能的减退，会直接影响到老年人的食欲和对食物的消化吸收。故老年人食品应色香味俱全，调配适当。

4. **皮肤觉** 包括触觉和温度觉。老年人的触觉和温度觉有所减退，常易碰伤或烫伤。痛觉是否减退，尚有争议，多数学者认为老年人痛阈增高，痛觉迟钝，易造成外伤。

5. **平衡觉** 由于前庭器官功能下降，老年人的平衡觉降低，故易摔倒而发生意外。老年人的活动场所应加防护措施，确保安全。

（二）认知功能的变化

1. **记忆** 记忆是一种重要的心理活动过程，是事物的映像在人脑中形成、巩固及恢复的过程，故大脑是记忆的载体。可分为识记、保持、再认与回忆。老年人随着年龄的增长，感觉器官不能正常有效地接受信息，同时因记忆细胞的萎缩，影响各种记忆信息的储存。某些疾病对记忆也会产生影响，但两者的性质和程度均不相同。老年人记忆的特点为：

（1）初级记忆保持较好，次级记忆减退较多 初级记忆，即老年人对于刚听过或看过的事物记忆较好，是记忆减退较慢的一类记忆。次级记忆是对已听过或看过一段时间的事物，经过编码储存在记忆仓库，以后需要加以提取的记忆。初级记忆随年龄增长基本上没有变化，或者变化很少，而次级记忆的减退程度大于初级记忆。主要是由于大多数老年人对信息进行加工、编码、储存的能力较差所致。

（2）回忆能力衰退明显，再认能力衰退不明显 当人们看过、听过或学过的事物再次出现在眼前时能辨认曾经感知过即为再认。如果刺激物不在眼前，而要求将此再现出来时即为回忆。由于再认时，原识记材料仍在眼前，是有线索的提取，难度小些，故老年人再认能力的保持远比回忆好。

（3）有意记忆处于主导地位，无意记忆则应用很少 有意记忆，即事先有明确识记目的并经过努力、运用一定的方法进行识记，而无意记忆则相反。老年人无意记忆能力下降，因此，老年人在记忆时应集中注意力，有意识地进行记忆，以减少遗忘。

（4）机械记忆明显衰退，意义记忆保持较好　老年人对于生疏的需要机械记忆或死记硬背的内容，记忆较差。一般40岁开始减退，60岁以后减退明显。而对于有逻辑联系和有意义的内容记忆较好，尤其是一些与自己工作与生活相关的重要事情记忆保持较好。逻辑记忆减退出现较迟，一般60岁才开始减退。此外，老年记忆减退与记忆材料的性质和难度有关。

（5）远事记忆良好，近事记忆衰退　数年前或数十年前的记忆称为远事记忆，最近几年几个月发生的事物为近事记忆。老年人对往事回忆准确而生动，而近期记忆的保存效果较差。故老年人喜欢念叨往事，留恋过去，而对近期的人和事却常常遗忘，表现为丢三落四。老年记忆减退出现有早有晚，速度有快有慢，程度有轻有重，个体差异很大，说明其中有很大潜能。故老年人如能注意自我保健，坚持适当的脑力锻炼和记忆训练，并主动利用记忆方法，保持情绪稳定，心情愉快，有信心，就可延缓记忆衰退。

2. 思维　思维是人的一种最复杂的心理活动，是人以已有的知识经验为中介，对客观现实概括的和间接的反映。主要包括概括、类比、推理和问题解决方面的能力。思维随着年龄增长出现衰退较晚，特别是与自己熟悉的专业有关的思维能力在年老时仍能保持。但是，老年人由于神经纤维传导速度减慢及中枢神经功能的改变，对信息的接受、加工、储存及提取功能受到影响，对事物的分析、综合、逻辑推理、抽象、概括、类比等思维过程能力明显减退，尤其是思维的敏捷性、流畅性、灵活性及创造性比中青年时期要差。另外，老年人的思维转换较困难。由于长期以来积累的知识、经验，束缚着老年人从新的角度看问题，造成老年人固有的思维定式，使之对事物的认识或在解决问题时常带有倾向性，易与年轻人之间形成代沟。

3. 智力　智力的构成非常复杂，主要包括注意、记忆、想象、思维、观察、实践操作和环境适应等方面的能力，是一种整体的、综合的能力。老年人智力变化的特点是液态智力衰退较早、较快，而晶态智力衰退较晚、较慢。霍恩（Horn）和卡特尔（Cattell）将智力的不同方面归纳成两类，即"液态智力"和"晶态智力"。液态智力主要与人的神经系统的生理结构和功能有关，是指获得新观念，洞察复杂关系的能力。如知觉整合能力、近事记忆力、思维敏捷度及与注意力和反应速度等有关的能力。成年后，液态智力随年龄增长而减退较早，老年期下降更为明显。晶态智力与后天的知识、文化及经验的积累有关，如词汇、理解力和常识等。健康成年人晶态智力并不随增龄而减退，有的甚至还有所提高。直到70岁或80岁以后才出现减退，且减退速度较缓慢。总之，智力发展存在不平衡趋势，为老年人智力的发掘提供了理论依据。

4. 人格　又称个性，是以人的性格为核心，包括先天素质，受家庭、学校教育、社会环境等心理的、社会的影响，并逐步形成的气质、能力、兴趣、爱好、习惯和性格等心理特征的总和。

（1）气质　即人的一种典型而稳定的个性心理特性。心理学家把气质分为多血质、胆汁质、黏液质、抑郁质4种类型。护理人员要了解每个老年人的气质特征，尤其应注意老年人不同的气质类型在心理活动中的影响。

（2）能力　包括一般能力和特殊能力。一般能力即智力，是人在一切活动中所必需的一些基本能力。特殊能力是指人在某项专业活动中获得的能力，如音乐、绘画能力。进入老年后，大脑细胞逐渐萎缩，老年人的记忆力、注意力有所下降，但老年人的知识广度、实际判断力、解决困难的能力并不减退。

（3）性格　即个体在社会实践活动中所形成的对人、事的稳固的态度和与之相适应的习惯性的行为方式。大多数老年人保持着青壮年时期的性格特征，但也有部分老年人有所改变。其性格特征大致有以下4种：①稳重型：见识广，阅历深，观察问题全面、周到，有丰富的经验。②易变型：记忆力下降，思想不易集中，情绪易波动。③多疑型：由于环境、地位的改变，变得敏感，怀疑被别人瞧不起，有时甚至疑病。④忧虑型：社交减少，寂寞，孤独，对自己以后的生活感到担忧。

（三）心理需要的变化

马斯洛的需要层次学说认为，人有生理、安全、爱与归属、尊重及自我实现5个层次的需要。人的一切行为由需要引起，而需要又是分层次的，从低级到高级依次为：生理需要、安全需要、归属和爱的需要、尊重需要、认知需要、审美需要、自我实现需要。而老年期各种层次的需要又有其独特的内涵。防治疾病，避免或减轻疾病的侵害，保持身体健康是老年人最基本的安全需要。另外，老年人希望从家庭和社会获得更多精神上的关怀，并且仍有很强的参与社会活动、融入各种团体的要求，以满足其爱与归属的需要。尽管老年人的社会角色与社会地位有所改变，但他们对于尊重的需要并未减退，要求社会能承认他们的价值，维护他们的尊严，尊重他们的人格，在家庭生活中也要具有一定的自主权，过自信、自主、自立的养老生活。为使自己的价值在生活中得到充分体现，老年期还有一定程度自我实现的需要。

（四）情绪与情感的变化

情绪和情感是人对客观事物是否符合自己需要而产生的态度的体验，是伴随着认识活动而产生的一种心理活动过程。老年人在情感上常变得比较脆弱，不喜欢听坏的或悲惨的消息。老年期是负性生活事件的多发阶段，随着生理功能的逐渐老化、各种疾病的出现、社会角色与地位的改变、社会交往的减少，以及丧偶、子女离家、好友病故等负性生活事件的冲击，老年人经常会产生消极的情绪体验和反应。

（五）个性心理的变化

个性心理特征是指一个人身上经常地、稳定地表现出来的心理特征，是个性结构中比较稳定的成分，表明一个人典型的心理活动和行为。主要包括能力、气质和性格等。其中以性格为核心，影响着一个人的言行举止。不同性格差异很大，有活泼开朗外向或深沉冷静内向的，有勇敢自信顽强的或怯懦自卑软弱的，有公正诚实或自私虚伪的，有谨慎迟疑或大胆果断的。性格有相对稳定性，从成年到老年人的性格稳定多于变化，老年人的性格比年轻人或成年人更显得成熟化和个性化。

二、老年人心理变化的影响因素

（一）生理因素

1. 生理功能衰退　随着年龄的增长，人体器官开始逐渐衰退，生理功能下降、体弱多病、行动不便，必然对心理健康有所影响。常表现为消极心理、性格改变、精力不足、记忆力下降和思维速度变慢等。

2. 老年疾病　损害躯体的疾病对心理可造成直接或间接的影响，引起神经、精神症状及异常的心理变化。①脑动脉硬化、脑缺血可导致大脑功能减退，早期表现为记忆力下降，晚期发展为脑萎缩而导致痴呆。②糖尿病患者的情绪障碍与病情波动有关。早期情绪不稳，注意力、记忆力与思维能力下降，中晚期可引起神经系统并发症而导致智力减退、丧失生活乐趣、失去自信心。③冠心病患者有80%存在不同程度的焦虑，58%出现抑郁情绪，22%有敌对情绪，16%表现为烦躁不安。

3. 死亡的威胁　老年人的心理障碍出现与死亡的危险和挑战有着密切的关系。尽管医疗卫生条件的提高使人均寿命持续延长，但死亡仍然是不可避免的，是人生的最终归宿。特别是身体日渐消退，疾病不断发生，面对死亡，有些人从容，有些人安详，但大多数人会出现恐惧和悲观的情绪反应。

（二）社会因素

1. 社会角色的变换　离退休导致了老年人长期以来形成的主导生活和社会角色的改变，从社会的主要角色转变为被动角色，容易产生失落、空虚和自卑感，增加了心理负荷。

2. 婚姻、家庭因素　婚姻状况是影响老年人心理健康水平的重要变量，与已婚老年人相比，丧偶老年人、离异老年人和未婚老年人的心理问题相对更为严重。家庭关系是影响老年人心理状况的重要因素，老年人几乎所有的心理症状都会受到其家庭关系好坏的影响，且作用方向保持正向，即家庭关系越是良好的老年人，其心理健康状况越好；家庭关系较为恶劣的老年人，则其内心的孤独、焦虑、抑郁等负面情绪更为强烈。步入晚年生活的老年人，与社会的交往和互动在逐渐减少，而对家庭支持的依赖会逐渐增强。家庭关系的好坏，与子女、配偶关系的好坏都会显著影响到老年人的心理状况。

3. 时尚文化影响　由于老年人长期生活在传统的社会文化背景中，思想观念比较保守，对现代影视、网络等媒体弥漫到社会生活中的现象不适应，受到了很大的冲击。

4. 生活因素　老年人退休后常由于无所事事感到孤独、愁闷、生活不规律、意志松弛，甚至逐渐懒散，造成更快衰老。有的老年人长期养成吸烟、嗜酒，饮食过甜、过咸、过腻等不良习惯，可导致人体内环境稳定性和自我修复能力减退而引发疾病。

三、 老年人常见心理需求

人们总是在不断地想方设法地来满足自己的需要，因为需要不仅是人对生理和社会的需求的反映，也是个体心理活动和行为的动力。所以要从了解和满足老年人的心理需求出发，切实加强老年人的心理保健。

心理学家一般将需要分为三大层次：即生理需要（饮食、睡眠、性等），心理需要（爱和被爱、尊重、道德、美等）和社会需要（交际、劳动、奉献、成就等）。其中生理需要的满足是心理需要和社会需要满足的前提和基础。一个人情绪状态是否良好关键是看其自身的需求是否得到满足。如果一个人的自身需要得不到满足，就会产生消极悲观、自暴自弃的情绪，反之，则会非常乐观向上，积极追求人生的理想直至成功。

心理学家将老年人的心理需求概括为以下几个方面：

（一）生理需求

在生理需求中，良好的睡眠和休息对于缓解疲劳和保持精力是很重要的，也是必不可少的。性的需求也是老年人心理健康非常重要的一个方面，但却往往被忽视。另外，老年人由于机体功能的老化，会有牙齿缺失或松动，肠胃不好等情况，因此老年人一定要注意饮食的科学、合理和卫生，因为老年人的身体状况直接影响老年人的心理健康。

（二）安全需要

"老有所养"是老年朋友晚年幸福的基础。对于老年人来说，其安全感最主要的是来自子女和社会的关心和照顾，以及家庭是否和睦，社会是否稳定。另外，老年人的身体是否健康，财产是否会保值、增值，退休金的发放是否准时、稳定等等，都是关乎老年人内心是否安全的关键因素。

（三）情感需要

很多年轻人总是说，人老了只要衣食无忧就可以了。其实这是一种错误的观点，它把人的情感狭隘化了，感情不只是年轻人所说的爱情，爱情只是人的感情中的一种，感情还有很多种，而对于老年人来说最渴望得到的就是亲情和友情。

（四）适应需求

事物总是发展变化的，这是一条亘古不变得客观规律。对于个体来说，首先要面对的就是身体的变化，再者还有人际关系和生活环境的变化。而对于老年人来说，由于其适应能力开始下降，而又不得不面对这些变化，因此适应的需要就显得至关重要。老年朋友想有个健康的身体和良好的心态就要不断的调适自己，以适应变化了的和正在变化的环境。

（五）独立需要

一般人都认为人到老年依赖感会增强，而事实是，很多当代老年人并不愿意依靠子女，相反他们更愿意独立的生活。一项关于老年人是否愿意与子女同住调查结果显示：只要经济独立，大多数老年人不愿意与子女同住。调查中还发现，老年人是否选择与子女同住，于其自身的文化程度有关：不识字、没有文化的老年人有80%愿意与子女同住；高中程度的老年人选择与子女同住的约有50%；而受过高等教育的老年人愿意与子女同住的只有40%。调查中还发现，独立要求和独立意识越强的老年人其心理越健康，晚年生活更幸福。在许多老年人看来，向子女要钱是很没面子的事，"做老年人的怎么好张口给孩子们要钱啊"！还有的老年人与儿媳妇的关系很敏感，"我去看孙子，儿媳妇一句话也没和我说，走的时候也没送"。由此很容易受到伤害，也会使老年人的独立需要增强。

（六）自我实现的需要

离开了自己从事多年的工作岗位，离开了自己为之奋斗和挥洒过青春热血的事业，老年人们不免感到无所事事，若有所失，陷入无聊和寂寞之中，但并不是说，老年人就没有了实现自我人生价值的需要。许多老年人在退休后，积极地去创造自己的第二职业，或者是奉献公益事业，或者是专注于自己因工作没有时间而搁置的业余爱好，充分调动自己的潜能，发挥自己的特长和优势，充分享受退休后的快乐。有些老年人之所以感到空虚和寂寞也正是其自身价值不能实现的体现，更加说明老年人有着较强的实现自身价值的需要。

第二节　老年人常见心理问题及护理

📚情境导入

王婆婆退休前是单位的科长，是位非常热心的人。最近家人觉得她变了，常表现出紧张不安，惊慌，想哭的表情。和邻居时有冲突。家人将老人送往医院。查体，心率100次/分，血压升高。确诊为甲状腺功能亢进症。

问题思考：

1. 根据评估，该老年人存在哪些老年问题？

2. 对该患者应该怎样护理？

一、焦虑

焦虑是个体感受到威胁时的一种紧张的、不愉快的情绪状态，总觉得有不幸的事情发生。

（一）焦虑的原因

1. 体弱多病，行动不便，力不从心。

2. 疑病症；退休后经济收入减少，生活水平下降。

3. 各种应激事件，如离退休、丧偶、丧子、经济窘迫、家庭关系不和、搬迁、社会治安，以及日常生活规律的打乱等。

4. 某些疾病如抑郁症、痴呆、甲状腺功能亢进症、低血糖、体位性低血压等，以及某些药物副作用，如抗胆碱能药物、咖啡因、β－阻滞剂、皮质类固醇、麻黄素等均可引起焦虑反应。

（二）焦虑的主要表现

1. **急性焦虑**　主要表现为急性惊恐发作。老年人常突然感到内心紧张、心烦意乱、坐卧不安、睡眠不稳、口干、心悸、脉搏加快、多汗、血压升高、潮热感、呼吸加快、大小便意增加。严重时，可以阵发性出现气喘、胸闷，有一种濒死感。并由此而产生妄想和幻觉，有时有轻度意识迷惘。

2. **慢性焦虑**　一般表现为平时比较敏感、易激怒，生活中稍有不如意的事就心烦意乱。

（三）焦虑的护理措施

1. **心理护理**

（1）向患者介绍有关本病的相关知识，使其了解焦虑的性质为功能性而非器质性，是可以治愈的，以缓解患者对健康的过度担心，消除患者的疑虑。

（2）尽量鼓励患者合理、正确地安排生活、学习，适当参加社会活动，指导老年人采取有效的应对方式，以减轻紧张情绪。如分散注意力、缓慢的深呼吸、放松全身肌肉、听音乐等。

（3）帮助患者树立治疗的信心，充分理解其焦虑状态，用支持性语言帮助其度过危机，并有效地适应和面对困难。对于急性焦虑症、惊恐发作的老年人，则要指出反复发作原因。往往与患者担心、害怕、焦虑有关，要增强患者的治疗信心。

2. **提供安全和舒适的环境**　室内光线要柔和，减少噪声。严重焦虑者，应将其安置在舒适的房间，避免干扰。严重惊恐发作时，设专人看护，防止意外发生。

3. **药物治疗的护理**　抗焦虑药物最大的缺点是易产生耐受性和依赖性，突然停药可产生戒断症状。用药后注意评估药物的效果和观察不良反应。长期服药者，应防止耐药性和药物依赖。

二、抑郁

情境导入

郭老太太今年72岁，往日精神还不错，但近半年变得不爱运动，动作缓慢僵硬，很少的家务劳动需很长时间才能完成，亦不爱主动讲话，每次都以简短低弱的言语答复家人。面部表情变化少，有时双眼凝视，对外界动向常常无动于衷，只有在提及她故去的老伴时，才眼含泪花，讲许多事情自己都做不了，想不起怎么做，头脑一片空白。

问题思考：

1. 请判断郭老太太抑郁的程度？

2. 你会如何制定护理措施？

老年抑郁以焦虑症状为突出特点。主要表现以情绪低落、思维迟缓、意志活动减退和繁多的躯体不适症状为主，且不能归同于躯体疾病和脑器质性病变。高发年龄大部分在50~60岁，80岁以后少见。间歇期较短，有的呈迁延病程，多数患者疗效不满意，演变为老年抑郁症。

（一）老年抑郁的原因

老年抑郁的病因尚不明确。引起老年人抑郁的原因，目前较为一致的观点是，老年人在生理和心理老化过程中的变化的共同作用构成易感因素。认为老年人遭受各种各样心理、生理和社会的应激事件的发生较多，及老年人生活的艰辛、孤独等，老年人对缓冲精神压力和精神创伤的能力下降是一个重要的促发因素。

（二）老年抑郁的主要表现

老年人抑郁症的发生是渐进而隐伏的，抑郁发作以情绪低落、思维迟缓和意志消沉为典型症状。

1. 情感障碍主要为情绪低落。轻者表现抑郁悲观，成天唉声叹气，缺乏愉快感，丧失了既往对生活的乐趣，不愿意参加正常社交、娱乐，甚至闭门不出；重者忧郁沮丧、消极厌世、觉得活着无意义；或自责、自罪，常出现自杀、自伤的企图和行为，且其抑郁心境呈现晨重夜轻的波动性变化，清晨低落情绪和症状最重，至下午或黄昏时则有所减轻。

2. 思维活动障碍主要表现为思维迟缓，反应迟钝，回答问题语速缓慢，内容简单，数问一答，思考问题困难和主动性言语减少，痛苦的联想增多，记忆力明显减退，注意力无法集中，常出现自责、自罪和厌世及疑病。部分患者还可出现关系、疑病、被害、贫穷等妄想。

3. 意志行为障碍主要为意志活动减退。轻者依赖性强，遇事犹豫不决，稍重时活动减少，不愿社交；严重者可处于无欲状态，终日卧床不起，日常生活均不能自理，进一步发展可出现不语不动、不吃不喝，达到木僵状态，称为抑郁性木僵。患者主动性活动和语言明显减少，生活被动，不愿参加外界及平素感兴趣的活动。

4. 精神活动障碍出现比较明显的认知功能损害的症状，类似痴呆的表现，称为抑郁性假性痴呆，如80%的患者记忆力显著减退，存在比较明显的认知障碍，其计算力、理解力和判断力下降，动作迟缓，反应迟钝，缺乏积极性及主动性。严重时可不语不动，可能出现连日期、家人的姓名也回答不出的类似痴呆的表现。

5. 躯体症状。老年抑郁症患者躯体症状特别突出，这与其年龄较大，更多关注躯体健康有关。躯体不适以消化道症状最多见，如食欲缺乏、口干、便秘、上腹胀满等。多数有睡眠障碍。上述症状导致患者长期到医院反复就诊。如躯体症状突出，完全掩盖了患者的抑郁情绪，称之为隐匿性抑郁。

6. 自杀观念和行为。重度老年抑郁症患者最危险的病理意向活动是有自杀企图和行为。老年抑郁症的自杀危险率比其他年龄组高得多。常自觉极度忧伤、悲观、绝望，度日如年，内心十分痛苦，往往产生强烈的自杀企图和行为。据报道，老年人群中约55%是在抑郁发病时自杀的，老年患者一旦决心自杀，往往比年轻人更坚决，行为也更隐蔽，应引起高度重视，予以特别注意与防范。

（三）老年抑郁的护理措施

老年抑郁大多性格内向，发病前就不爱交际，在发病后得不到家人、同事、朋友的理解，甚至误解，也可能难以摆脱抑郁阴影，不利康复。具体的护理措施如下。

1. 心理护理

（1）有效沟通，建立良好的护患关系　耐心倾听老年人诉说内心的感受，允许其有充足的反应和思考的时间，避免使用简单、生硬的语言。在语言交流的同时，应重视抚摸、静静陪伴等非语言沟通的运用。

（2）阻断负性思考，减轻心理压力　帮助老年人正确认识和对待导致抑郁的不良生活事件，努力为其创造社会交往的机会，鼓励老年人参加集体活动，在与他人和病友的接触中互相关怀，建立友谊，协助改善以往消极被动的生活方式，逐步提高老年人健康的人际交往能力，重新找回生活的乐趣，并从中获得成就感和满足感。

（3）善于观察　从老年人微小的情绪变化上发现其心理矛盾、冲突，并有针对性地做好心理说服、解释、劝慰、鼓励工作。如选看一些电视风光片、音乐片、喜剧片，有条件的可参加一些老年社会活动或旅游等。

2. 日常生活护理

（1）改善睡眠状态　护理人员要指导老年人合理安排活动与睡眠时间，照顾好老年人的生活起居，生活要有规律，早睡早起，每天都要安排一定时间的户外活动，同时为老年人创造一个安静、舒适的休息环境，必要时遵医嘱给予安眠药。

（2）加强营养　抑郁常导致老年人食欲缺乏，加之老年患者体质较差，睡眠不好，容易出现营养不良。因此，保证合理膳食及营养的摄入很重要。既要注意营养成分的摄取，又要保持食物的清淡。多吃高蛋白、富含维生素的食品，如牛奶、鸡蛋、瘦肉、豆制品、水果、蔬菜，少吃糖类、淀粉食物。

（3）协助自理　老年抑郁患者日常生活自理能力下降，护理人员应督促、协助老年人完成日常自理，并使之养成良好的卫生习惯。对于重度抑郁、木僵、生活完全不能自理者，要悉心照料，做好老年人的清洁卫生工作。

3. 安全护理

（1）提供安全的环境，防止发生意外。病房设施要加强安全检查，做好药品及危险物品的保管。一切危险物品如刀剪、绳索、药物和有毒物品等均不能带入病房，杜绝不安全因素。医生、护理人员、家属要注意防止患者发生意外。

（2）加强巡视，预防自杀。严重抑郁的老年患者，易出现自杀观念与行为，而且常计划周密，行动隐蔽，不易被人发现。要加强巡视，密切观察老年人有无自杀先兆。对于有强烈自杀企图者，要全天专人看护，必要时给予约束。凌晨是抑郁症患者发生自杀的最危险时期，应加强巡视。严防自杀、自伤等危险行为发生。

4. 注意观察药效和不良反应

坚持服药，注意观察可能出现的不良反应。严格掌握使用抗抑郁症的药物的适应证和禁忌证。不可随意增减药物，有情况可向医生反映，更不可因药物不良反应而中途停服，以免造成治疗的前功尽弃。三环类抗抑郁药对心血管和消化系统等的不良反应明显，老年人应慎重使用。四环类抗抑郁药剂量大易诱发癫痫发作。此外，用药时要注意观察各种药物的相互作用、不良反应和毒性反应，警惕药物中毒。在用药的同时要妥善保管好药物，避免患者一次大量吞服造成急性药物中毒，这是患者常选用的一种自杀方式。

三、孤独

📖 情境导入

　　王某，男，70岁，汉族，已婚。近一年来不愿意与其他老年人一起说话，食欲下降，目光呆滞，脸色灰暗，腰也不直了，背也驼了，天天待在家里，足不出户。最近，王某的举止越来越奇怪，情绪低落到了极点，动不动就大发脾气。近段时间对小狗特别感兴趣，整天与小狗说话，一会儿见不到小狗就生气。

问题思考：

1. 该患者出现了什么心理问题？

2. 对该患者应该怎样护理？

孤独是一种不愉快的、令人痛苦的主观体验或心理感受，是一种被抛弃、被疏远的情绪体验，个人感觉到自己与他人隔离或缺乏接触而产生的不被接纳的痛苦体验。孤独在现实生活中经常被人所提及，孤独乃是一种主观上的社交孤立状态。一般而言，短暂的或偶然的孤独不会造成心理行为紊乱，但长期或严重的孤独可引发某些情绪障碍，降低人的心理健康水平。随着老龄社会的到来，老年人的心理孤独问题越来越突出。

（一）老年人孤独的原因

1. 社会因素

（1）离退休后远离社会生活，离开了工作岗位和长期相处的同事，终日无所事事。

（2）子女独立或成家后，成为空巢家庭，寡朋少友，缺少社交活动。

（3）丧偶或离婚，老来孑然一身。

2. 疾病因素　体弱多病，行动不便。

（二）老年人孤独的主要表现

1. 极度孤独　患者总是待在家里，不愿与其他老年人一起，对周围事物漠不关心，无论发生什么事都不闻不问，整天沉浸在个人的天地里。

2. 情感冷淡　患者常避开别人的目光，缺乏眼对眼的注视，很少向远处望，面部常无表情。

3. 语言障碍　患者主动说话少，时常缄默不语。有的患者不理解别人的语言，不能与人交流。有的患者不用语言表达自己的需要，而喜欢拉着别人的手去拿他想要的东西。

4. 适应困难　有些患者往往强烈要求保持现状，不肯改变其所在环境、生活习惯和行为方式。如穿同样的衣服，做同样的游戏。在吃饭或做事时，其用具的位置固定不变，如有变动，即出现明显的焦虑反应现象。

5. 特殊依恋　患者突然对人反应冷淡，但对某些无生命物体或小动物（如杯子、小鸡等）表示出特殊的兴趣，并产生依恋。

（三）老年人孤独的护理措施

1. 鼓励老年人培养广泛的兴趣爱好，挖掘潜力，增强幸福感和生存的价值。如弹琴、打牌、练太极拳等，丰富日常生活。

2. 老年人应参与社会，积极而适量地参加各种力所能及的有益于社会和家人的活动，在活动中扩大社会交往，既可消除孤独与寂寞，更从心理上获得生活价值感的满足，增添生活乐趣．

3. 家属多关心老年人，多陪伴老年人，每天与老年人聊天，谈心，消除老年人的顾虑。

4. 和父母住同一城镇的子女，与父母房子的距离最好不要太远；身在异地，与父母天各一方的子女，除了托人照顾父母，更要注重对父母的精神赡养，尽量常回家看看老年人。

5. 丧偶的老年人独自生活，感到寂寞，子女照顾也非长久，别人都代替不了老伴的照顾，子女应该支持老年人的求偶需求。

6. 指导老年人用乐观的态度对待生活。

7. 日常生活要有规律，养成良好的生活习惯。

8. 健康教育

（1）合理运动　参加适宜的体育锻炼，增强肌肉的协调性、肢体的协调能力。

（2）选择适当的辅助工具　使用合适的拐杖、助行器等，来减少跌倒的发生。

（3）防止骨质疏松　指导老年人多食含钙的食物，必要时补充维生素 D 和钙剂。

（4）指导合适的生活方式　走路要平稳，不要慌张；上下楼梯、上厕所时使用扶手或拐杖；不上下过陡的楼梯；不去湿滑的地方。

知 识 链 接

孤独症治疗原则：①早发现，早治疗。治疗年龄越早，改善程度越明显；②促进家庭参与，让家属也成为治疗的合作者或参与者。③坚持以非药物治疗为主，药物治疗为辅，两者相互促进的综合化治疗培训方案；④治疗方案应个体化、结构化和系统化。根据患者病情因人而异地进行治疗，并依据治疗反应随时调整治疗方案；⑤治疗、训练的同时要注意患者的躯体健康，预防其他疾病；⑥坚持治疗，持之以恒。

四、自卑

情境导入

梁某，男，67 岁，退休工人。退休后发觉自己在家庭中的地位发生了明显的变化。子女儿孙不再像以前那样关注、重视他了。于是梁某常想，是不是经济收入下降了，子女儿孙们觉得我没用，不再尊重我了。一家人在一起吃饭他也总是低着头，只顾吃不说话。有时与退休前的同事们聚在一起，他常常会觉得自己低人家一截，因此他总在一边沉默着。

问题思考：

1. 该患者存在哪些心理问题？

2. 对该患者应该怎样护理？

自卑感是一种不能自助和软弱的复杂情感。有自卑感的人往往轻视自己，认为无法赶上别人，进而导致主观低落、悲伤等负面心理状态，自愧无能而丧失信心，并伴有自怨自艾、悲观失望的消极情绪。

（一）老年人自卑的原因

1. 生理功能的退化 随着年龄的增加，老年人各种生理功能都有所减退，表现出一定的老化现象，机体老化引起的生活能力下降，觉得很简单的生活小事都料理不好，从而引起自卑心理。

2. 疾病 有些疾病会影响老年人的状态，如脑动脉硬化会使脑组织供血不足，造成脑功能减退；慢性疾病常可使老年人长期卧床不起，生活不能自理，以致产生悲观、孤独等心理状态。

3. 退休 在离退休后，出现角色转换障碍，社会地位的改变可使一些老年人发生种种心理上的变化，可表现为发牢骚、埋怨、指责子女或过去的同事和下属，或是自暴自弃。

4. 家庭 因为家庭矛盾或者是家庭经济收入的下降，与家庭不和，与老伴分离，与后辈形成代沟，觉得在邻居面前没有颜面，生活没有愉悦感，从而诱发各种精神障碍，如神经衰弱、抑郁症、疑病症、恐惧症、强迫症、癔症等。

5. 不安全感 有些老年人因对外界反感、偏见而封闭自己，恐惧外面的世界。

（二）老年人自卑的主要表现

1. 敏感 过分敏感，自尊心强。希望得到别人的重视，唯恐被人忽略，过分看重别人对自己的评价，任何负面的评价都会导致内心激烈的冲突，甚至扭曲别人的评价。别人不经意的一句话，都会在其内心引起波澜，胡乱猜疑，但这种疑心与精神分裂症患者的疑心不同，它是原发于情绪障碍的。

2. 失衡 他们在社会的方方面面都体验不到自身价值，甚至还会遭到强势群体的厌弃。丧失自我价值体验，陷入恶性的心理体验之中。别人欺负他，即使内心不服气，也自认为是正常的，非常认同自己的弱势身份。这种强烈的自卑心理极易导致自杀行为。

3. 情绪化 他们缺少应对能力，患病等生活事件很容易导致心理压力。当受到不公正的待遇时，认为别人瞧不起自己，难以忍受，往往产生过激言行。有时当他们无力应对危机时，还会自残，用这种极端的方式表达自己的情绪。

知 识 链 接

有自卑心理的人，大脑皮层一直处于抑制状态，有害的激素分泌随之增多，抗病能力下降，出现各种病症。如头痛乏力、焦虑、反应迟钝、记忆力减退、食欲不振、早生白发、面容憔悴、皮肤多皱、牙齿松动、性功能低下等。也就是说，自卑这种负面心理直接导致健康水平的下降。

（三）老年人自卑的护理措施

1. 心理护理 医护人员及家属应多与患者交谈，及时掌握患者的思想变化，给予恰当的鼓励和安慰。

2. 用药护理 督促患者及时服药，按量服药，防止患者擅自停药或减药。

3. 生活护理 合理调节饮食，多食营养丰富易消化的食物。合理安排生活起居，起居定时，要有良好的生活习惯，保证充足的睡眠。

4. 社交活动 鼓励患者多参加社交活动。

5. 健康教育

（1）要有树立战胜疾病的信心和勇气，并以科学的态度对待它。事实证明，积极的乐观主义者，对疾病有巨大的威慑力量。

（2）鼓励老年人做力所能及的事情，增加生活的价值感。

（3）善于自我满足，消除自卑心理。每次取得的成功体验，都是对自己的一种激励，是十分有利于恢复自信心的。

（4）广泛社会交往，增强生活勇气。多参与社会交往，可以感受他人的喜、怒、哀、乐，丰富生活体验；通过交往，可以抒发被压抑的情感，增强生活勇气，走出自卑的泥潭；通过交往，可以增进相互间的友谊、情感，使自己的心情变得开朗，自信心得到恢复。

五、 离退休综合征

情景导入

刘老身体健康，耳聪目明，精神矍铄，领导着一个近千人的大厂子，上上下下没有一个人不服他，不敬他。两年前厂领导换届，刘老的厂长职务被年轻人取代，但厂方考虑到他的年龄和工作经验，返聘他为厂里的技术顾问。可刘老当领导当惯了，总是爱管事，爱操心，看什么不顺眼就想多说几句，别人考虑到面子问题，当面不说什么，照样该怎么做还怎么做，刘老只能干着急、生气，回到家也总闷闷不乐。更使他不能接受的是，很多人看见自己连招呼都不打，还在背后说长道短。刘老实在不能忍受，赌气提前一年退休了。一年多的光景，刘老就完全变了个人，变得连老伴都有点不可思议——目光呆滞，脸色灰暗，腰也不直了，背也驼了，过去的精神头一点也没有了，天天待在家里足不出户。最近，刘老的举止越来越奇怪，情绪低落到了极点，动不动就大发脾气，后来干脆一个人跑到阁楼上住了。一天夜里，老伴半夜醒来发现阁楼上的灯还亮着，好像还听见老头子在和谁说话，老伴觉得很奇怪，于是上去一看，发现老头子把孙女的几个布娃娃一会摆弄成这样，一会又摆弄成那样，嘴里还在念念有词，好像在指挥工人们生产一样。

问题思考：

1. 刘老最可能的诊断是什么？有何依据？
2. 请列出主要护理诊断/问题。
3. 请列出护理措施要点。

离退休综合征是指职工在离退休之后出现的适应性障碍，表现为与世隔绝，不与人交往，产生严重的孤独感。主要发生于平时工作繁忙、事业心强、争强好胜的老年人及毫无心理准备而突然离退休的老年人。而对于平时活动范围大且爱好广泛的老年人则很少患病。

（一）离、退休综合征的原因

1. 离退休前缺乏足够的心理准备。

2. 离退休前后生活境遇反差过大。

3. 离退休后缺乏"个人支撑点"，出现了前所未有的空虚、压抑、忧郁、懊丧、焦虑、痛苦等一系列心理反应。

4. 适应能力差或个性缺陷。有些离退休人员由于个性上的原因难以顺应离退休带来的生活变化。一般情况下，性格固执、刚愎自用、怪僻、急躁、过度内向及具有黏液质和抑郁质等气质类型的人适应能力较差，故在环境发生剧烈变化时容易出现心理失调。

5. 缺乏社会支持。社会支持，即当个体出现心理问题时，一切用于解决个体心理问题的社会因素。如单位领导及同事的继续关怀，亲朋好友的主动关心等，均有利于离退休职工宣泄与缓解不良情绪。但当离退休职工缺乏社会支持时，就会由心理问题逐渐演变为心理失调，发生离退休综合征。

6. 失去价值感。许多离退休人员离开了原来的工作岗位，会突然感到失去了个人的社会价值，滋生出无能无用、无望无助的负性情绪，如不能及时调整，久之也会导致心理失调。

总之，职工在离退休后因社会角色改变，从长期紧张而规律的职业生活，突然转到无规律、懒怠的离退休生活，加之离退休后社交范围缩小，人际关系的改变等应激因素对心身方面的干扰，使一些老年人在一个时期内难以适应现实生活，出现了一些偏离常态的行为，由此而引起其他疾病的发生或发作，严重地影响了自身的健康。

（二）老年人离退休综合征的主要表现

1. 抑郁　表现为情绪郁闷、忧伤、沮丧，精神消沉、萎靡不振，有强烈的衰老无用感、失落感和孤独感，对未来生活感到悲观失望，缺乏自信心，不愿主动与人交往。行为退缩，兴趣减退，懒于做事，严重时连力所能及的家务事也不愿做。

2. 焦虑　表现为心烦意乱，脾气急躁、坐卧不安、行为重复、犹豫不决、不知所措，偶尔出现强迫性定向行走；对任何事情都不满或不快，做事缺乏耐心；当听到别人议论工作时，常觉烦躁不安，敏感，怀疑是影射或有意批评自己；有的老年人因不能客观地评价事物，甚至发生偏见；严重者产生紧张、恐惧感，并伴有出汗、心慌等躯体症状。

3. 躯体不适　表现为全身疲乏、四肢无力、头痛、失眠、眩晕、胸闷或胸痛、腹部不适等症状，现有疾病无法解释这些症状。统计结果表明，绝大多数老年人在一年内能基本恢复，对性情急躁而较固执的老年人则所需时间较长。

（三）离、退休综合征护理措施

1. 应警惕转化为抑郁症，有自杀倾向者。

2. 社会和家庭应对离退休的老年人在物质和精神方面给予更多的关注，关心和尊重离退休的老年人的生活权益，使之精神愉快、心情舒畅。

3. 应引导老年人发挥原有专长，继续工作，避免个人价值感失落，培养健康的兴趣爱好。

4. 重新认识和调整家庭成员的关系，主动营造社会支持系统。如做力所能及的事情，为儿孙分忧解愁，使家庭关系更加密切、融洽。

六、空巢综合征

"空巢"是指无子女或子女成人后相继离开家庭，形成中老年人独守老巢的特点，特别是老年人单身，西方国家称之为"空巢"。近年来，我国老年问题专家将"空巢家庭"解释为：其一指单身家庭中的老年人；其二指老夫妇二人家庭。这两类家庭的老年人或无子女，或与子女分居。据调查，目前在我国的老年人中，"空巢"率已经达到26.4%，意味着有1/4的老年人身边无子女照料。他们一旦到了高龄，丧失自理能力，生活便会非常困难。

（一）空巢综合征产生原因

传统的中国文化重视天伦之乐，认为有儿孙跟随左右，是人生莫大的幸福，可是随着中国的社会文化变迁，大家庭解体，社会结构以核心家庭为基础，人们的家庭观念淡薄及工作调动，人口流动，住房紧张，年轻人追求自己的自由与生活方式等原因，都造成不能或不愿与父母住在一起。心理衰老是老年人因子女"离巢"而产生心理失调的重要原因。老年人晚年盼望的理想落空，常感心情郁闷、沮丧、孤寂、空虚、凄凉、伤感，精神萎靡，常偷偷哭泣，顾影自怜。如体弱多病，行动不便时，上述消极感会加重。

（二）空巢综合征的表现形式

1. 精神空虚，无所事事 子女离家之后，父母从原来多年形成的紧张有规律的生活，突然转入松散的、无规律的生活状态，进而出现情绪不稳、烦躁不安、消沉抑郁等。

2. 孤独、悲观、交往少 对自己存在的价值表示怀疑，陷入无趣、无欲、无望、无助状态，甚至出现自杀的想法和行为。

3. 躯体化症状 受"空巢"应激影响产生的不良情绪，可导致一系列的躯体症状和疾病。如失眠、早醒、睡眠质量差、头痛、食欲不振、心慌气短、消化不良、心律失常、高血压、冠心病、消化性溃疡等。

（三）空巢综合征的护理措施

克服空巢综合征的影响，老年人应建立新型家庭关系，减轻对子女的依恋心理，同时要充实生活内容，寻找子女"离巢"后的替代角色。如改变过去的生活方式，培养新的兴趣爱好，建立新的人际关系，积极投身于丰富多彩的社会活动中。作为子女，应尽量与老年人一起生活或经常回家探视，使老年人精神愉快，心理上获得安慰。

七、高楼住宅综合征

高楼住宅综合征，是指一种长期居住于城市的高层闭合式住宅里，与邻居互不来往，楼高不便活动，整天闲居在家，而引起一系列生理和心理上异常反应的一组症候群。多发生于离退休后，久住高楼而深居简出的老年人。

（一）高楼住宅综合征的原因

所住楼层较高，老年人由于身体不便，更不愿意到户外去活动。长此以往，老年人就会慢慢产生一些生理和心理问题

（二）高楼住宅综合征的临床表现

其主要表现为孤独、寂寞、无聊、抑郁、恐惧等，长期下去；会表现为体质虚弱，四肢无力，面色苍白，不易适应气候变化，性情孤僻、急躁，难以与人相处等。这些综合征既伤害老年人的心理健康，也会损害老年人的生理健康，从而增加老年人患病的机会。它是导致老年肥胖症、糖尿病、骨质疏松症、高血压病及冠心病的常见原因。也有的老年人因孤独、压抑、丧失生活的意义而自杀。

（三）高楼住宅综合征护理措施

应尽可能让居住高楼的老年人多参加社会活动，增加人际交往。平时，左邻右舍应经常走动，以增加互相了解，增进友谊，开阔胸怀。这样，有利于老年人调适心理，消除孤独感。此外，应适当加强运动，每天下楼到户外活动。还应根据自身的健康情况和爱好，选择适宜的运动项目，但运动量要适当，要循序渐进、持之以恒，否则不仅无益，反而有害。特别是高龄老年人，体质虚弱、慢性疾病者，需在医生指导下进行，以免发生意外。

八、老年疑病症

情境导入

患者，男，75岁，离休干部。近20年来每年常规进行一次系统健康体检。无高血压、糖尿病病史，无外伤和手术史，无烟酒嗜好。因为有一亲戚得了胃癌，老人便觉得自己胃也不舒服了，怀疑自己得了胃癌。老人告诉子女后，子女带他去医院做了检查。可得到不是胃癌的确诊后，老人觉得医生没跟他说实话，对医生也不信任了。回家后，因放心不下，老人3天3夜不吃不睡。

问题思考：

1. 该老人存在什么心理问题？
2. 对该老人应该怎样护理？

疑病症是疑病性神经官能症的简称，是以患者一心想着自己的身体健康，担心某些器官患有其想象的难以治愈的疾病为特征的神经官能症。患者担心或相信患有一种或多种严重躯体疾病，患者诉躯体症状，反复就医，尽管经反复医学检查显示阴性，以及医生给予没有相应疾病的医学解释也不能打消患者的顾虑，常伴有焦虑或抑郁。老年疑病症是神经官能症的一种，属于常见的心理疾患。

（一）老年疑病症的原因

1. **性格** 性格内向、孤僻、固执死板、过分关注自身、敏感、自我中心、兴趣狭窄的老年人容易产生疑病症。

2. **环境因素** 得知自己亲属朋友患某种严重疾病或死亡，老年人常会联想到自己，变得忧心忡忡。此外，老年人患慢性病者较多，家庭中的环境、气氛不和谐、劣性刺激，以及周围人群对自己病情的反应，哪怕一句话、一个动作、一个表情，都会引起患者惶惶不安而产生恐病情绪。医生的诊断失误或治疗不当，过多的医学仪器检查等，都可能促进疑病观念的产生。

3. **躯体因素** 人进入老年期，由于生理功能的退化，身体不免会出现这样或那样的不舒服，这本来是正常现象，属于自然规律。但是，有许多具有一定文化素质的老年人，出现一种症状，便对照医学书籍或科普文章进行比较分析，对这类生理现象的不合理认知会促成疑病观念的产生。

（二）老年疑病症的主要表现

1. 疑病观念。认为自己患了一种疾病，哪怕出现一种症状，便对照医学书籍或科普文章进行比较分析，越比越像，进而高度紧张和恐惧，而且不相信诊断结果。

2. 过分关注自己的健康。疑病症老年人对身体某处的不舒适感觉特别敏感和警觉，即使是一些微不足道的细小变化，也会特别关注，并且会不自觉地加以夸大和曲解，形成患有严重疾病的证据。尽管各项检查正常，但他们坚持相信自己的患病判断，认为医生隐瞒自己。

3. 感觉疼痛。感觉身体不同部位有疼痛感。常见的部位有腰部和头部，有时甚至感觉全身疼痛，求医时对病情的诉说不厌其详，最后到心理科就诊。

患者长时间地相信自己体内某个部分或某几个部分有病，求医时对病情的诉说不厌其详，甚至喋喋不休，从病因、首发症状、部位、就医经过，均一一介绍，生怕自己说漏一些信息，唯恐医生疏忽大意。

4. 患者常常感到烦恼、忧虑甚至恐慌，其严重程度与实际情况极不相符，他们对自己的病症极为焦虑，别人劝得越多，疑病就越重。

（三）老年疑病症的护理措施

1. 心理护理　对于老年疑病症的防治，心理调节是最重要的。

（1）耐心倾听患者陈述，对患者仔细检查之后，以事实说明所疑疾病缺乏根据，切忌潦草检查与简单解释。如配合其他治疗，疗效可能更好。对暗示性较高的患者，在支持性心理治疗的基础上进行催眠暗示可能获得良效。

（2）正确评价自我健康状况。老年人普遍自我健康评价欠佳。在老年人身心健康的实践指导和健康教育中，应实事求是，正确评价自身健康状况，对健康保持积极乐观的态度。

（3）充分认识老有所学的必要性。勤用脑可以防止脑力衰退。老年人根据自身的具体条件和兴趣，学习和参加一些文化活动，如阅读、写作、绘画、书法、音乐、舞蹈、园艺、棋类等。

（4）正确认识离休、退休问题。

2. 药物治疗　抗焦虑与抗抑郁药可消除患者焦虑、抑郁情绪。抗精神病药仅对少数患者有效。但是用量不宜过大，时间不宜过长。

3. 转移注意力　过度关注自己的身体是疑病者的共同特征。先要设法转移自己的注意，可以使自己专注于某一项工作，或者热衷于某一种业余爱好，或者多交一些朋友，倾诉情感。

4. 建立相互信赖的关系　在治疗过程中，治疗者应和患者建立相互信赖的关系，帮助患者寻找疾病根源，解除或减轻患者的精神负担，同时尽可能避免医疗过程中不利影响的发生。

5. 家属的支持　老年人需要家庭和睦与家庭成员的理解、支持和照料。作为子女应尽孝道，赡养与尊重老年人；作为老年人不可固执己见，独断专行或大摆长辈尊严，应理解子女，以理服人。遇事多和老伴、子女协商，切不可自寻烦恼和伤感。

6. 参加体育锻炼　多鼓励老年人积极参加体育锻炼和集体娱乐活动，培养自己多方面的爱好，寻求丰富多彩的生活乐趣和活动领域，这样可以使老年人逐渐地淡化疑病的情绪，从而起到辅助治疗老年疑病症的目的。

7. 健康教育

（1）要培养患者树立乐观主义的情绪，以积极的态度对待生活。只有稳定的情绪，才能增进健康。

（2）要正确地理解医学知识，不要盲目地照搬、自我取意，必要时可以做些检查，排除顾虑。

知 识 链 接

自我克服疑病症的方法：

1. 切勿过分敏感。感觉过分敏感，就会脱离现实，会把生理的感觉疑为疾病的过程，把轻微的小病体验为大病、重病。疑病症患者应杜绝经常自我注意、自我检查、自我暗示的不良生活习惯。

2. 对身体及疾病减少关注。只要不是器质性疾病，对自己身体上一切功能性症状和不适要抱着"听之任之"的态度。

3. 少查医学资料。有疑病倾向的人尽量不要查阅有关医学卫生方面的资料。

4. 切勿乱求医。不要稍感躯体不适就往医院跑，疑病症患者应尽量克制自己的强迫观念和行为，只有当确实有某种疾病时，才接受必要的医学诊治。

5. 接受心理咨询。

第三节　老年人常见精神障碍的护理

一、老年期焦虑症患者的护理

📖 **情景导入**

张老伯，70 岁。望子成龙心切，渴望孙子考上名牌大学，在孙子复习考试前爷爷显得非常烦躁焦虑。孙子放学没及时到家，这位爷爷白天坐不住，夜间不能入睡。自述心慌，头晕，觉得有不幸的事情发生。

问题思考：

1. 张老伯出现了什么心理问题？
2. 如何为张老伯实施护理措施？

焦虑症，又称焦虑性神经症，是以持续性紧张、担心、恐惧或发作性惊恐为特征的情绪障碍，伴有自主神经系统症状和运动不安等行为特征。通常情况下，老年焦虑与躯体疾病并存，二者之间互为因果，恶性循环，一般躯体症状表现更为突出，易忽视焦虑的存在。由于老年人的特殊生理和心理情况，老年焦虑症有较明显的自主神经功能紊乱症状。躯体化症状较突出，如头痛、头昏、胸闷、游走性麻木或针刺样疼痛感等。常与躯体疾病，如中风、心脏病等并发症同时存在。

【护理评估】

1. 健康史

（1）遗传因素　本病的遗传度约为30%。

（2）生化因素　苯二氮䓬类常用于治疗焦虑症，取得良好的效果。提示脑内苯二氮䓬受体系统异常，可能为焦虑的生物学基础。

（3）心理社会因素　弗洛伊德认为焦虑是一种生理的紧张状态，起源于未获得解决的无意识冲突。自我不能运用有效的防御机制，便会导致病理性焦虑。与社会因素有一定的关系。

2. 身体状况　老年期抑郁症的临床表现与中青年有较大异常，多以躯体不适就诊，而不是因为抑郁情绪。具体表现如下：

（1）焦虑和烦恼　表现为对未来可能发生的、难以预料的某种危险或不幸事件的经常担心，是焦虑症的核心症状。患者常有恐慌的预感，终日心烦意乱，坐卧不宁，忧心忡忡，好像不幸即将降临在自己或亲人的头上。

（2）运动性不安　表现为搓手顿足，来回走动，紧张不安，不能静坐，可见眼睑、面肌或手指震颤，或患者自感战栗。

（3）自主神经功能兴奋　常见的有心悸、心跳加快、气促和窒息感，头昏晕，多汗，面部发红或苍白，口干，吞咽有梗阻感，胃部不适，恶心，腹疼，腹泻，尿频等症状。

（4）过分警觉　表现为惶恐，易惊吓，对外界刺激易出现惊跳反应，注意力难以集中，有时感到脑子一片空白，难以入睡和易惊醒，易激惹等。

3. 辅助检查　可采用专业评定量表对焦虑的严重程度进行评估。

4. 心理 – 社会状况　评估患者家中的经济状况，工作、学习情况、子女负担情况，甚至住院后患者支付医疗费用情况等，以排除焦虑产生的客观因素，有助于为诊断提供可靠的依据，为患者提供帮助，解除其心理负担。

【护理诊断/问题】

1. 舒适的改变　与焦虑伴随的自主神经功能紊乱有关。

2. 睡眠形态紊乱　与焦虑情绪有关

3. 活动无耐力　与焦虑症状有关。

4. 部分自理缺陷　与焦虑、紧张恐惧、不能料理日常生活、躯体不适等有关。

【护理目标】

1. 焦虑体验减轻，患者可以准确地叙述焦虑的性质和症状。

2. 患者家属能较正确地描述焦虑的有关知识，对患者可以提供较为满意的监护、支持。患者在帮助下，可以有接受治疗的态度和行为。

【护理措施】

1. 日常生活护理

（1）做好基础护理，关注其睡眠环境，视患者特点而定，尽量满足其合理要求，必要时遵医嘱给药。

（2）密切观察躯体情况的变化，并记录。待患者情绪稳定时，应不失时机地为患者做心理护理，以安慰、镇定患者的情绪。

（3）对伴有躯体疾病者，要向其讲明激烈的情绪会对身体造成不良的影响，让患者能从主观上控制情绪反应。注意对生命体征的严密监测。

（4）对有严重躯体疾患的老年患者，除应严密监测生命体征外，还要调整饮食结构，加强营养物质的摄入，增加钙质食物的补充，以防骨折发生。

（5）为患者制定可行的活动计划，但应明确，护理人员为患者提供的活动内容目的只是一种达到治疗方案的方法，是评价患者情绪改善的尺度。所以，要求有严重焦虑的患者去完成护理所制定的活动内容有时是困难的。

2. 心理护理

（1）建立信任的护患关系，对患者既要尊重、同情、关心，又要保持沉着、宁静、坚定的态度；语言亲切，简明扼要；注意倾听患者的诉说。

（2）改善环境对患者的不良影响。尽量排除其他患者的不良干扰，满足患者的合理需求。

（3）教导放松技巧，鼓励患者以语言表达的方式疏泄情绪。督促患者进行放松调适，鼓励其多参加文娱治疗活动，扩展生活领域及兴趣范围。目的是转移注意力，减轻焦虑情绪。

帮助患者认识焦虑时所呈现的行为模式，护理人员要接受患者的病态行为，不加以限制和批评。在良好治疗关系的前提下，可用说明、解释、分析、推理等技巧使患者认识其病态症状。用明确的态度指出其焦虑行为，使其认知并努力减少焦虑行为。

【护理评价】

通过实施护理干预，患者焦虑情绪减低，躯体症状消失。

二、老年期抑郁症患者的护理

情景导入

曹先生，68岁。经常想起父亲是68岁去世。总是郁郁寡欢，说自己患了绝症，原因是身体总有不适，如胃痛、便秘、失眠多梦等。多家医院检查一切正常，但患者不相信结果，四处求医。患者情绪易怒，常为一件小事和家人争吵不休。近日，情绪越来越消沉，觉得自己没用，生不如死，无精打采，表情呆滞，屡次企图自杀，家人束手无策，来院就诊。以老年抑郁症入院。

问题思考：

1. 曹先生存在哪些护理问题？

2. 如何做好老年人的安全护理？

老年期抑郁症泛指老年人（≥60岁）这一特定人群的抑郁症。严格而狭义的定义，是指首次发病在60岁以后，以持久的抑郁心境为主要临床表现的一种精神障碍。抑郁症是老年期最常见的一种精神障碍之一。发达国家65岁以上社区老年人群的抑郁症患病率为 8% ~ 15%，老年护理机构中为 30%。调查显示，我国老年人抑郁症患病率为7% ~ 10%，患有冠心病、高血压、糖尿病，甚至恶性肿瘤的老年人群，抑郁症的患病率高达 50%。所以，老年期抑郁症已经成为全球重要的精神卫生保健问题。

【护理评估】

1. 健康史

（1）遗传因素　早年发病的患者，有明显的家族遗传倾向。

（2）生化代谢异常　机体老化引起中枢神经递质的改变，如去甲肾上腺素和 5 - 羟色胺功能不足，以及单胺氧化酶活性增高，影响情绪调节。

（3）神经 - 内分泌功能失调　下丘脑 - 垂体 - 肾上腺素皮质轴功能失调，导致其昼夜波动规律紊乱。

（4）心理 - 社会因素　抑郁症的发病与心理、社会因素有一定的关系。

2. 身体状况

老年期抑郁症的临床表现与中青年有较大异常，多以躯体不适就诊，而不是因为抑郁情绪。具体表现如下：

（1）疑病性　患者常从身体疾病开始，继而出现烦躁不安和抑郁等情绪，要求医生反复检查和验证，具有严重的疑病倾向。疑病性抑郁症最常涉及消化系统症状，如胃肠不适和便秘，是此类患者最易也是较早出现的症状之一。

（2）激越性　此类抑郁症最主要表现是恐惧、焦虑，终日担心自己和家人将大祸临头，遭遇不幸，惶惶不可终日，失眠，反复追忆往事，责怪自己，对一切事物均无兴趣，甚至出现冲动性自杀行为。

（3）隐匿性　此类抑郁症的核心症状是心境低落，但多数以躯体症状表现为主。表现为疲乏无力、头痛、睡眠障碍、肠胃不适、便秘、颈背部不适等，情绪低落表现不明显，极易造成误诊。

（4）迟滞性　此类抑郁症表现为行为迟滞，以随意运动缺乏和迟缓为主要特点。患者面部表情减少，肢体运动减少，思维迟滞、言语阻滞，经常处于缄默状态，重则双目凝视，表情淡漠，对外界事物无动于衷。

（5）妄想性　约有15%抑郁症患者可出现妄想、幻觉等症状，认为自己犯下不可饶恕的错误，幻听有声音控诉或谴责自己，让自己去死。患者认为自己已被监视和迫害。此类患者的症状与他们的生活态度和生活环境有关。

（6）自杀倾向　自杀是抑郁症患者最危险的行为。抑郁症患者由于悲观厌世、心境低落，严重时很容易有自杀倾向。据调查，抑郁症患者的自杀率较一般人群高出约 20 倍。自杀行为在老年抑郁症患者中较常见，且态度坚决，甚至制造镇定自若、不再痛苦等假象迷惑家人。因自杀往往是疾病发展到严重程度时才会产生的，所以一定要及早发现疾病，及早治疗。

（7）季节性　抑郁症常见于冬季发作，夏季或春季相对好转。

3. 辅助检查　可采用专业评定量表对抑郁的严重程度进行评估。如流行病学调查中常用抑郁量表（CES－D）、老年抑郁量表（GDS）、Zung 抑郁自评量表（SDS）、汉密尔顿抑郁量表（HAMD）、贝克抑郁量表（BDI）等，其中 GDS 最为常用。抑郁症患者 CT、MRI 显示脑室扩大、皮质萎缩。

4. 心理－社会状况　老年期的各种生活应激事件，如丧偶、退休、经济窘迫、家庭纠纷、疾病等，对老年期抑郁症产生、发展有重要影响。另外，具有神经质性格的人较易发生抑郁症。老年人的抑郁情绪还与消极的认知应对方式，如回避、自责、幻想等有关。

【护理诊断/问题】

1. 应对无效　与情绪抑郁、无助感、疑病有关。

2. 无望感　与消极的认知有关。

3. 睡眠形态紊乱　与异常想法、精神压力有关。

4. 营养失调　低于机体需要量与抑郁导致的食欲下降有关。

5. 有自伤、自杀的危险　与严重抑郁情绪、自罪自责观念等有关。

【护理目标】

1. 患者抑郁症状减轻或消失，复发危险减小。

2. 身心健康状况得到改善，生活质量提高，医疗费用和死亡率降低。

【护理措施】

1. 日常生活护理

（1）保持良好的休息与睡眠　入睡前禁止大量饮水，尤其禁止喝浓茶、咖啡等刺激性饮料，可喝热牛奶以促进睡眠。可用热水泡脚或洗热水澡，避免睡前看激动、兴奋的电视节目。白天适量运动，晚上为老年患者创造舒适安静的睡眠环境，促进睡眠。

（2）加强营养　多吃富含高蛋白、维生素的食物，但注意饮食清淡。

2. 用药护理

（1）密切观察药物不良反应　服药后如出现乏力、双手颤抖、头晕、恶心、视物模糊，甚至嗜睡、昏迷，要警惕药物中毒。服药期间尽量避免驾车等危险性行为。由于抗抑郁药可以加强酒精的作用，故用药期间戒酒。

（2）坚持用药　抑郁症的治疗用药周期较长，导致患者治疗信心不足，服药依从性减低，表现为藏匿药物、拒绝服药或随意增减药物。护理人员要耐心向患者讲解按医嘱服药的重要性，帮助患者重建治疗信心。

3. 严防自杀

（1）识别自杀倾向　与患者建立良好的治疗性人际关系，全面深入了解患者才能识别自杀动机。如近期内曾有过自伤或自杀未遂的行为，或失眠、焦虑、沉默寡言、抑郁的情绪突然"好转"，要及时识别，防范意外的发生。

（2）专人看护　对有强烈自杀企图的患者要24小时专人看护，必要时可解释后予以适当约束，严防意外发生，尤其在凌晨、夜间、午间、节假日等人少的情况下，要特别注意。

（3）工具及药物管理　自杀多发生于一瞬间，凡有可能成为患者自伤的工具都应严格管理。妥善保管药物，每次服药都要看患者服下，以免患者藏匿药物一次性大量吞服，危及生命安全。

4. 心理护理

（1）改善负性情绪　护理人员应该帮助抑郁症患者改变其惯有的、对自我或事情的负性看法，可以帮助老年患者回顾其长处、优点、毕生成就，以调动其积极情绪。此外，可协助患者检查、分析其认知、逻辑与结论的正确性，修正无逻辑的思维，协助患者完成某些建设性的工作。尽量减少对患者的负面评价，并提供正向的激励，以增强其自尊。

（2）鼓励患者表达自己的想法　严重抑郁患者思维缓慢，思维量减少，甚至有虚无罪恶妄想。护理人员应以耐心、缓慢的语言及非语言方式表达对患者的关爱与支持，通过这些活动逐渐引导患者与外界沟通，同时利用治疗的沟通技巧，协助患者表达其看法，便于发现症结，进行针对性干预。

（3）学习新的应对技巧　为患者创造与他人、社会沟通交流的机会，协助患者改善处理问题及增强社交的技巧，并教会其家属识别、鼓励患者的适应性行为，忽视其不适应性行为，从而改变患者的应对方式。

【护理评价】

通过实施护理干预，患者能正确面对现实，纠正认知上的偏差。应激能力提高，自信心和自我价值感增强，能重建和维持人际关系和正常社会生活，自杀念头或行为消失。

三、 老年期痴呆症患者的护理

老年性痴呆症，最常见的为阿尔茨海默病。阿尔茨海默病是发生在老年期及老年前期的一种原发性退行性脑病，是一种持续性高级神经功能活动障碍，即在没有意识障碍的状态下，记忆、思维、分析判断、视空间辨认、情绪等方面障碍。其特征性病理变化为，大脑皮层萎缩，并伴有 β-淀粉样蛋白沉积，神经原纤维缠结，大量记忆性神经元数目减少，以及老年斑的形成。全球老龄化趋势让老年性痴呆患者数量增多，其发病率在逐年增高。痴呆已不是老年人的"专利"，老年痴呆逐步呈现年轻化趋势，数量也在逐年增加。事实上，老年痴呆在中年就开始有症状和反应，早期的痴呆能极好的改善和控制，而重度病情阶段目前尚无特效治疗或逆转疾病进展的治疗药物。

【护理评估】

1. **健康史**　询问是否有脑外伤史、药物中毒、脑瘤、抑郁症史、中风等，是否有痴呆家族史。是否有缺氧、肝肾功能衰竭、电解质失衡、酒精戒断等。

2. **生理－心理状况**

（1）认知功能障碍。①近记忆障碍常为首发及最明显症状，以后逐步发展到包括近期记忆和远期记忆在内的全部记忆丧失；②计算能力减退，思维迟缓，思考问题困难。

（2）非认知性精神症状患者可有精神和行为障碍。①可有幻听、错觉，被盗妄想；②可能在性欲减退的基础上，产生配偶另有外情等无中生有的想法；③此外，还可出现被害妄想、夸大妄想等。

（3）人格改变往往出现在疾病的早期，患者变得缺乏主动性，活动减少，孤独，自私，对周围环境兴趣减少。

（4）失语症最初患者不能正确地使用词汇，以后说话减少，最后减少到只会呻呀作声或沉默不语。

（5）失用症指由于动机或感觉的丧失不能完成有目的的动作。

（6）失认症即失去辨认的能力。

3. **家庭及环境状况**　①患者需要每天24小时照顾；②患者的情况是否影响家庭的经济负担；③负责照顾的家人是否觉得负担太重且不能得到放松；④家人是否热心照顾患者；⑤是否有安全、适宜的空间让患者活动而不受干扰；⑥是否有大钟或日历协助患者保持时间的定向力；⑦各种房间如客厅、卧室是否有标识记号帮助患者保持空间的定向力。

4. **辅助检查**　评估脑电图及脑血流或CT扫描或MRI常显示不同程度的脑室扩大和皮质萎缩、脑沟变宽。实验室检查多无明显改变。脑电图可见非特异性的弥漫性慢波，α波节律变慢、波幅变低；严重者，双侧可同步发放$0.5c/s$的尖波。脑血流图示，大脑皮质的局部脑血流量减少，脑氧代谢率下降。CT扫描或MRI常显示不同程度的脑室扩大和皮质萎缩、脑沟变宽。

【护理常见护理诊断/问题】

1. **有受伤的危险**　与丧失分析判断思维能力有关。

2. **言语沟通障碍**　与丧失语言沟通能力有关。

3. **生活自理能力缺陷** 与丧失认知能力有关。

4. **家庭应对无效** 与缺乏正确认识有关。

【护理目标】

1. 患者安全（家里或医院）得到保障。①在护理干预下，患者不会被火烧伤；②在护理人员的帮助下布置环境，使患者即使摔倒也不致造成损伤；③在家人和邻居或护理人员的帮助下，患者外出时能安全返回。

2. 当患者出现失语症时，能够用别的方式表达自己的需求。①当患者听到一个词时，能正确地打手势；②患者对你所提的问题回答"是"或"不是"；③患者能较正确表达自己的需求。

3. 患者参与力所能及的自我料理。在家人及护理人员的指导下，患者能逐步地按照提示穿衣服、洗澡、梳理等；在不长期受压的情况下，保持皮肤完好无损。

4. 家属对疾病有正确的认识，能正确处理患者的各种状况。

【护理措施】

1. **饮食护理** 老年痴呆患者在给予原有疾病治疗饮食的同时，一日三餐应定时、定量，尽量保持患者平时的饮食习惯。老年痴呆患者多数因缺乏食欲而少食甚至拒食，直接影响营养的摄入。对这些患者，要选择营养丰富、清淡可口、荤素搭配、温度适中、无刺、无骨、易于消化的食物。以半流质或软食为宜，食团大小要合适。对吞咽困难者应给以缓慢进食，不可催促，每次吞咽后嘱患者反复做几次空咽运动，确保食物全部咽下，以防噎食及呛咳。对少数食欲亢进、暴饮暴食者，要适当限制食量，以防止因消化吸收不良而出现呕吐、腹泻。进食时必须有人照看，以免呛入气管致窒息死亡。

2. **睡眠障碍护理** 老年痴呆患者往往有睡眠障碍。认知障碍严重时，常白天休息，夜间吵闹。对于这种情况，首先要为患者创造良好的入睡条件，周围环境要安静、舒适，入睡前用温水泡脚，不要进行刺激性谈话或观看刺激性电视节目等，不要给老年人饮浓茶、咖啡、吸烟，以免影响睡眠质量。对严重失眠者可给予药物辅助入睡，夜间不要让患者单独居住，以免发生意外。每人应保证有6~8小时的睡眠。对于昼夜颠倒的患者，如病情许可，白天要让其有适度的活动，尽量不让患者在白天睡觉，增加活动保持兴奋，以使他们能在夜间休息，避免整天卧床。

3. **认识、思维障碍者的护理** 协助老年人确认现实环境，诱导正向行为，积极开发智力、记忆训练、智力锻炼、理解和表达能力锻炼、社会适应能力训练、数字概念和计算能力训练。

4. 安全管理 ①浴池、厕所地面要干燥、无积水，规劝老年人勿做难以承担的劳作，上、下床及变换体位时动作宜缓，床边设护栏，上、下楼梯、外出散步一定要有人陪伴和扶持。②老年痴呆患者因记忆功能受损，尤其是中、重度痴呆患者，定向力出现障碍，应避免患者单独外出，同时指导家属在患者衣兜内放置卡片，写清患者姓名、疾病、家庭住址、联系电话等，一旦患者迷路，容易被人发现送回。

5. 心理护理 对于早、中期患者，多与其谈心、交流，鼓励家人陪护探视。①对于焦虑患者，给予其足够的照顾，保证居室安静，安排有趣的活动，指导患者听一些轻松、舒缓的音乐。②对于抑郁患者，要耐心倾听患者的叙述，不强迫其做不情愿的事情。在病情许可的情况下，鼓励患者多活动，如散步等。③对于淡漠的患者，要增加病室照明度，多与其交流，与患者多说一些关爱的话语，与其建立信赖的关系，鼓励患者所做的事情。④对于激越患者，为了较好地预防激越行为的发生，应该尽量避免一切应激原。病房环境应尽量按照患者原有的生活习惯设置，分析产生激越的具体原因，避免刺激性语言。鼓励规律性地锻炼，以达到放松的目的。在有激越行为的患者中，试图将注意力转移到患者感兴趣的方面，可有效地减少激越行为的发生。对老年痴呆患者不能用禁止、命令的语言，更不能在患者存在激越行为时将其制服或反锁在室内，这样会增加患者的心理压力使病情加重。⑤对于欣快的患者，护理人员首先要尊重患者，劝导其增加活动，如下棋、读报等。

6. 用药安全 护理老年痴呆患者，多合并其他疾病，用药多样，如果疏忽，会引起漏服、少服、用药过量，甚至中毒等。老年痴呆患者常忘吃药、吃错药，或忘了已经服过药又过量服用，故所有口服药必须由护理人员按顿送服，不能放置在患者身边。必须看患者服药，帮助患者将药全部服下，以免患者遗忘或错服。如一些心脏用药，用之过量会导致猝死；糖尿病用药，漏服或不能按时服用，起不到降糖效果，服用过量，又会造成低血糖等。对伴有抑郁症、幻觉和自杀倾向的痴呆老年人，以及拒绝服药的患者，除要监督患者把药服下外，还要让患者张开嘴，检查是否已经将药物咽下，防止患者在无人看管的情况下将药物吐掉或取出；镇静催眠药在患者上床以后再服用。中、重度痴呆患者服药后常不能诉说其不适，护理人员要细心观察患者服药后的反应，及时反馈给医生，以便及时调整给药方案。卧床患者、吞咽困难的痴呆老年人，不宜吞服药片，最好将药片掰成小粒或研碎后溶于水中服用。不能吞咽或昏迷的患者，应由胃管注入药物。

7. 康复训练

（1）记忆和思维训练 应反复训练患者记住居住的环境、物品放置、周围的人和事。早期患者由于近记忆的下降，可以帮助患者准备一个备忘录，随时把有关的事情记下来，如电话号码、人名、地名、需办的事情等。根据患者的病情和文化程度，教他们记一些数字，由简单到复杂反复进行训练。把一些事情编成顺口溜，让他们记忆背诵；利用玩扑克牌、玩智力拼图等进行锻炼，以帮助患者扩大思维和增强记忆。

（2）自理能力训练　尽可能地维持一种固定的生活习惯，反复训练患者穿衣、行走、洗漱、进食、上厕所等，患者还能做的事情尽量让他自己做，不要完全包办，以便尽可能长时间地维持还没有丧失的自理能力。

（3）语言训练　失语者应训练其语言表达能力，要从简单到复杂，先单音节字如随照顾者说数字"1、2、3"，有进步后，说一些常用物品的名字"桌子、筷子、椅子"，然后可以采取提问的方式，回答简单问题，根据患者表达能力，给予相应鼓励，多说、多练非常必要。

（4）肢体训练　徒手或借助器械进行各种改善患者运动功能的训练，训练时注意配合患者的节奏，不宜操之过急，逐渐增加活动量。长期卧床患者肢体被动锻炼每次 20 分钟，每日 2~3 次，可防止肌肉萎缩。

【护理评价】

1. 患者能减少或不发生外伤。
2. 能够用其他的方式表达自己的需求。
3. 在家人和护理人员的帮助下，逐步地实现生活自理。
4. 家属对疾病有正确的认识，并能正确处理患者的状况。

第四节　老年人心理健康的维护与促进

情景导入

张老太今年 65 岁了，老伴去世 3 年。近半年来常感到心慌，总觉得自己哪里不舒适却又说不清楚，老是在家里自言自语，跟孩子打电话频繁。有头痛、失眠、多汗、手脚冰凉、尿频尿急、便秘、胃部不适的症状。

问题思考：

1. 张老太目前面临的是什么心理问题？
2. 应该怎样去促进她的心理健康？

一、老年人心理健康

（一）心理健康的概念

世界卫生组织提出："健康，不仅是没有躯体疾病，还要有完整的生理、心理状态和良好的社会适应能力。"从这一整体健康概念出发，心理健康是相对于躯体健康而言的。

从广义上讲，心理健康是指一种高效而满意的、持续的心理状态。从狭义上讲，心理健康是指人的基本心理活动的过程，内容完整、协调一致。即认识、情感、意志、行为、人格完善和协调，能适应社会，与社会保持同步。

（二）老年人心理健康标准

良好的心理素质有益于增强体质，提高抗病能力。老年人怎样的心理状态才算是健康呢？有关学者制订了10条心理健康的标准。

1. 充分的安全感 安全感需要多层次的环境条件，如社会环境、自然环境、工作环境、家庭环境等等，其中家庭环境对安全感的影响最为重要。老年人工作能力降低，对安全感要求更高，家庭对他们来说尤为重要。

2. 充分的了解自己 就是指能够客观分析自己的能力，并做出恰如其分的判断。能否对自己的能力做出客观正确的判断，对自身的情绪有很大的影响。如过高地估计自己的能力，勉强去做超过自己能力的事情，常常会得不到想象中的预期结果，而使自己的精神遭受失败的打击；过低的估计自己的能力，自我评价过低，缺乏自信心，常常会产生抑郁情绪。

3. 与外界环境保持接触 这样一方面可以丰富自己的精神生活，另一方面可以及时调整自己的行为，以便更好地适应环境。

（1）与外界环境接触包括三个方面，即与自然、社会和人的接触。

（2）老年人退休在家，有着过多的空闲时间，常常产生抑郁或焦虑的情绪。如今的老年活动中心、老年文化活动站及老年大学，为老年人与外界环境接触提供了条件。

4. 保持个性的完整与和谐 个性中的能力、兴趣、性格与气质等各个心理特征必须和谐、统一，生活中才能体验出幸福感和满足感。例如，一个人工作能力很强，但对所从事的工作不感兴趣，也不适合他的性格，那么他在这个领域也不会有所成就，工作起来也不会开心。相反，如果他对自己的工作感兴趣，但能力很差，力不从心，也会感到很烦恼。

5. 生活目标切合实际 要根据自己的经济能力、家庭条件及相应的社会环境来制定生活目标。生活目标的制定既要符合实际，还要留有余地，不要超出自己及家庭经济能力范围。道家的创始人老子曰："乐莫大于忧，富莫大于知足。"

6. 活到老学到老 在现代社会中，为了适应新的生活方式，就必须不断学习。比如：老年人不学习使用手机的各种新功能，可能就不会同工作远在外地的孩子们视频通话，体会不到上网的乐趣。不学健康新观念就会使生活仍留在吃饱穿暖的水平上。学习可以锻炼老年人的记忆和思维能力，对于预防脑功能减退和老年痴呆有益。

7. 人际关系和谐 人际关系的形成包括认知、情感、行为三个方面的心理因素。情感方面的联系是人际关系的主要特征。在人际关系中，有正性积极的关系，也有负性消极的关系。而人际关系协调与否，对人的心理健康有很大的影响。

8. **能适度的表达与控制自己的情绪** 对不愉快的情绪必须给予释放，但不能发泄过分，否则既影响自己生活，又加剧了人际矛盾。

9. **有限度地发挥自己的才能与兴趣爱好** 一个人的才能和兴趣爱好应该对自己有利，对社会有利，对家庭有利。否则只顾得发挥自己的才能和兴趣，而损害了他人或团体的利益，就会引起人际纠纷，而增添不必要的烦恼。

10. **道德允许下需要基本得到满足** 当个人的需求能够得到满足时，就会产生愉快感和幸福感。但人的需求往往是无止境的，在法律与道德的规范下，满足个人适当的需求为最佳的选择。

这十项标准，要灵活运用。不能由于老年人有一项不符合，就盲目去定义老年人心理不健康，以防带来负面效果。

知 识 链 接

促进老年人心理健康五步走

一个中心：以健康为中心。

二个要点：自主一点，淡薄一点。

三个忘记：忘记年龄、忘记疾病、忘记恩怨。

四有：有窝、有老伴、有老底、有老友。

二、 老年人心理健康的维护与促进

（一）维护与促进老年人心理健康的原则

1. **适应原则** 达尔文的进化论说："适者生存，不适者淘汰。"不管是年轻人还是老年人，都应该学会适应环境。而人对环境的适应、协调，不仅仅是简单的顺应、妥协，更主要的是能积极能动地去改造，从而才能顺应个体地需要。因此，应指导老年人积极主动地调节环境及自身，减少环境中的不良刺激，学会协调人际关系，发挥自己的潜能，以维护和促进心理健康。

2. **整体原则** 身心健康是相辅相成、相互影响的。因而，老年人在满足自己心理需求的同时，也应该积极地锻炼身体、培养健康的生活方式，促进身心健康。

3. **发展原则** 人和环境都在不断地变化和发展，在不同年龄阶段、不同时期、不同身体状况和不同环境中，其心理状况不是静止不变的，而是动态发展的。所以，要以发展的观点动态把握心理健康。

（二）维护与促进老年人心理健康的措施

1. 老年人心理的自我保健

（1）增强体质，延缓衰老　衰老虽然不可避免，但可以延缓。增强体质，提高生活质量是拥有健康心理的基础。因此，老年人要积极增强自身的体质，做到饮食有节，起居有常；早睡早起，中午要休息；适当锻炼，劳逸适度；纠正各种不良生活习惯。

（2）正确认识自我健康水平　大多数老年人患有某些疾病，但有人过于盲目乐观或对疾病存在错误认识，不积极求医；有人对自身健康状况评价又过于消极，以至于对健康过于忧虑，更感衰老而无用，这都对老年人心理健康十分不利。因此，老年人对所患疾病要有正确的评价，应实事求是，尊重科学，既不要讳疾忌医，也不要以药度日，对健康保持积极乐观的态度。

（3）顺应社会变革　社会变革是历史发展的必然趋势，老年人对于自身的社会角色转换要有足够的思想准备，客观对待丧偶、疾病和死亡等。要根据自身的健康状况，适当参加社会活动，接触社会，了解社会，用积极的态度看待社会变革。

（4）扩展兴趣爱好　老年人离退休后，要不断培养自己的情趣和爱好，比较孤独和压抑的老年人，更要勇于走出家门，参加各种群体活动。在培养兴趣爱好的同时，老年人之间要加强情感交流，改善自己的心理状态。

（5）保持良好的心境　老年人要保持良好的心境，平时宜制怒、节哀、忌忧、防惊。老年人应学会用积极的心理防御机制，如用幽默来化解困境，用升华来把内心的心理不平衡转化为对社会有益方面的表达。而不宜采用压抑、推诿、退化等消极的心理防御机制，对事、对人不能要求过高，知足常乐，提高对生活的满意度。

（6）共建和乐家庭　家庭是老年人生活空间结构的中心，又是老年人活动最多的场所，因而，老年人更需要家庭的和睦与温馨。老年人一般在家庭中起主导作用，所以老年人首先要勇于承认与年轻一代的差别，在非原则问题上，对年轻人不要过于苛求，应理解子女，以理服人；对配偶要多礼让、多体谅，要倍加珍惜白首偕老的情谊。遇事多和配偶、子女协商，不可固执己见、独断专行或大摆长辈尊严。

（7）婚姻利于健康有条件的失偶老年人可以再婚，以利身心健康。并非所有夫妻都能"百年偕老"。老年丧偶，精神上孤单寂寞，生活上缺乏照料，自然会影响失偶老年人的身心健康，其再婚问题理应得到子女的理解与社会舆论的支持。但失偶老年人再婚在选择对象时要有正确的再婚动机，要考虑双方个性、情趣及爱好是否投机，要充分了解和考虑对方的健康状况和经济条件。切忌草率从事，以避免再婚后走上离婚的道路。

（8）勤于用脑、科学用脑　首先要保持大脑的健康，因为大脑是人体的神经中枢，是心理活动的司令部，大脑健康是心理健康的物质基础和保证。勤用脑，可使大脑血液供应增加，脑细胞代谢旺盛，提高大脑的兴奋性，增强其功能，延缓大脑的衰老。老年人还要科学合理地用脑：因老年人精力不如年轻人，易于疲劳，所以每次用脑的时间不宜过长，要量力而行；用脑不宜过度，不能太紧张，要适度；老年人学习、思考的内容要多样化，要交替、合理安排。人的大脑机能的潜力是很大的，勤奋钻研的老年人同样能做出巨大的贡献，如爱迪生在81岁时完成了他的第1033项发明，我国唐代著名医学家孙思邈在百岁高龄完成了他的第二部医学巨著《千金翼方》。

2. 加强社会的老年人心理服务

（1）建立健全各项法律法规　通过法制手段维护老年人的合法权益，增强老年人的安全感，解除他们的后顾之忧，为安度晚年提供可靠的社会保障。

（2）树立尊老敬老的社会风尚　尊老敬老是中华民族的传统美德，也是促进我国老年人心理健康的良好社会心理环境。目前，虽然大多数人能够做到孝敬父母、赡养老年人，但遗弃、虐待老年人的也不乏其人。为促进健康老龄化的实现，促进社会和谐稳定发展，应加强宣传教育，继续大力倡导尊老敬老。

（3）普及老年人健康教育　进入老年期，普遍存在心理承受能力下降、容易受到打击，加上机体衰老容易罹患各种疾病。如果帮助老年人掌握一些医疗、预防及保健知识，则可大大提高防御能力。因此应有组织、有计划地对老年人进行健康教育，使老年人懂得如何面对危机、如何形成一种健康的人格，从而提高生存能力和生活质量。

（4）发展老年人服务事业　为方便老年人生活和保健需要，需改造不适应人口老龄化的住宅、社区、环境，提供适合老年人的衣、食、住、行、用、文等各种消费品，建立高服务水平的老年公寓、老年人门诊、老年人社区护理站，加强老年人社会保险，完善老年人综合福利设施。社会还应为老年人提供良好的医疗服务，解决医治老年疾病的人才、技术、医药、康复及设施等问题，这是老年健康的最基本的保证，也是老年人最迫切的需求。所以应建立健全各种老年人保健组织，对老年人的健康也应从医院为中心转变到以社区为中心。定期为老年人进行健康体检。常见病的预防。

（5）弘扬尊老敬老的传统美德　老年人在青壮年时期为社会奉献了大半生，积累了丰富的知识和经验，有些人在退休后仍在为国家做贡献。所以他们是国家的功臣，是社会的财富，理应受到社会的尊重和照顾。尊老敬老是中华民族的传统美德，尊重老年人就是尊重历史、尊重社会发展的成果。所以在社会上应广泛开展尊老、敬老、爱老活动，并形成一种文明的社会道德风尚，使老年人拥有一个幸福、平和、安逸、美满和快乐的晚年。

目标检测

一、选择题

【A1 型题】

1. 老年人记忆力下降的表现需除外（   ）

A. 记忆的广度降低

B. 远期记忆下降

C. 再认能力减退

D. 回忆能力减退

E. 机械记忆下降

2. 老年人智力特点下列描述错误的是（   ）

A. 知觉整合能力随增龄而逐渐减退

B. 近事记忆力及注意力逐渐减退

C. 词汇理解能力随增龄而逐渐减退

D. 晶态智力并不随增龄而逐渐减退

E. 液态智力随年龄增长而减退较早

3. 下列哪项不是老年人心理变化的特点（   ）

A. 日常生活能力下降　　　B. 对事物的整体认识下降　C. 以自我为中心

D. 遗忘　　　　　　　　　E. 定向力下降

4. 老年人对刚感知过的事物有印象，但持续时间较短，这种记忆称为（   ）

A. 逻辑记忆　　　　　　B. 机械记忆　　　　　　　C. 近事记忆

D. 初级记忆　　　　　　E. 次级记忆

5. 老年人最常出现的认知改变是（   ）

A. 感觉　　　　　　　　B. 知觉　　　　　　　　　C. 记忆力

D. 思维　　　　　　　　E. 人格

6. "空巢家庭"的含义是（   ）

A. 无子女共处，只剩老年人独自生活的家庭

B. 分居老年人组成的家庭

C. 夫妻一方过世，只剩一人独自生活的家庭

D. 无父母，只剩子女单独生活的家庭

E. 以上都不是

7. 下列容易诱发老年人离退休心理障碍的因素中不正确的是（   ）

A. 个人爱好　　　　　　B. 居住环境　　　　　　　C. 人际关系

D. 职业性质　　　　　　E. 以上都不是

8. 离退休综合征属于（　　　）

A. 适应性障碍　　　　　B. 文化休克　　　　　　C. 压力源

D. 自理缺陷　　　　　　E. 病理改变

9. 老年人智力特点下列描述错误的是（　　　）

A. 知觉整合能力随增龄而逐渐减退

B. 近事记忆力及注意力逐渐减退

C. 词汇理解能力随增龄而逐渐减退

D. 晶态智力并不随增龄而逐渐减退

E. 液态智力随年龄增长而减退较早

10. 关于老年人的思维特点，下列描述不正确的是（　　　）

A. 思维衰退较早　　　　B. 计算速度减慢　　　　C. 计算能力减退

D. 心算能力减退　　　　E. 联想缓慢

11. AD 病是指（　　　）

A. 老年性痴呆　　　　　B. 血管性痴呆　　　　　C. 焦虑

D. 精神分裂症

12. 关于老年人焦虑，下列描述不正确的是（　　　）

A. 普遍存在

B. 焦虑百害无一益

C. 可分为急性焦虑和慢性焦虑

D. 焦虑是对未来事件的恐惧不安

E. 焦虑常伴有自主神经功能紊乱

13. 当老年人的自尊需要得不到满足，又不能恰如其分、实事求是地分析自己时，就容易产生的心理问题是（　　　）

A. 自卑　　　　　　　　B. 焦虑　　　　　　　　C. 恐惧

D. 抑郁　　　　　　　　E. 绝望

14. 老年期痴呆患者最早的特征表现是（　　　）

A. 行为改变　　　　　　B. 意识改变　　　　　　C. 记忆力改变

D. 思维改变　　　　　　E. 抑郁

15. 关于老年期抑郁症的描述，下列哪项不正确（　　　）

A. 多发生于 60 岁以上　　B. 表现为情绪低落　　　C. 可缓解

D. 一般有人格缺损　　　　E. 易复发

16. 指导老年人家庭共同维护老年人心理健康的措施中，不正确的是（　　　）

A. 指导家人与老年人相互理解

B. 促进家庭成员的相互沟通

C. 认真对待老年人的再婚问题

D. 老年人要善于倾听子女的意见和建议

E. 子女与父辈发生矛盾后要尽量回避，以减少争执

【A2 型题】

17. 老年女性，90 岁。文盲，日常生活不能自理，记忆力下降，不知道自己住在哪里，注意力不集中，答非所问，不认识自己的儿女，有时对人漠不关心，有时大吵大闹。该老年人的诊断是（　　）

A. 老年痴呆第一期　　　　B. 老年痴呆第二期　　　　C. 老年痴呆第三期

D. 老年痴呆第四期　　　　E. 老年抑郁期

18. 李老太，60 岁，退休 5 年，儿女均在国外。近日因跌倒导致股骨颈骨折卧床，感觉孤独，特别思念儿女，有自怜和无助的表述。下列叙述中不正确的是（　　）

A. 主动关心老年人，满足其需要

B. 鼓励老年人用现代通讯方式与子女沟通

C. 左邻右舍、亲朋好友多探视

D. 志愿者提供及时的、个性化的服务

E. 送老年人去清静处疗养

19. 老年男性，60 岁，某机关干部，退休在家。感到整日无所事事，别人不再叫他某领导，感觉很不适应。这位老年人的主要心理矛盾是（　　）

A. 角色转变与社会适应的矛盾

B. 老有所为与身心衰老的矛盾

C. 老有所养与经济保障不充分的矛盾

D. 安度晚年与意外刺激的矛盾

E. 以上都不是

20. 老年女性，62 岁。担任村内老年人秧鼓队组织工作，近日为迎接上级领导检查，压力很大，担心工作做不好，出现难以入睡、易醒症状。这位老年人的主要心理问题是（　　）

A. 焦虑　　　　　　　　B. 恐惧　　　　　　　　C. 抑郁

D. 自卑　　　　　　　　E. 悲观

二、病例分析

张奶奶，73 岁。生活很好，儿子长大成人。然而每当她想到母亲是 73 岁这一年去世，再联想到自己也到了这个年头，于是不由自主地感到悲哀。近来，她总是郁郁寡欢。起初，她感到自己患了绝症，原因是躯体不适，如胃痛、腹痛、打嗝、食欲减退、失眠多

梦。在医院做了多次检查后，她得知自己的胃肠一切正常。但她不相信这些结果，仍到处求治求医。其次，张奶奶情绪特别易激动，爱发脾气。常感到自己年轻时做过许多错事，不可饶恕，为此她常担心自己和家庭遭到不幸，不敢走出家门。有时坐卧不安，难以入睡。情绪越来越消沉，无精打采、有孤独感、不想说话、行动迟缓，表情淡漠呆滞。以往很感兴趣的事变得索然无味，她感到自己老了，什么都干不了了。近来，张奶奶越来越悲观，感到自己没用，真是生不如死。她感到母亲在天之灵向他发出召唤。于是到处求安眠药，而自杀未遂。家人为此着急万分，时时刻刻要人守护她。但张奶奶仍企图不断自杀（割脉、服药、上吊……）。

分析思考：

1. 张奶奶最可能的诊断是什么？有何依据？
2. 请列出主要护理诊断/问题。
3. 请列出护理措施要点。

扫一扫，知答案

第 七 章

老年人的生理特点及常见健康问题与护理

扫一扫，看课件

【学习目标】

1. 掌握老年人常见健康问题与护理。

2. 熟悉老年人各系统老化的主要表现。

3. 了解老化的机制。

4. 学会运用所学知识推理老化的改变与疾病的关系。

5. 具有高度的责任心及临床思维能力，能分析老年人的生理、患病特点，制订周密的护理计划。

随着年龄的增长，老年人各组织器官生理功能逐渐衰退，机体代谢和内分泌等发生改变。衰老不仅表现在外貌特征方面，还表现在组织和器官的结构和功能的退行性改变。表现为机体内环境稳定调节范围变窄，反应力、适应力、免疫力和抵抗力下降，个别器官甚至功能丧失。结构的基本变化是细胞数量减少、萎缩，细胞间质增多，细胞内脂褐素沉积，组织纤维化和硬化。

第一节 老年人各系统的老化改变

一、神经系统的改变

老年人脑的体积逐渐缩小，重量逐渐减轻。45 岁以后，由于神经细胞变性和胶质增生，脑重量逐渐减轻，到 60～70 岁时脑重量为 1200～1300g，老年痴呆患者的脑重量减轻更加明显。脑萎缩主要见于大脑皮质，以额颞叶最明显。主要表现为蛛网膜下腔增大、脑室扩大、脑沟增宽、脑回变窄。智力良好的老年人极少发生严重的皮质萎缩。从中年期开始，脑组织逐渐萎缩，老年期脑重量逐渐减轻，脑室和蛛网膜下隙扩大，这与脑神经细胞数目减少有关。随着年龄增长，老年人脑动脉硬化，脑血流量减少，脑代谢水平降低，脑细胞中的脂褐素发生增龄性增加，严重影响了脑细胞的正常功能。脑神经细胞萎缩主要在皮质。神经细胞中核糖核酸（RNA）在合成脑蛋白中起重要作用，随着年龄的增长 RNA 含量逐渐减少，50 岁时迅速下降。研究表明，勤于动脑的人神经细胞 RNA 含量多于懒于动脑者 40%，说明老年人勤于动脑有利于防止大脑退化的发生。

脑的老化引起衰退的主要表现为：健忘，感知觉减退，思维敏捷性降低，学习和语言能力下降明显，但智力一般不减退。情绪体验的强度和持久性提高，如易激惹、爱唠叨等；对事物的兴趣范围变小，易产生孤独感、自卑感，行为、思维变得刻板，易产生焦虑、恐惧、抑郁等心理状态。

二、感觉系统的改变

感觉器官包括视觉、听觉、味觉、嗅觉和本体觉等。感觉器官的结构萎缩退化对老年人的生理和心理影响较大，老化和疾病状态可使感觉器官的功能减退，使感觉器官接受和感知信息的能力降低。

（一）视觉

老年人因眼部肌肉弹性减弱、眼眶周围脂肪减少，可出现眼睑皮肤松弛，上眼睑下垂，下眼睑可发生脂肪袋状膨出，即眼袋。由于血液循环障碍、内分泌及交感神经系统失调等原因，老年人可出现眼球下陷，泪腺分泌泪液减少，覆盖角膜表面的液体减少，使角膜失去光泽。

从眼内结构看，随着老化其表面的微绒毛显著减少，导致角膜上皮干燥和角膜透明度的降低，老年人角膜的直径变小或呈扁平，使角膜的屈光力减退，引起远视及散光。60 岁以后的老年人在角膜边缘基质层出现灰白色环状类脂质沉积，称为"老年人环"。老年人晶状体体积增大，弹性明显降低，使晶状体调节功能和聚焦功能逐渐减退，老年人可出现视近物能力下降，出现老视，同时视野缩小，暗适应期延长。随着年龄的增大，人的瞳孔逐渐变小，晶状体中非溶性蛋白质逐渐增多，晶状体逐渐变黄，厚度也增加，透明度降低。比如，从一个标准白光源到达视网膜的光量，60 岁老年人只有 20 岁青年人的 1/3。这表明衰老是致盲的重要原因之一，对颜色辨别能力也减退。

（二）听觉

人到老年期因耳郭软骨和软骨膜的弹性纤维减少，因此弹性减退；耳郭表面的皱襞松弛，凹窝变浅，中耳的鼓膜、听骨链僵硬，听神经退变，收集声波和辨别声音方向的能力降低，听力降低，甚至引起老年性耳聋。有研究表明，对语言的理解能力，人在 20～50 岁时相对稳定，在 80 岁时下降 25% 或更多，而对复杂和速度快的语言理解，衰退更为明显，男性比女性更为显著。

（三）其他感觉改变

老年人因鼻腔黏膜萎缩，嗅神经纤维减少，出现嗅觉减退，甚至丧失。味觉、嗅觉随着年龄增长而减退。此外，老年人的触觉、温度觉、运动位置觉、痛觉等都有不同程度的减退。老年人逐渐出现一种自己与周围环境隔离的感觉，认为周围的一切都与己无关，进而会产生孤独、淡漠感，甚至出现多疑、抑郁等心理反应。

三、 运动系统的改变

（一）骨骼肌

由于老年人机体各部分功能减退，肌肉运动明显减少，肌体内脱水，组织间液增多，导致骨骼肌萎缩，肌腱僵硬，弹性降低，收缩力减弱，肌细胞总数减少，肌肉弹性降低，并有不同程度的失用性萎缩。同时由于动脉硬化，肌肉供血减少，导致肌无力。有的肌组织间脂肪、结缔组织及水分增多，肌肉呈假性肥大。

人到 50 岁以后，肌纤维逐渐萎缩，肌肉变硬，肌力衰退，体力活动能力下降，易于疲劳，易发生腰酸腿痛、驼背及骨折。另外，腹壁变厚，腰围变大，动作逐渐笨拙迟缓。

（二）骨骼

骨骼是由有机物质和无机物质组成。有机物如骨胶原、骨黏蛋白，使骨柔软而有弹性。无机物主要是碳酸钙、磷酸钙，使骨变坚硬。青年人骨骼中无机物占50%，老年人占80%，故老年人骨骼韧性减弱、脆性增加。老年人骨质代谢进入退行性改变时期，表现为骨吸收和骨生成之间的不平衡，从而出现骨质疏松。老年人骨钙丢失明显增加、性激素水平的下降也直接影响骨的转化，导致骨钙大量丢失，最终导致骨质疏松而易骨折。骨质疏松多发生于长骨、头骨及骨盆等处，尤以女性为多见。这可能与性激素的同化作用丧失有关。几乎所有老年人都伴有不同程度的骨质增生，多发生于脊柱的骶段或腰骶段。

关节软骨磨损并纤维化，关节囊硬化，关节灵活性降低。椎间盘萎缩变薄，脊柱变短，且易弯曲，故老年人身高降低。

此外，随着年龄的增长，骨骼中蛋白多糖含量下降，长时期生存环境的刺激，包括机械和外伤等刺激，自由基对软骨细胞的损伤，均易出现退行性骨关节炎。

（三）牙齿

主要表现为齿骨萎缩和牙齿脱落。人到老年以后，由于牙根和牙龈组织萎缩，牙齿就会动摇，甚至脱落。

四、 心血管系统的改变

（一） 心脏

老年期心血管的改变主要为：冠状动脉硬化，管腔狭窄，心肌血液供应减少，心肌营养不良，心肌细胞出现萎缩，心肌内纤维组织浸润，脂褐质沉积并发生纤维化，心肌长期重负荷可使心肌肥厚，尤其以左室肥厚明显，心瓣膜也进一步老化而影响瓣膜的功能。由于心肌硬度增加，顺应性降低，心脏的代偿能力下降，易发生心力衰竭。心脏的传导系统（窦房结、房室束、房室结、希氏束）也会发生退行性改变。老年人一般心率减慢，搏出量减少，其原因是窦房结内起搏细胞数量减少。

（二） 血管

随着年龄的增长，全身血管也出现退行性改变和病理性粥样硬化。老年人动脉管壁发生硬化，血管弹性减退，外周阻力增加，对血管的缓冲作用减弱，引起收缩压增高，舒张压降低，故老年人高血压表现为收缩压增高显著，脉压增大，可引起心肌肥大，心室扩大，心脏功能的减退。静脉壁张力和弹性降低，血管床扩大，故随着年龄的增长血压会发生变化。毛细血管壁弹性差，脆性、通透性增加，血流缓慢，故而老年人轻微外伤易出现瘀斑。由于颈动脉窦、主动脉弓压力感受器敏感性降低，血压易受体位改变的影响，老年人易发生体位性低血压。由于全身血管退化，老年人各器官血液灌注量均减少，其中以脑动脉、冠状动脉及肝、肾血流减少最明显。

五、 消化系统的改变

消化系统是人体获得营养、赖以生存的重要组织器官，由消化管和消化腺组成，其基本功能是摄取、吸收营养食物，排泄消化吸收后的食物残渣。随着老年人年龄的增长，消化器官功能减退，日常活动减少，基础代谢率下降，各种胃黏膜保护机制减弱，易发生胃溃疡、胃癌、胆囊结石、大肠癌等消化系统疾病。

（一） 口腔

老年人唾液腺萎缩，唾液分泌减少，易造成口腔干燥，使天然的清洁和保护功能降低，口腔黏膜发生感染、溃疡。老年人随着年龄的增长，牙齿咬合面的釉质和牙本质逐渐磨损，牙龈萎缩，齿根外露，牙齿松动；牙釉质丧失，牙齿易磨损；味蕾逐步萎缩，数量减少，味觉减退，故老年人口味较重；舌和咬肌萎缩，咀嚼无力，食欲下降。

（二） 食管

老年人食管平滑肌萎缩，收缩力减弱，食物排空延迟，吞咽功能下降。部分老年人食管下端括约肌压力下降，易发生反流性食管炎、食管裂孔疝。

（三）胃肠道

老年人胃黏膜变薄，腺细胞萎缩、退化，胃液分泌减少。胃酸、胃蛋白酶分泌减少易造成胃黏膜的损伤，胃酸对随食物进入胃内的细菌杀灭作用减弱。促胰液素的释放降低，加之内因子分泌功能部分或全部丧失，失去对钙、铁、维生素 B_{12} 的吸收能力，致巨幼细胞贫血和造血障碍。胃肠壁平滑肌的萎缩使胃肠蠕动减弱，食物排空延迟，消化酶分泌减少，导致消化能力减弱，易引起消化不良和便秘。

（四）肝脏与胆囊

肝细胞数减少、变性，结缔组织增多，易造成肝纤维化和硬化，肝功能减退，合成蛋白能力下降，对毒素的解毒功能下降，易引起药物性肝损害。由于老年人消化吸收功能差，易引起蛋白质等营养缺乏，导致肝脂肪沉积。老年人胆囊及胆管壁变厚、弹性减低，胆汁排泌功能有所下降，容易出现胆汁淤滞、变稠。因胆汁中含大量胆固醇，故而老年人易发生胆囊炎、胆石症。

（五）胰腺

老年人因胰腺萎缩，胰液分泌减少，消化酶量及活性下降，影响淀粉、蛋白、脂肪等消化吸收；胰岛细胞变性，胰岛素分泌减少或延迟，对葡萄糖的耐量下降，增加了发生 2 型糖尿病的危险。

六、泌尿系统的改变

随着年龄的增长，人体趋向衰老，泌尿生殖系统也同样发生了一系列衰老性的改变和功能退化。

（一）肾脏

随着年龄的增长，肾脏会发生一系列解剖生理及病理生理方面的改变：①肾脏重量减少，皮质减少；②肾血流量减少，皮质血流量减少，对血管扩张剂反应性下降；③肾小球滤过率下降；④肾小管功能的改变，包括潴钠及排钠的功能受损，浓缩及稀释功能受损，尿酸化功能受损等。

（二）膀胱

老年人膀胱肌肉萎缩，肌层变薄，纤维组织增生，膀胱肌肉收缩无力，容量减少，50 岁后膀胱容量比 20 岁时减少 40% 左右。

（三）前列腺

通常在 40~60 岁时前列腺出现退行性变化。60 岁以后前列腺逐步出现均匀萎缩，前列腺液分泌量减少。

（四）睾丸

60 岁以后，睾丸明显缩小；70 岁时睾丸仅为青春期的一半，雄激素水平显著降低。

（五）子宫

老年妇女子宫体积缩小，重量减轻；子宫内膜萎缩，腺体分泌减少；子宫韧带松弛，易发生子宫脱垂。

（六）卵巢

在人体衰老的过程中，卵巢体积缩小，重量仅为性成熟期妇女卵巢的 $1/3 \sim 1/2$。绝经后期，卵巢分泌功能几乎完全消失，血中雌激素水平日益下降。

（七）阴道

老年妇女阴道上皮细胞因失去了雌激素的支持而萎缩、变薄、上皮细胞内糖原减少，阴道防御功能减弱；阴道渗出液减少，阴道干燥；阴道弹性蛋白减少，阴道伸展性较差。

七、呼吸系统的改变

随着年龄增加，肺功能逐渐退化，胸廓前后径增大呈桶状，呼吸肌萎缩使老年人胸式呼吸减弱。呼吸道黏膜萎缩，分泌黏液的杯状细胞和排痰的纤毛上皮细胞减少，黏膜分泌抗体减少，呼吸道清除防御功能降低，易滋生细菌、病毒。所以老年人易患呼吸道感染，如肺炎、慢性支气管炎。如肺部疾病久病不愈，使肺泡与气体交换的能力降低，易形成肺气肿。

（一）鼻

老年人鼻黏膜变薄，腺体萎缩，鼻道变宽，嗅觉敏感性下降，呼吸道变得较干燥，防御功能下降，易患鼻窦炎和呼吸道疾病。

（二）咽喉

老年人的咽黏膜和淋巴组织萎缩，特别是腭扁桃体明显萎缩，易患呼吸道感染。老年人喉黏膜变薄，上皮角化，甲状软骨钙化，防御反射变得迟钝，所以老年人患吸入性肺炎比年轻人多。

（三）气管和支气管

老年人气管、支气管黏膜萎缩，弹性组织减少，纤维组织增生，黏膜下腺体和平滑肌萎缩，支气管软骨钙化、变硬，管腔扩张，小气道杯状细胞数量增多，分泌亢进，黏液潴留，气流阻力增加，易发生呼气性呼吸困难，常使小气道萎陷、闭合。由于管腔内分泌物排泄不畅，发生感染的机会增多，内径变大呈桶状。

（四）老年肺

老年人肺泡数量减少、弹性降低，支气管壁变硬，桶装胸形成。呼吸肌萎缩，呼吸效能降低，呼吸道阻塞、呼吸功能下降。

八、 内分泌及代谢系统的改变

（一）脑垂体

正常人脑垂体平均重 400mg，老年人脑垂体的重量可减轻 20%，组织结构呈纤维化和囊状改变，生长激素分泌减少，但促肾上腺皮质激素、促甲状腺激素分泌量随年龄变化不大。

（二）甲状腺

随着年龄的增长，老年人甲状腺渐缩小，有纤维化、淋巴细胞浸润和结节化现象。甲状腺素分泌减少，一般老年男性血 T_3 水平约降低 20%。老年女性血 T_3 水平约降低 10%。

（三）肾上腺

肾上腺皮质和髓质细胞均减少，肾上腺重量逐渐减轻，肾上腺功能减退。

（四）胰腺

老年人胰岛萎缩，胰岛内有淀粉样物质沉积。胰岛功能减退，胰岛素释放延迟，或分泌减少。

第二节　老年人常见健康问题与护理

情境导入

李某，女，70岁，独居。傍晚时分邻居发现其跌倒在家门外，当即不能站立。老年人自诉左髋部疼痛异常。既往有高血压史 20 余年。

问题思考：

1. 根据上述情况综合评估该老人存在哪些老年问题？

2. 对该患者应该怎样护理？

一、 跌倒

跌倒是指在平地行走或从稍高处突然意外地倒地现象。跌倒可发生于任何年龄，但老年人更多见，而且随着年龄的增加发生率增加。女性明显高于男性，因为老年女性活动少、肌力差、平衡受损、认识能力受损等因素比老年男性严重。由于跌倒可导致心理创伤、软组织损伤、骨折，甚至导致脑损伤等严重后果，影响老年人的心身健康，增加家庭和社会的负担，现已成为老年临床医学中一项很受重视的课题。

【护理评估】

1. 健康史

（1）相关因素　引起跌倒的原因是多方面的，在因跌倒而住院的老年人中，内在原因占45%，外在原因占39%，原因不明者为16%。

1）外在原因　老年人由于各种功能衰退，对于环境因素的变化不能做出及时和足够的反应。因此，环境因素在老年人跌倒发生中起一定作用，约有1/3跌倒者与此因素有关。70%以上的跌倒发生在家中，10%左右发生在楼梯上，下楼比上楼更多见。

环境因素：地面因素，地面不平、太滑或有积水，走廊部位堆放有障碍物；家具因素，室内家具多，家具摆放不当，光滑的床垫，墙有棱角，楼梯过陡或台阶过高，没有安全扶手；光线因素，照明灯光昏暗或直射，致使老年人看不清楚东西。

衣着因素：穿着过于长大的衣裤，鞋不跟脚，鞋底不防滑。

其他：轮椅或床制动不好或未及时制动，床档固定差。不合适的助行器，床高度不合适、无床档，床旁无呼叫器，座椅无靠背、无扶手等。

2）内在原因

生理学因素：老年人下肢肌肉收缩能力下降，脚跟着地和屈膝等动作缓慢，伸髋不充分，摆动腿抬高的程度降低，行走时拖拉，故容易发生跌倒。中枢和周围神经系统的控制能力下降，摇摆较大和躯体感觉较差。感觉信息的传入不正常，老年人视觉分辨率低也容易发生跌倒。

疾病因素：患有神经系统疾病，如偏瘫、老年痴呆等；影响运动与平衡的骨科疾病，如颈椎病、肌力减退、假肢等。由于老年人关节僵硬，不能正常坐立，起床及久坐后站立时，因体位改变导致大脑供血不足，从而头晕而跌倒。

药物性因素：老年患者服用镇静剂、精神类药品、降血压药会影响平衡功能热容易发生跌倒。

知 识 链 接

　　老年人常表现为视力、视觉分辨率、视觉的空间/深度感及视敏度下降，并且随年龄的增长而急剧下降，从而增加跌倒的危险性；老年性传导性听力损失、老年性耳聋甚至耳垢堆积也会影响听力，有听力问题的老年人很难听到有关跌倒危险的警告声音，听到声音后的反应时间延长，也增加了跌倒的危险性；老年人触觉下降，前庭功能和本体感觉退行性减退，导致老年人平衡能力降低。以上各类情况均增加跌倒的危险性。

（2）心理原因　老年人跌倒与跌倒当时的情绪因素有关。多数跌倒者共同的原因是当时太匆忙，或情绪不稳导致注意力不集中而引起。

（3）既往史　了解患者既往是否发生过跌倒，以及跌倒的次数。

（4）评估表测评　填写 Morse 跌倒/坠床评估量，见表 7－1。

表 7－1　Morse 跌倒/坠床评估量

评分项目	评分规则
1. 跌倒史（近 3 个月内有发生）	否，0 分；是，25 分。
2. 超过一个临床诊断	否，0 分；是，15 分。
3. 行走辅助	卧床休息/需要护士照顾，0 分；使用拐杖、手杖、助行器，15 分；依附家具行走，30 分。
4. 静脉输液中/使用静脉留置针	否，0 分；是，20 分。
5. 步态	正常/卧床/不能活动，0 分；双下肢虚弱无力 10 分；平衡失调/不平衡，20 分。
6. 认知状态	认知正常，0 分；高估自己活动能力或忘记自己受限制，15 分。

说明：总分 125 分。分数越高跌倒风险越大。0～24 分属于跌倒低危人群；25～44 分属于跌倒中危人群；≥45 分属于跌倒高危人群。

（5）跌倒时的情况　跌倒的时间、地点、跌倒后能否站起来等。

2. 身体状况　跌倒后发生关节积血、脱位、扭伤及血肿；老年人由于骨质疏松、骨脆性增加，跌倒时容易发生骨折，而且随增龄而急剧上升，主要是肱骨外科颈、桡骨远端及髋部骨折。

3. 心理社会状况　跌倒者对再次跌倒产生恐惧心理，对跌倒的恐惧可以造成跌倒－丧失信心－不敢活动－衰弱－更易跌倒的恶性循环，甚至卧床不起。

4. 辅助检查

（1）实验室检查　检测血糖、血脂。

（2）影像学检查　X 线、CT、MRI 等检查。检测有无骨折，或引起跌倒的疾病。

【护理常见护理诊断/问题】

1. 有受伤的危险　与跌到有关。

2. 疼痛　与组织损伤有关。

3. 恐惧　与害怕再跌倒有关。

【护理目标】

1. 消除引起跌倒的危险因素，患者能进行自我保护。

2. 疼痛减轻或消失。

3. 对跌倒的恐惧减轻或消失。

【护理措施】

1. **跌倒后的现场处理**　跌倒时若是髋部或臀部先着地受伤，不要急着把伤者抱起来，应细心观察，不要随便移动患者，防止进一步的伤害。如需搬动，要保证平稳，避免损伤神经和血管。如果腰椎出了问题或脚部有麻木感，甚至失去知觉，则应找硬木板把伤者置于平卧位，再抬送医院。

2. **改善环境因素**　改进养老院和家庭的安全措施，如卫生间靠近卧室，室内保证有充足的光线，马桶旁和走廊应有扶手，家具摆放适当，床和椅子的高度不宜过低，防止地面积水，穿合适的鞋和衣裤等，以减少跌倒的发生。

3. **增加体力锻炼**　活动多的老年人因跌倒引起的麻烦明显低于不活动者。增加髋部活动和做平衡体操有助于防止跌倒。坚持体力锻炼和精神鼓励。

4. **治疗相关疾病**　有效地控制慢性病是预防跌倒的重要措施。如高血压对小脑和大脑功能有损害，往往在出现共济失调或短小步态前很久，就有平衡功能的损害，因而有效地治疗老年高血压，有利于预防跌倒的发生。

5. **指导合理用药**　把用药的注意事项向患者及家属做好详细的解释。凡是能够引起跌倒的药物，老年人应禁用或慎用，以避免药源性跌倒的发生。

6. **做好心理护理**　指导老年人克服不服老、怕麻烦别人的心理，正确评估自己的活动能力，对力所不能及的事情要向别人求助。对有跌倒恐惧心理的老年人，要查找引起恐惧的原因，克服恐惧心理。鼓励参加保健班和做体操等活动，通过这些新型活动的刺激，能提高患者的注意力，有助于预防跌倒。

7. **饮食的护理**

（1）摄入充足的蛋白质。老年人三餐均匀摄入适量的鱼、肉、蛋、奶、大豆制品，这样才能最大限度地刺激肌肉蛋白质的合成，增加并保持肌肉质量。

（2）增加抗氧化营养成分的摄入，如维生素 C、维生素 E、胡萝卜素、硒等。多晒太阳，或口服维生素 AD 制剂等。

8. **健康教育**　向跌倒高危人群、家属宣讲跌倒的危险因素、不良后果，以及防治措施。

【护理评价】

通过实施护理干预，患者能说出引起跌倒的危险因素，能积极预防跌倒的发生，并且学会发生跌倒后能恰当自救、及时求救。

二、噎食

情境导入

　　王大伯在饭馆就餐时，因饮酒过多、进餐太急，突然不能说话，面色青紫，呼吸困难。家人把他紧急送到医院，诊为噎食。经过紧急处理，患者症状得到缓解。

　　问题思考：对该患者应该怎样护理？

　　噎食是指食物堵塞咽喉部或卡在食道的第一狭窄处，甚至误入咽喉部、气管，引起呼吸困难、呛咳、窒息。

【护理评估】

1. 健康史

　　（1）相关因素　吞咽功能障碍引起的噎食常见于脑血管病的老年人、服用抗精神病药物的老年人等。这类人群咽反射迟钝，易造成吞咽动作不协调，在进食时，食物不能正常的通过咽喉部或食管，而造成阻塞导致噎食。

　　另外，老年人食道病变较多，弹性下降，进食时易造成食道痉挛而致噎食。进食时发生意外，比如戴假牙的老年人进食时，误将假牙咽下而致噎食；戴假牙进食的时候，不容易感觉食物的大小，易将较大的食物咽下而致噎食；老年人咀嚼功能不良，大块食物尤其是肉类不容易被嚼碎，吞咽大块食物阻塞咽喉部或食管而致噎食；进食速度过快、食物过干造成食物阻塞咽喉部或食管而致噎食；老年人容易情绪激动，诱发食道痉挛而致噎食；进食时谈话、说笑、注意力不集中而致噎食。

　　（2）既往史　了解患者既往是否发生过噎食，以及噎食的次数。

　　（3）噎食时的情况　了解发生噎食的时间、地点、处理情况等。

2. 身体状况

　　（1）早期表现　进食时突然将一手放到咽喉部，不能言语，表情苦恼，不能说话或呼吸，大量食物积于口腔、咽喉部，患者面部发红，有呛咳现象。如果食物误入气管，患者不由自主的一手紧贴于颈部，呼吸困难，甚至出现窒息的痛苦表情。

　　（2）中期表现　患者出现胸闷、窒息感，手乱抓，两眼发直。若为部分气道阻塞，可出现剧烈的咳嗽，咳嗽间歇有哮鸣音。

　　（3）晚期表现　患者出现面色苍白，口唇发绀，甚至意识不清、烦躁不安、失去知觉等，严重时呼吸、心跳停止。

3. 心理社会状况 对再次发生噎食产生恐惧心理。

4. 辅助检查

（1）实验室检查 检测血液、尿液、粪便等。

（2）影像学检查 X线、CT、MRI等检查，检测有无引起噎食的疾病。

【护理常见护理诊断/问题】

1. 有窒息的危险 与摄食–吞咽功能减弱有关。

2. 焦虑/恐惧 与害怕窒息有关。

3. 吞咽障碍 与老龄、进食过快等有关。

【护理目标】

1. 消除引起噎食的危险因素，患者能进行自我保护。

2. 对噎食的恐惧减轻或消失。

【护理措施】

1. 急救原则

（1）就地抢救，清除口咽部食物，疏通呼吸道。

（2）迅速用手指掏出口咽中的食物。

（3）如抠出口咽部食物后患者症状仍无缓解，应立即置患者俯卧位，腹部紧贴于凳上，让上半身悬空，猛压其腰背部，迫使膈肌猛然上移而逼迫肺内气体猛烈外冲，使气流将进入气管的食团冲出。如果重复五、六次不能奏效，立即用大号针头在环甲软骨上沿正中部位插进气管，并尽早进行气管插管。

自救：发生食物阻塞气管时，旁边无人，或即使有人，患者往往已不能说话呼救，患者必须迅速利用两三分钟左右神志尚清醒的时间自救。患者稍弯下腰，腹部靠在一固定的水平物体上（如桌子边缘、椅背、扶手栏杆等），利用物体边缘压迫腹部，迫使膈肌猛然上移而逼迫肺内气体快速向上冲击，重复之，直到异物排出。

无意识患者的抢救：抢救者骑跨在患者髋部，推压冲击上腹部，使气道瞬间压力迅速加大，肺内空气被迫排出，使阻塞气管的食物（或其他异物）上移并被驱出。如果无效，隔几秒钟后，可重复操作一次，造成人为的咳嗽，将堵塞的食物团块冲出气道。

（4）如心脏停搏，应立即做胸外心脏按压，进行心肺复苏术。

知 识 链 接

　　如果噎食部位较深或已窒息，应将患者就地平卧，肩胛下方垫高，头后仰，摸清甲状软骨下缘和环状软骨上缘的中间部位即环甲韧带（在喉结下），用粗针头（12～18号）稳、准地刺入气管内，可暂缓缺氧状态，以便争取抢救时间。

　　2. 观察病情　患者的气道阻塞物清除后，应密切观察患者的神志、口唇、呼吸等变化。患者缺氧状态渐渐缓解，呼吸平稳，面色、口唇转红润，意识恢复清晰，说明气道中无残留物，同时应监测生命体征。噎食患者恢复自主呼吸后，有可能发生并发症，如吸入性肺炎，则应观察1～2天内有无高热、咳嗽、咳痰，肺部是否有啰音，血白细胞数是否升高等。

　　3. 心理护理　患者进食时突然发生噎食，无心理准备。当抢救成功意识恢复后，回忆起窒息情景时精神紧张、焦虑、害怕，对再次进食产生恐惧情绪，严重者拒食。此时护理人员应主动热情地安慰患者，讲明病情和饮食的重要性，消除其恐惧心理。

　　4. 及时处理药物不良反应　长期服用抗精神病类药物多有不良反应，出现吞咽反应迟钝、食管肌麻痹，一旦出现，要及时使用拮抗药物。

　　5. 预防

　　（1）对有明显锥体外系症状者，可酌情在餐前给予拮抗剂，并为其选用流质或半流质饮食，缓慢进餐、协助喂食、不可催促患者，忌食馒头、饼干及坚硬的、长条、大块食物，必要时请专人喂饭或给予鼻饲。

　　（2）精神病患者应集体用餐，开饭时护理人员应严密观察，酌情协助，防止噎食发生或力争对噎食早发现、早抢救。预防再次发生噎食窒息，可减小抗精神药物剂量或换药。

　　（3）对暴食和抢食患者应专人护理，控制进食速度。禁止患者将食物带回病室。及时观察患者的食量、进食速度及体位。对吞咽明显困难的患者，应专人护理，护理人员小心缓慢喂食，严控进食速度，给予半流质、流质饮食。

　　（4）调整饮食结构，避免带刺食物及黏性食物如鱼、年糕等。

　　（5）加强健康教育，做到"四宜"，食物宜软、进食宜慢、饮酒宜少、心宜平静。做到吃饭要细嚼慢咽、饭前先喝少量流食，口中含有食物时应避免大笑、讲话、行走或跑步。发现面、颈部或吞咽不适要及时报告医务人员。指导患者噎食的自救处理方法。

【护理评价】

　　通过实施护理干预，患者能说出引起噎食的危险因素，能积极预防噎食的发生，并且学会发生噎食后恰当自救、及时求救的知识。

三、 尿失禁

情境导入

陈婆婆，78岁。主诉近年来咳嗽、大笑、下蹲时都会有尿液不自主的溢出。对此，陈婆婆十分苦恼，并尽量减少外出与人交往。

问题思考：

1. 分析判断陈婆婆出现了什么问题？

2. 如何制定护理措施？

尿失禁（UI）是指由于膀胱括约肌的损伤或神经功能障碍而丧失排尿自控的能力，使尿液不受主观控制而自尿道口溢出或流出的状态。

国际尿控协会（ICS）最新统计表明，UI已成为世界五大疾病之一。相关研究显示，不同性别、民族、种族中的UI发病率都随着年龄的增加而增高，我国UI患病率为23.5%~29.4%，老年女性患病率显著高于老年男性。老年尿失禁现象对大多数老年人的生命无直接威胁，但它所造成的身体异味、皮肤糜烂、反复尿路感染等是导致老年人抑郁、孤僻等心理问题的原因之一。此外，UI对患者及其家庭、卫生保健人员和社会均带来沉重的精神、经济负担，严重影响老年UI患者生活质量。

【护理评估】

1. **健康史**　UI患者应注意以下资料收集：

（1）一般资料　收集UI患者年龄、性别、文化程度、饮酒状况等。

（2）原因分析　①重点询问有无下列疾病：老年性痴呆、脑卒中、脊髓疾患、泌尿系统疾病、糖尿病等。②询问有无以下药物用药史：利尿剂、抗抑郁药物、抗精神病药、抗胆碱能药、镇静安眠药等。③询问既往史：既往的分娩史，有无阴道、尿道外伤及手术史。④其他：活动情况及有无粪便嵌顿史等。

2. **身体状况**　在问诊和体格检查过程中，应特别注意老年人的尊严维护和隐私保护。

（1）常见临床分型　①压力性尿失禁：多见于中老年女性，由于盆底肌松弛、膀胱颈后尿道下移、尿道括约肌功能下降所致。常伴有诱发因素（腹内压突然增高：如咳嗽、打喷嚏、大笑等），尿液流出量较少。②急迫性尿失禁：与逼尿肌收缩未被控制有关。通常在膀胱充盈量较少的情况下出现尿意，且不能很好控制。③充盈性尿失禁：多见于前列腺增生、尿道狭窄、粪便嵌顿等引起的下尿道梗阻和脊髓损伤。表现为膀胱不能完全排空，残存大量残余尿液导致尿液不自主溢出。④暂时性尿失禁：老年人较常见，多见于泌尿系感染、萎缩性尿道炎、萎缩性阴道炎、谵妄、使用某些药物、高血糖导致尿量增多、便秘等。⑤混合性尿失禁：老年人尿失禁往往多种类型并存，称混合性尿失禁。

（2）女性外生殖器检查　了解有无萎缩性阴道炎、有无阴道前后壁膨出、有无子宫下垂等。

（3）直肠指检　了解前列腺大小和质地、肛门括约肌张力、有无粪便嵌顿等。

（4）排尿日记　仔细阅读 UI 患者排尿日记，排尿日记能客观记录老年人规定时间内（一般 2～3 天）的排尿情况，如每次排尿时间、尿量、伴随症状等。这些客观资料是尿失禁诊断的基础。

3. 心理 - 社会状况　老年尿失禁现象不仅给老年患者带来了身体不适，患者还极易因患病而产生羞耻感，从而产生一系列心理障碍。一旦有尿急情况，会不由自主地紧张，触发尿失禁，从而形成了心理及生理的恶性循环。此外，患者及其家属的经济和精神压力也与日俱增。因此，要评估 UI 患者社会参与、家庭结构等基本情况，评估有无抑郁等心理问题，评估患者及家庭成员经济负担、精神负担等。

4. 辅助检查　根据情况选择适合的辅助检查，包括：①尿常规、尿培养和生化检查，了解有无泌尿系统感染。②肝肾功能检查，提示有多尿现象时应进行血糖、血钙、清蛋白等相关检查。③膀胱功能检查：必要时行测量膀胱压力、残余尿量、尿流量、肌电图的同步检测。④造影检查：排尿期膀胱尿道造影、站立膀胱造影等。⑤其他：尿垫试验、尿道压力测试等。

【常见护理诊断/问题】

1. 压力性尿失禁　与雌激素不足导致的骨盆肌和支持结构退行性改变，前列腺切除术累及尿道远侧括约肌、肥胖等因素有关。

2. 急迫性尿失禁　与膀胱容量下降有关：①继发于感染、中枢或周围神经病变、创伤、帕金森综合征；②酒精、咖啡因、饮料摄入过多；③老年退行性变、腹部手术、留置导尿管等。

3. 反射性尿失禁　与脊髓损伤、感染或肿瘤引起反射弧水平以上的冲动传输障碍有关。

4. 有皮肤完整性受损的危险　与自理能力下降有关。

5. 社会交往障碍　与尿频、异味引起的不适、困窘和担心等有关。

6. 知识缺乏　缺乏尿失禁治疗、护理及预防等知识。

【护理目标】

治疗与护理的总目标是：①老年患者日常生活需求得到满足。②行为训练及药物治疗有效。患者信心增强，能正确使用外引流和护垫，做到饮食控制及规律的康复锻炼。③患者接受现状，积极主动配合治疗和护理，恢复参与社会交往活动。

【护理措施】

导致老年人尿失禁的原因多样，因此在治疗尿失禁过程中应遵循个体化原则，针对不同情况采取适合的综合治疗措施。

1. 心理护理 老年人多因长期尿失禁而自卑，对治疗信心不足，护理工作者应给予充分理解，尊重老年患者，从他们的角度思考及处理问题，建立互信的护患关系。注意老年患者的感受，进行尿失禁护理操作时，用屏风等遮挡保护其隐私，尊重其保密意愿，先征求老年患者同意后，才能就其健康问题与其亲友或照顾者交谈。告知尿失禁问题可以处理好，增强老年人应对尿失禁的信心，减轻老年患者的焦虑情绪。用心聆听老年患者抒发困扰及愤怒情绪，帮助其缓解压力，告诉其对治疗应有信心并主动配合则效果满意，同时与家属进行沟通，取得家庭的支持和帮助。

2. 保持皮肤清洁卫生 尿液长期侵蚀皮肤，可使局部皮肤角质层变软，失去正常防御功能，且尿液中氨对皮肤的刺激易引起皮疹，甚至发生压疮，故需保持老年患者局部皮肤清洁干燥。

（1）局部皮肤护理 及时清洗、勤换衣裤、尿垫、床单。局部皮肤可涂适量油膏进行保护。

（2）护理用具的选择及护理 常见尿失禁护理用具有：①护垫、纸尿裤，为尿失禁患者最为普遍、安全、有效地处理尿失禁的方法。既不影响患者翻身及外出，又不会造成尿道、膀胱的损害，也不影响膀胱的生理活动。注意每次更换时用温水清洗会阴和臀部，防止尿湿疹及压疮的产生。②保鲜袋接尿法，适用于男性尿失禁患者。其特点是透气性好，价格低廉，引起泌尿性感染及皮肤改变的发生率低。使用时将保鲜膜袋口打开，将阴茎全部放入其中，将袋口对折后系一活口，注意口不要过紧（留有一指的空隙为佳），使用时注意选择标有卫生许可证、保质期、生产日期的保鲜袋。③避孕套式接尿袋，适用于男性尿失禁患者。优点是不影响患者翻身及外出。选择适合患者阴茎大小的避孕套式尿袋，勿过紧。在患者腰间扎一松紧绳，再用较细松紧绳在避孕套口两侧妥善固定，另一端固定在腰间松紧绳上，注意尿袋固定高度适宜，防止尿液反流入膀胱。④高级透气接尿器，适用于老弱病残、瘫痪、骨折及卧床不起，不能生活自理的老年患者。类型有 BT - 1 型（男）或 BT - 2 型（女）接尿器。使用前先用水和空气将尿袋冲开，防止尿袋粘连，再将腰带系在腰上，将阴茎放在尿袋中（男）或接尿袋紧贴会阴（女），并把下面的两条纱带从两腿根部中间左右分开向上，与三角布上的两条短纱带连接在一起即可使用，这种方法可以避免皮肤瘙痒感染、生殖器糜烂、湿疹等问题。⑤一次性导尿管和密闭式引流袋，适用于躁动不安及尿潴留的患者。优点是为患者更换床单、翻身按摩时不宜脱落，缺点是护理不当易造成泌尿系统感染，长期使用会影响膀胱的自动反射性排尿功能。因此护理时必须严格遵守无菌操作，尽量缩短导尿管留置的时间。

3. 消除诱发因素 积极治疗原发疾病，对老年患者进行生活方式干预，如合理膳食、控制体重、停止吸烟、规律运动等以消除诱发因素。肥胖老年患者应严格控制饮食，增加活动以减轻体重；慢性泌尿系感染者应积极控制感染，遵医嘱按时按量服用抗生素，切勿在尿道感染改善或消失后自行停药。

4. 积极配合治疗

（1）协助行为治疗 行为治疗，包括盆底肌肉训练、膀胱训练、提示排尿法等。①盆底肌肉训练，对轻度压力性尿失禁，且认知功能良好的老年患者有效。坚持 6 个月以上的训练效果较好。对中、重度及高龄压力性尿失禁、急迫性尿失禁等均有一定的疗效，这项治疗需提供书面指导，并给予鼓励或随访。②膀胱行为治疗，适用于急迫性尿失禁，且认知功能良好的老年患者。根据其排尿记录，若憋尿超过 3 分钟会出现尿失禁者，嘱其每两小时排尿一次，期间如果出现尿急，可通过收缩肛门、两腿交叉等方法进行控制，然后逐步延长间隔时间。长期留置导尿管者行膀胱训练前先夹闭导尿管，有尿意时开放导管 10 ~ 15 分钟，以后逐步延长。③提示排尿法，适用于认知障碍的老年人。可根据其排尿记录，制定排尿计划，定时提醒，帮助其养成规律的排尿习惯。

（2）物理治疗 电刺激疗法为被动辅助锻炼的物理疗法。可通过放置直肠电极或阴道电极栓，给予 9V 电压及 20 ~ 200 次/秒脉冲进行刺激，通过感应电流使盆底肌收缩。此法操作简便，有一定的疗效。

（3）药物治疗 对女性压力性尿失禁患者多采用雌激素与 α 受体拮抗剂（如丙咪嗪）两者联用。后者对急迫性尿失禁者也有效，注意体位性低血压者禁用。

（4）手术治疗 各种非手术治疗失败者，或伴有盆腔脏器脱垂、尿失禁严重影响生活质量者可采用手术治疗。治疗各种类型的压力性尿失禁，常用经阴道无张力尿道吊带术（TVT 手术）。

【护理评价】

通过治疗和护理后，评价是否达到：①患者日常生活需求得到满足，无并发症发生。②患者信心增强，能正确使用尿失禁护理用具，做到饮食控制及规律的康复锻炼。③患者了解尿失禁及其处理的相关知识，能主动参与治疗护理活动。④患者尿失禁的次数减少，局部皮肤清洁干燥，愿意并参与社交活动。

【健康指导】

1. 局部皮肤护理　指导患者及其照顾者及时更换尿失禁护理用具；注意会阴部清洗，每日用温水擦洗，保持会阴部局部皮肤清洁干燥；经常变换体位，减轻局部受压，注意加强营养，预防压疮等皮肤问题的发生。

2. 饮水指导　调整饮水的量、时间和品种，向老年人解释尿液对排尿反射刺激的必要性，保证每日的水摄入量在 2000～2500mL，包括三餐、水果和饮料。避免饮用高硬度水，可以用磁化水，限制睡前饮水，以减少夜间尿量，同时避免摄入有利尿作用的咖啡、浓茶、可乐、酒类等饮料。

3. 饮食与大便管理　指导老年人均衡饮食，保证足够的热量和蛋白质供应，摄取足够的膳食纤维，必要时用药物或灌肠等方法保持大便通畅。

4. 康复活动指导　鼓励老年人坚持做盆底肌肉训练与膀胱训练、健身操等，以减缓肌肉松弛，促进康复。

5. 提供良好的如厕环境　指导家属为老年人提供良好的如厕环境。老年人的卧室尽量安排在靠近厕所的位置，夜间有适宜的照明设备。对于痴呆或认知障碍患者的厕所要标志清楚，必要时指导老年人遵医嘱使用药物。

四、便秘

情境导入

李先生，60岁，大学退休教师。社区护理人员家访时询问病史发现，李先生经常出现便秘，每隔一段时间就会使用"开塞露"。李先生经常熬夜写书，生活方式以静坐为主，常由于高度集中于工作而不能及时如厕，每餐食量少且食物较为精细。

问题思考：

1. 分析判断导致李先生便秘的原因？

2. 如何制定护理措施？

便秘是指排便困难，排便次数减少（每周少于3次），且粪便干硬，便后无舒畅感。

便秘可导致腹部不适、食欲降低、恶心，全身症状有乏力、头晕、头痛、焦虑、坐卧不安等。老年人常因生理、心理、社会等多种因素而影响正常的排便，便秘程度也随增龄有加重趋势，约1/3的老年人便秘，以慢性便秘多见。

知 识 链 接

慢性便秘诊断常采用罗马Ⅱ诊断标准，即回顾过去 12 个月，期间至少累计有 12 周连续或间断出现以下 2 个及以上情况：①排便费力（超过 1/4 时间）。②粪便干结或粪便呈羊粪样（超过 1/4 时间）。③粪便未排尽感觉（超过 1/4 时间）。④肛门直肠有梗阻或堵塞感（超过 1/4 时间）。⑤要用人工手法帮助排便，如手指掏挖或用手按压肛周或会阴（超过 1/4 时间）。⑥每周排便少于 3 次。

老年人便秘的主要并发症是粪便嵌顿，易导致肠梗阻、结肠溃疡、溢出的大便失禁或矛盾性腹泻等。

【护理评估】

1. 健康史　便秘患者应注意以下资料收集：

（1）一般资料　患者年龄、性别、文化程度、饮食习惯、生活方式等。

（2）既往史　询问便秘患者的疾病史、用药史、过敏史、家族史等。

（3）原因分析　①生理因素：随年龄增长，老年人食量和体力活动明显减少，胃肠道分泌消化液减少，肠道张力和蠕动减弱，腹腔盆底肌肉乏力，肛门内外括约肌减弱，胃结肠反射减弱，直肠敏感性下降，使食物在肠内停留过久，水分过度吸收从而引起便秘。②不良习惯：不良饮食习惯，日常生活中动物性食物多，谷类食物膳食纤维的摄入量减少，膳食纤维摄入不足，使得肠道蠕动缓慢，排便不畅导致便秘。不良的饮食行为，如喜食辛辣食物、饮酒、饮水过少、偏食等不良的饮食行为与便秘的发生有关。不良生活方式，如久坐不动、缺乏运动、生活起居无规律、无良好的排便习惯的老年人，容易导致便秘。③药物因素：服用易导致便秘的药物，如止痛剂（非类固醇抗炎药、阿片类）、麻醉药、抗酸药、抗组胺药、抗胆碱能药物、抗高血压药、抗抑郁药、抗精神病药、解痉药、抗惊厥药、抗帕金森综合征药、铁剂、钙剂、利尿剂、单胺氧化酶抑制剂、吩噻嗪等。④疾病因素：结肠、直肠阻塞性疾病，如直肠肿瘤、肠缺血等；内分泌疾病，如甲状腺功能减退等；神经性疾病，如痴呆症、脊髓病变、帕金森综合征、脑血管意外等。

2. 身体状况　在问诊和体格检查过程中，应特别注意老年人的尊严维护和隐私保护。

（1）询问便秘情况　询问便秘开始的时间，大便的频率性状，疾病和用药情况，饮食活动等情况；询问便秘的伴随症状，观察排便是否伴有恶心、口渴、腹胀、腹痛、会阴胀痛等。

（2）观察有无便秘并发症　①粪便嵌塞：粪便持久滞留，堆积在直肠内，坚硬不能排出。②粪瘤与粪石：粪质长期滞留在结肠形成坚硬的粪块称粪瘤，粪瘤钙化形成粪石。③

粪性溃疡：粪块的滞留、类石的嵌顿，可刺激结肠黏膜而形成溃疡，易发生在直肠、乙状结肠，其次为横结肠，又称为宿便性溃疡。④直肠脱垂：轻度者仅发生在排便时，可自行还纳；患病日久，可造成肠黏膜溃疡、溃烂出血、黏液渗出导致肛门功能失调。⑤大便失禁：持续便秘，形成了粪块的阻塞，由于粪块不能继续运行，上段肠道内的静止粪便被肠道内微生物液化为粪水，这些粪水通过阻塞粪块流到直肠末端，加之肛门内、外括约肌的收缩能力下降，缺乏灵敏的调节，导致粪液从肛门流出，形成大便失禁。

（3）直肠指检　了解肛门括约肌张力、有无粪便嵌顿，排除直肠、肛门的疾病等。

3. 心理–社会状况　评估导致老年人便秘的社会文化因素。如老人排便需他人协助时，可能会因为抑制便意形成便秘。此外，精神紧张、压力大、失眠者，与无此症状的老年人相比，便秘发生的危险性要增加30%～45%，故便秘老年人需评估其心理、社会压力等情况。

4. 辅助检查　根据情况选择适合的辅助检查以排除结肠、直肠病变及肛门狭窄等情况：①结肠镜。②钡剂灌肠。③直肠镜。④直肠肛门压力测定。⑤球囊排出试验等。

【常见护理诊断/问题】

1. 便秘　与生理老化、不合理饮食、活动减少、药物副作用等有关。

2. 舒适度改变　与排便困难、排便时间延长、便后无舒畅感等有关。

3. 知识缺乏　缺乏合理饮食、健康生活方式，以及缓解便秘方法等相关知识。

4. 焦虑　与患者担心便秘并发症及预后有关。

【护理目标】

治疗与护理的总目标是：①老年患者便秘缓解或消失。②老年患者形成良好排便习惯。③老年患者及其照顾者掌握缓解便秘的相关知识。老年患者及其照顾者能讲述引起便秘的原因，合理饮食，保证每日膳食纤维、营养和水分的摄入。坚持老年患者每日活动锻炼以预防便秘。④老年患者心理状态良好。

【护理措施】

导致老年人便秘的原因多样，因此老年人便秘的护理应针对引起便秘的原因进行。

1. 健康饮食、运动饮食调整是治疗便秘的基础　应保证老年人每日食用富含膳食纤维的食品，保证每日的饮水量在1500～2000mL。改变静止的生活方式，注意加强体育运动，每天应有30～60分钟进行活动和锻炼，在促进肠蠕动的同时，也改善了情绪。

2. 满足老年人私人空间的需求　若房间内居住两人以上者，可在床单位间设置窗帘或屏风，便于老年人的排泄需求。照顾老年人排泄时，只需协助其无力完成部分，不应一直在旁守候，以免造成老年人紧张而影响排便，更不要催促，使老年人精神紧张，不愿麻烦照顾者而憋便导致便秘或失禁。

3. **排便指导** 指导老年人养成良好的排便习惯，尽可能在固定时间（早餐或饭后）排便；指导使用排便辅助器；必要时采取人工取便法。指导老年患者勿忽视任何一次便意，尽量不留宿便，注意排便的技巧，如身体前倾、心情放松、先深呼吸后闭住声门，向肛门部位用力等。

4. **心理护理** 护理人员应耐心倾听老年患者倾诉，获得其信任，反复强调便秘的可治性，增强患者信心。讲解便秘出现的原因，调解患者紧张的情绪，使其精神放松，避免因情绪紧张刺激而引发便秘。及时发现并解决问题，增强治疗信心。鼓励患者积极参加集体活动，提高患者的家庭支持和社会支持水平。

5. **用药指导** 嘱老年人严格遵医嘱用药。指导老年人勿长期服用泻药，防止发生药物依赖性。在用药过程当中注意观察药效及副作用，避免发生药物性腹泻。指导老年人及其家属学会使用外用简易通便剂（如开塞露、肥皂栓等）：经肛门插入使用，经过刺激肠蠕动，软化粪便，达到通便的效果。

6. **灌肠法** 严重便秘者，应给予灌肠。可遵医嘱选用"1、2、3"溶液（即50%硫酸镁30mL，甘油灌肠剂60mL，温开水90mL）、肥皂水或植物油，进行小量不保留灌肠。

【护理评价】

通过治疗和护理后，评价是否达到：①老年患者便秘缓解或消失，能够规律排便，大便次数较之前有所增加。②老年患者主诉能排空大便，而且便后无不适感。③老年患者及其照顾者能熟悉并应用预防、缓解便秘的相关知识。④老年患者主诉心情愉悦无担忧。

【健康指导】

1. **选择有助于润肠通便的食物** 老年患者可晨起口服一杯淡盐水，上午和傍晚各饮一杯温热的蜂蜜水，有利于通便；可适量食用富含油脂又有利健康的食物，如核桃、芝麻、松子等利于通便之物；水果中香蕉、西瓜的润肠通便效果较好，老年患者可根据季节适量食用。

2. **重建良好的排便习惯** 让老年患者懂得保持大便通畅的重要性，制定排便时间表，避免他人干扰。安排足够的时间排便，防止意识性的抑制便意，有便意时不要忽视，应及时排便。

3. **保证良好的排便环境** 便器应保持清洁、温暖、舒适。体质虚弱的老年人，可使用便器椅，或在老年人面前放置椅背以提供排便坐姿的依托，减轻排便不适感，保证安全。

4. 腹部按摩 指导老年患者做腹部按摩。按摩方法为：取屈膝仰卧位，用手掌从右下腹开始向上向左，再向下至左下腹，按摩至左下腹时，应加强力度，每天 2 ~ 3 次，每次 5 ~ 15 回。站立时也可进行此项活动。

5. 收腹运动和肛提肌运动 为提高排便辅助肌的收缩力，增强排便能力，可收缩腹部与肛门肌肉 10 秒后放松，重复训练数次。

6. 正确使用通便药物 润滑性泻药不宜长期服用，以免影响脂溶性维生素的吸收；容积性泻药服药同时需大量饮水，约 250mL；温和的口服泻药一般在服后 6 ~ 10 小时发生作用，宜睡前 1 小时服用；简易通便剂的使用方法，老年人取左侧屈膝卧位，放松肛门括约肌，将药挤入肛门，保留 5 ~ 10 分钟之后进行排便。由于个体对药物的敏感程度不同，不要因短时间内未排便而追加剂量而引起腹泻，危害健康。避免药物副作用性便秘，在治疗原发性疾病中，因药物的副作用导致便秘时，应及时就医，请医生调整药物。

五、 视觉障碍

情景导入

张奶奶，62 岁。爱好刺绣。主诉近年来看近物越来越模糊，且易疲劳。张奶奶想配副老花镜以备刺绣时看得更清楚。

问题思考：

1. 老花镜是凸透镜还是凹透镜？
2. 针对张奶奶的视力情况，如何为其制定护理计划？

视觉障碍是指由于先天或后天原因导致视觉器官（眼球视觉神经、大脑视觉中心）的构造或功能发生部分或全部障碍，经治疗仍对外界事物无法（或甚难）做出视觉辨识。

视觉是人类最重要的感觉功能，感觉器官接受的外界信息 85% 以上是依靠眼睛获得。随着机体的老化，人的视觉功能开始有所减退。而心血管疾病、糖尿病等都会影响到眼部的血液供应，从而加重或促进老年人视觉功能的进一步下降。此外国内有报道表明，60 岁以上的老年人中 80% 患有一种或多种眼病，其中以白内障多见，发病率约为 60%。所有老年期发生的视觉障碍，均使老年人应对调节感到困难，影响其维持外界信息获取、相互交流等日常生活，生活圈子变得更加狭小。老年人长期因疾病、孤独等影响，可能产生自信心降低、抑郁、自理能力下降、自我保护能力受损等问题。

【护理评估】

1. **健康史** 视觉障碍患者应注意以下资料收集：

（1）一般资料 患者年龄、性别、文化程度等。

（2）原因分析 ①询问用眼频率和习惯，以便分析不良用眼方式。②询问有无下列疾病：全身性疾病如高血压、糖尿病等；眼部疾病如青光眼、白内障、黄斑变性等。③询问有无相关疾病家族史。

（3）配镜情况 询问有无佩戴眼镜，对佩戴眼镜者应了解其最近的视力检查情况和验光后重新配镜的时间。

2. **身体状况** 仔细询问并检查老年人的眼部情况。

（1）视功能改变与老化相关的视功能改变主要有老视、视敏度、对比视敏感度逐渐下降，表现为视疲劳、视物不清、视野缩小、暗适应能力下降等。

（2）眼科疾病状况对于患有青光眼、白内障、糖尿病性视网膜病变、老年性黄斑变性等疾病的老年人，除了有相关疾病症状外，还表现为视力明显减退甚至失明。

3. **心理－社会状况** 眼部正常生理老化及常见的眼科疾患，引起老年人视力减退，影响他们看书报、看电视，进而影响饮食起居及外出、社交等，严重妨碍日常生活。老年人自信心降低，容易产生消极、悲观情绪。因此，应注意评估老年人是否有抑郁、焦虑、自信心降低、自我保护能力受损等问题。

4. **辅助检查** 主要通过检眼镜、检眼镜等检查判断老年人视力障碍的类型和严重程度。

【常见护理诊断/问题】

1. **视觉紊乱** 与白内障、糖尿病性视网膜病变、青光眼、老年性黄斑变性等有关。

2. **有受伤的危险** 与视觉下降有关。

3. **自理缺陷** 与视力减退有关。

4. **社会交往障碍** 与视力减退有关。

【护理目标】

治疗与护理的总目标是：①老年人能正确描述视觉改变的表现，能采取有效措施以减少视力减退对日常生活的影响。②老年人能积极配合治疗眼科常见疾病和相关慢性疾病。③老年人能正确采取有利于保持眼部健康的生活方式。

【护理措施】

老年人应积极配合治疗高血压、糖尿病等相关慢性疾病，及青光眼、白内障等眼部疾病，同时保持良好情绪、健康饮食和良好生活方式。这些均对缓解老年人视觉障碍、降低老年人眼科疾患十分重要。

1. 视觉减退护理

（1）制定生活计划　明确视力下降对阅读、日常生活和社会交往的影响，帮助老年人制定生活计划。

（2）室内光线　老年人可通过提高照明度来改善视力。老年人的居室应阳光充足，夜间应使用夜光灯以调节室内光线，但应避免刺眼的强光或光线直射。

（3）阅读资料　①老年人对光线对比度要求比较高。因此老年人的阅读资料应选择字体较大、印刷清晰、黑白分明类型，避免用蓝、绿、紫色作为背景，最好使用淡黄色的纸张，避免反光。②老年人容易用眼疲劳，精细用眼活动最好安排在上午进行。此外，看书报、电视的时间不宜过长。

（4）私人物品摆放　老年人生活环境中物品位置应相对固定。使用的物品应简单、特征性强。常用物品，如眼镜、放大镜、台灯等，应放于老年人便于拿取的地方。

2. 日常生活护理

（1）饮食护理　应保持正常饮食，宜高维生素、低脂饮食。维生素对老年人的视力保健有非常重要作用，老年人应每日使用7种以上新鲜蔬菜、水果。经常食用豌豆、花生、麦芽、牛奶、鱼类食物。烹调油选用玉米胚油、麦胚油，以满足老年人多种维生素的需求。

（2）多饮水　每日饮水量（包括食物中所含水量）应达到2500mL，相当于8杯水。正常饮水量在满足人体需求的同时，也可稀释血液，有利于眼部血液供应。但对于青光眼的老年人，应控制每次饮水量，约为200mL，间隔时间为1~2小时，防止眼压升高，加重病情。

（3）其他　戒烟，控制饮酒量，减少含咖啡因食物的摄入，保持一定的运动量，保证充足的睡眠等，这些均有利于眼部保健。

3. 积极治疗相关疾病

积极控制高血压、糖尿病等慢性疾病，维持血压、血糖在合适范围内，预防或缓解部分白内障、糖尿病性视网膜病变的发生；对已患有糖尿病视网膜病变者早期采用激光手术治疗，术后双眼覆盖眼罩，卧床休息，提供安全护理和心理支持，术后疗效较为满意；对开角型青光眼应遵医嘱使用滴眼剂，减压同时避免增加眼压的活动，嘱咐患者在夜间或暗处活动时需小心；对白内障、闭角型青光眼患者均可使用手术治疗，手术后近期内避免做弯腰搬重物等体力活动，同时保持大便通畅，手术后佩戴硬质眼罩，晚上睡觉时也要戴在眼上。

【护理评价】

通过治疗和护理后，评价是否达到：①视力减退对老年人日常生活影响减少。②老年人眼科常见疾病和相关慢性疾病均得以改善或者康复。③老年人能够保持规律、健康的有助于眼睛健康保健的生活方式。④老年人心态良好，生活质量提高。

【健康指导】

1. 定期眼部检查 指导健康老年人每年至少接受一次眼科检查，常规检查项目有屈光介质、视敏度、视野和眼底。对于有相关慢性病者，应缩短检查周期，约半年检查一次或遵医嘱进行检查。若短时间内自觉视力减退，或有眼球肿胀、头晕、头疼等不适感，应尽快就医检查以明确病因。

2. 配镜 指导老年人眼部正常生理老化是随着年龄增长而逐渐发展的，因此应定期进行眼科检查。根据检查结果，及时更换合适的眼镜。配镜前必须先验光，确定有无远视、近视和散光，然后根据年龄和老视程度增减屈光度。配镜时还应考虑平时用眼习惯和工作距离，适当增减镜片的度数，如果常常进行近距离精细工作，应适当增加老花镜度数，反之则老花镜度数应适当降低。

3. 外出活动 指导老年人外出活动尽量安排在光线明亮的白天进行。夏日外出，户外光线强烈，应佩戴抗紫外线的太阳眼镜；从亮处突然转到暗处时，需停顿片刻，待适应后再行走，反之亦然；过公路时应严格遵守交通规则，转动头部观察两侧道路情况，以弥补视野不足的缺陷。

4. 滴眼液的正确使用和保存 ①遵医嘱使用滴眼液，使用之前需了解其性能、适应证、禁忌证和维持时间，检查有无浑浊、沉淀、是否超过有效期。②滴眼液的正确方法是：使用滴眼液之前应清洁双手。用拇指和食指分开眼睑，眼睛向上看，将滴眼液滴在下穹隆内，闭眼。再用拇指和食指提起上眼睑，使滴眼液均匀地分布在整个结膜腔内。注意滴眼液过程中滴管不可接触角膜。滴眼液后应按住内眼角数分钟，防止滴眼剂进入泪小管吸收后影响呼吸和循环。③注意滴眼液副作用。β受体阻滞剂，用于原发性开角型青光眼的老年人，但患慢性阻塞性肺部疾病、哮喘的老年人和心率小于 64 次/分的老年人不宜使用；缩瞳剂，宜晚上临睡前使用，因使用后容易出现视物模糊。④应多备一瓶滴眼液，以备遗失时使用。使用周期较长的滴眼液应放在冰箱冷藏室保存，切不可随身放入贴身口袋。

六、 老年性耳聋

情境导入

　　杨先生，男，76 岁，退休在家。双耳听力损失时间多年，近两年开始加重，双耳感音神经性耳聋，中重度听力损失，其纯音测试结果如下："语言识别率左耳为 40%，右耳为 50%。"杨先生由家人一起陪同前来咨询助听器，杨先生本人不太愿意戴助听器，觉得年纪都那么大了，听不听都无所谓。认为助听器会让他的听力变得更差，但家人一致认为应该让他配上助听器。

　　问题思考：

　　1. 分析判断杨先生是否可以佩戴助听器？

　　2. 你如何对他佩戴助听器进行指导？

　　老年性耳聋是指随年龄增长，双耳听力进行性下降，高频音的听觉困难和语言分辨能力差的感音性耳聋。

　　老年性耳聋是老年人最常见的听力障碍，部分老年人可伴有耳鸣，常为高频声，其出现频率随年龄而增长，60~70 岁达顶峰。老年性耳聋可以由多种因素引起，是一种临床顽疾，给老年人的生活带来诸多困扰，严重影响老年人与他人的沟通，妨碍老年人接受外界信息。就目前的医疗发展水平，无特效方法治愈这一症状。

【护理评估】

　　1. 健康史　虽然包括听觉器官在内的人体老化是无法抗拒的自然现象，但是老年性耳聋的出现年龄、发展速度、听力损失的程度及对生活的影响等方面却因人而异，与各种有害因素有关：如遗传、长期高脂饮食、疾病、噪音、精神创伤、烟酒、常戴耳机、药物毒性等。老年性耳聋患者应注意以下资料收集：

　　（1）一般资料　收集老年性耳聋患者年龄、性别、文化程度、饮食习惯、吸烟、饮酒状况等。

　　（2）原因分析　①询问有无相关疾病：有无高血压、糖尿病、高脂血症、冠心病等心血管相关疾病；有无中耳炎、骨膜穿孔等耳部疾病。②询问接触噪音史：有无长期佩戴耳塞听音乐、广播等习惯；过去生活环境或工作中有无长期受噪音刺激的情况。③询问用药史：有无使用链霉素、卡那霉素、庆大霉素等耳毒性药物。④其他：遗传、精神创伤、环境污染等。

2. 身体状况　可通过询问病史和体格检查收集相关资料。

（1）听力下降　询问老年人是否有原因不明的双侧对称性听力下降，以高频听力下降为主，听人说话时喜安静、怕嘈杂，喜慢、怕快，表现为希望别人大声说话或经常要求别人重复谈话内容；常有听觉重振现象，即"低音听不见，高音又感觉刺耳难受"；语言理解不连贯，常常打岔，有语音衰减现象，常伴有高频耳鸣，开始为间歇性，逐渐发展为持续性，使老年人睡眠受到严重影响。

（2）中耳及外耳道检查　触压耳部，了解有无压痛。用耳窥镜检查外耳道，观察有无充血、肿胀、耳垢栓塞，以排除因耵聍阻塞耳道而引起的听力下降。检查鼓膜是否完好。听力评估检查是为了诊断属传音性耳聋，还是感音性耳聋。

3. 心理－社会状况　老年人的听力随年龄增长逐渐下降，与外界的沟通和联系受到影响，易形成心理性隔离，导致老年人性情急躁、抑郁寡欢，产生孤独感，失去对生活的信心等一系列心理问题。

4. 辅助检查　主要检查听力学测试。听力学测试应在专业的医疗机构，由专业人员进行检测，所测数值可为指导佩戴助听器提供参考。

知 识 链 接

　　我国听力学测试标准：听力在 26～40dB 为二级重听；听力在 41～55dB 为一级重听；听力在 56～70dB 为二级聋；听力在 71～90dB 为一级聋。如果双侧听力均在 56～70dB，交流就发生明显的障碍。

【常见护理诊断/问题】

1. 感知改变　听力下降，与血供减少、听神经退行性改变有关。

2. 社会交往障碍　与听力下降有关。

3. 防护能力低下　与听力下降有关。

【护理目标】

治疗与护理的总目标是：①听力障碍对老年人日常生活的影响降低或消除。②老年人及其家属积极配合治疗、护理相关的慢性疾病。③老年人及其家属能说出影响听力的相关因素及危害性，能积极预防听力进一步下降。④老年人心态良好、心情愉悦。⑤老年人表示愿意佩戴合适的助听器。

【护理措施】

老年性耳聋早期往往无自觉症状，故发现时病程较长，听觉器官发生不可逆退行性变，此时无特效药物。治疗、护理的目的只是延缓老年性耳聋的进展。

1. 预防老年性耳聋加重 老年性耳聋是无法完全治愈的，因此，预防显得至关重要。

（1）降低噪音 避免噪音的长期刺激是最重要的预防措施。老年人睡眠质量较差，良好的居住环境是改善睡眠的先决条件。疾病的发展是一个长期过程，幼时就应该保护听力。

（2）养成良好生活习惯 ①要养成良好的饮食习惯，注意补充营养的同时限制过多摄入脂肪，以素食为主。大量脂类物质摄入，血脂增高，血液黏稠度增大，血管壁增厚易引起动脉硬化。多补充锌、铁、钙等微量元素，尤其是锌元素，这些微量元素对预防老年性耳聋有显著效果。②戒烟戒酒，尼古丁和酒精会直接损伤听神经。长期吸烟、饮酒会导致心脑血管疾病的发生，致内耳供血不足而影响听力。③加强体育锻炼，保持健康的心态。经常按摩耳部及鼓膜，以改善耳部的血液供应，对老年性耳聋有一定的预防作用。

（3）用药选择 严格遵医嘱用药，对耳毒性药物的应用要慎重。如青霉素、链霉素、卡那霉素、奎宁等对听力神经系统的损伤已经临床证实。

（4）积极防治相关疾病 如高血压、糖尿病、慢性肾炎等疾病导致血管病变，直接影响耳部血液循环及代谢，加重老年性耳聋症状。

（5）其他 保持情绪稳定，老年人的血管弹性差，情绪激动很容易导致耳内血管痉挛。压力过大、生活环境的突然改变、乘坐飞机或过隧道时外界气压的骤然改变将直接诱发或加重老年性耳聋，应做好相应防御措施。

2. 配合治疗、护理 中西医结合治疗老年性耳聋的效果优于单纯西药治疗。

（1）中医疗法 ①中药内服：老年性耳聋的总病机是虚与瘀，即脾肾亏虚，瘀血阻滞耳窍以致耳窍失聪，听力减退。故在辨证过程中，应以补肾活血、健脾开窍为主。②针灸治疗：在非中药治疗老年性耳聋方面，针灸是较为有效和常用的方法。临床常用泻上补下法。③中药外用、推拿按摩等法对老年性耳聋也有一定辅助疗效。

（2）西医疗法 通过扩展高频及加测 6kHz 纯音测听，早期识别和发现老年性耳聋，并进行干预尤为重要。①药物治疗：目前多在排除或治疗原发基础疾病的同时，尽早选用可扩张内耳血管的药物、降低血液黏稠度和溶解小血栓的药物、维生素 B 族药物，必要时还可使用抗细菌或抗病毒及类固醇激素类药物。②佩戴合适助听器：适合中重度听力损失程度患者，药物治疗无效者可配用助听器。但由于老年性耳聋是耳蜗性的听力损失，具有响度重振的特征，故其治疗效果将受影响。③中耳植入装置：是助听器的一种，可避免助听器堵耳的缺点。是通过手术方式将效应器植入中耳，适合于轻、中、重度耳聋患者未能成功使用助听器者，但有伴发外耳道炎、胆脂瘤等风险。④人工耳蜗植入：适用于重度到极重度听力损失患者，且在语言理解度方面效果显著优于助听器。⑤高压氧治疗：高压氧疗法对老年性耳聋无肯定疗效，但对其他类型耳聋有一定辅助疗效。⑥基因治疗：基因治疗包括目的基因与载体的构建，即将其输入体内达到治疗效果。

3. 心理护理和听觉言语训练　听力障碍程度存在个体差异，但均可造成老年人与人交往困难，容易诱发各种心理问题，甚至与社会隔绝，导致老年性痴呆。因此要耐心给予老年人各种帮助，加强与老年人的沟通、交流，帮助其接受听力减退的事实，积极寻找适合的生活方式，增加老年人的生活乐趣和社会交往。同时通过长期有计划的声响刺激，逐步培养其聆听习惯和语言练习，也是重要的康复措施。

【护理评价】

通过治疗和护理后，评价是否达到：①听力障碍对老年人日常生活的影响降低或消除。②老年人所患相关慢性疾病得以改善。③老年人及其家属能说出影响听力的相关因素及危害，并做好积极预防工作。④老年人能用语言表达自己的意愿。⑤老年人能够正确佩戴助听器，积极地面对生活。

【健康指导】

1. 沟通技巧指导　指导照顾者与老年人进行有效沟通，注意事项如下：①沟通的环境应安静。交谈过程中，说话吐字清楚且速度稍缓，不高声喊叫。②对老年人不理解的语言应加以解释，而不是简单重复原话。③多用身体语言和眼神配合语言进行交流，如适当夸大面部表情结合手势，以传达各种情绪，激发老年人交谈的欲望和促进理解交谈的内容。④借助视力，对视力较好的老年人，可借助制卡、写字板或其他辅助器具与老年人进行交流。⑤触摸表关爱，适度使用专业性皮肤接触，用触摸传递信息，表示对老年人的热情和关爱。但需注意，禁止触摸老年人的头部。

2. 正确使用耳机　老年人尽量减少耳机使用频率，必须使用耳机时，应注意以下原则：①坚持"60、30"的原则，即：音量不要超过耳机总音量的60%，每次听不超过30分钟。②听音乐、广播时最好戴罩式耳机，这样能屏蔽掉较多的外界噪音，避免音量过大，损伤听力。③尽量把音量调低，听一段时间后把耳机取下，轻轻揉一揉耳部，进行放松。

3. 耳部按摩指导　患者及其照顾者正确按摩耳部的方法：先将手掌相互摩擦至发热；覆盖在两耳上，前后来回地揉动20次左右；将耳郭从外侧往前侧倒，并轻轻地拉扯耳垂；用大拇指和食指，从耳朵上部到耳垂，轻轻地搓揉；大拇指放在耳垂后，食指放入耳朵中，在耳洞中来回地转动20次；双手掌心紧贴耳朵，快速往外拉。反向重复一次。

4. 助听器使用　①适应证：中重度感音性耳聋，精神身体状况较好，语言分辨率较高的老年人。②佩戴时间及调整：老年人佩戴助听器有一个适应过程，适应期3～5个月。适应期间应保持音量从小到大、佩戴时间逐渐延长的原则。③对话训练：对话训练过程应遵循环境由安静到嘈杂、对象由自己到他人、单人到多人的原则。

实训指导　老年人跌倒评估量表的使用

【情景设定】

李某，女，70 岁。独居。傍晚时分邻居发现其跌倒在家门口，当即不能站立。老年人主诉左髋部疼痛异常，被家属送往医院。有高血压史 20 余年。

问题：评估李某跌倒的高危分数。

【实训目的】

1. 学会正确评估老年人跌倒的高危分数。

2. 树立以"老年人为本"的护理职业观，尊重、关心、爱护老年人。

【实训前准备】

1. **教师准备**　课前有针对性地在医院、社区选取几位有跌倒病史的老年人，向老年人说明本次学习实践的目的和方法，取得老年人的配合。

2. **学生准备**　着装整齐。

3. **老年人准备**　理解实训的目的，能主动配合。

4. **用物、环境准备**　跌倒/坠床评估量表，记录单和笔等。

【方法与过程】

1. **方法**　教师介绍本次实训的目的和要求，示范具体操作步骤。学生分成 10 组，3~4 人 1 组，每组同学对一位老年人进行跌倒评估。

2. **实施过程**

（1）核对、解释，取得老年人的配合。

（2）1~2 位同学与老年人交谈，老年人取自然放松坐位，同学坐于老年人对面，与老年交谈，了解老年人的视力、听力、语言表达等身体健康情况。

（3）其他同学用跌倒/坠床评估量表评估老年人，并做好笔记。

（4）小组讨论，并制定预防和护理措施。

（5）针对老年人存在的安全问题进行安全指导。

（6）指导过程要求语言通俗易懂，态度和蔼，沟通有效。

（7）操作结束，礼貌告别老年人，并做好记录。

【结果分析评价】

实践结束后，学生以小组为单位汇报实施过程中的收获和体会，带教老师点评、总结，评价护生实践效果。

【实训报告】

填写一份 Morse 跌倒/坠床评估量表。

目标检测

一、选择题

【A1 型题】

1. 关于老年斑的叙述，错误的是（   ）

A. 多见于颜面、前臂

B. 多见于手背

C. 皮肤上稍隆起黑棕色色素斑

D. 形成与不饱和脂肪酸被自由基氧化成脂褐素有关

E. 形成与饱和脂肪酸被体内氧化有关

2. 在衰老的进程中，老年人心血管系统发生的常见生理变化不包括（   ）

A. 心肌收缩力下降

B. 各器官血液灌注量减少

C. 动脉压和静脉压均升高

D. 心率减慢

E. 冠状动脉口径变小

3. 关于老年人生理变化，描述错误的是（   ）

A. 由于呼吸道免疫功能低下，细支气管分泌物增多且易发生潴留，故老年人易患呼吸道感染。

B. 老年人尿浓缩、稀释功能降低

C. 老年人胃酸分泌增多，使消化性溃疡发生概率增高

D. 老年人糖代谢功能下降

E. 老年人甲状腺素生成降低

4. 关于老年人短记忆明显衰退的描述，错误的是（   ）

A. 与感觉器官功能衰退有关

B. 由于大部分记忆都衰退，故早期的经历也不易记起

C. 脑功能衰退是导致短记忆明显衰退的原因之一

D. 主要表现为健忘，电话、地址常遗忘

E. 由于注意力减弱，故短记忆差

5. 老年期发生骨折机会增多的原因包括（　　）

A. 骨骼中无机物增多，有机物减少，脆性增加

B. 老年期男性均易出现骨质疏松

C. 四肢关节活动不灵活

D. 神经反射缓慢

E. 腰弯、背驼、重心不稳

6. 老年期易发生尿路感染的生理原因不包括（　　）

A. 膀胱括约肌萎缩、松弛，控制排尿困难

B. 易出现尿频、尿失禁

C. 女性尿道短，易发生感染

D. 男性多有前列腺增生，可发生尿潴留

E. 老年期饮水常常过少

7. 与老年人易出现尿频、尿失禁无关的因素是（　　）

A. 肾脏尿液浓缩、稀释功能降低

B. 膀胱逐渐缩小，容量减少

C. 膀胱括约肌松弛

D. 尿道括约肌松弛

E. 膀胱括约肌萎缩致控制排尿困难

8. 关于老年人短记忆明显衰退的描述，不正确的是（　　）

A. 与感觉器官功能衰退有关

B. 由于大部分记忆都衰退，故早期的经历也不易记起

C. 脑功能衰退是导致短记忆明显衰退的原因之一

D. 主要表现为健忘，电话、地址常遗忘

E. 由于注意力减弱，故短记忆差

9. 下列关于老年护理过程中应该严格遵循的原则，不正确的是（　　）

A. 老年护理的对象是一切老年人，包括健康的老年人

B. 无论老年人的自我照顾能力如何，护理人员都应尽可能地去替代完成日常生活活动

C. 护理过程中，应该考虑生理、心理、社会等多侧面的健康

D. 持之以恒

E. 老年护理宜早开始

10. 老年人常出现的安全问题有（　　　）

A. 跌倒　　　　　　　B. 坠床　　　　　　　C. 烫伤

D. 以上都有可能发生

11. 患者女性，50 岁。有 3 次分娩史。半年来，咳嗽，下楼梯时常出现尿失禁症状。该患者尿失禁为（　　　）

A. 真性尿失禁　　　　B. 压力性尿失禁　　　C. 充盈性尿失禁

D. 急迫性尿失禁　　　E. 容量性尿失禁

12. 有关跌倒后的处置，正确的是（　　　）

A. 观察神志　　　　　B. 检测生命体征　　　C. 拨打急救电话

D. 赶快扶起老年人　　E. 对受伤部位做重点检查

13. 老年人跌倒后髋部疼痛，不能站立行走，应考虑（　　　）

A. 股骨颈骨折　　　　B. 腓骨骨折　　　　　C. 颈骨骨折

D. 髌骨骨折　　　　　E. 肱骨骨折

14. 为了预防患者跌倒，尽量将床的高度设置为（　　　）

A. 随患者意愿　　　　B. 最高位　　　　　　C. 最低位

D. 方便医护人员操作　E. 方便患者家属护理

15. 跌倒被认为是老年人最常见的（　　　）

A. 并发症　　　　　　B. 意外事件　　　　　C. 临床症状

D. 致病因素　　　　　E. 致病诱发因素

16. 下面哪类患者有跌倒和坠床的危险（　　　）

A. 步态不稳者

B. 头晕、眩晕、血压不稳者

C. 意识/精神障碍者

D. 使用毒性、麻醉、精神类药物者

E. 以上都是

17. 防止老年人跌倒的注意事项，不正确的是（　　　）

A. 地面保持平整，无障碍物，避免潮湿

B. 卫生间应设有坐便器，并配备扶手

C. 变换姿势时起身不要太快

D. 浴缸不宜过高，浴缸底应垫防滑胶毡

E. 进入卧室应及时换上拖鞋

18. 突发性聋的听力急剧下降多发生在（　　　）

A. 1 天内 　　　　　　　B. 2 天内 　　　　　　　C. 3 天内

D. 4 天内 　　　　　　　E. 5 天内

19. 伴随年龄老化而发生的听觉系统退行性变导致的耳聋为（　　　）

A. 突发性耳聋 　　　　　B. 药物性耳聋 　　　　　C. 噪音性耳聋

D. 老年性耳聋 　　　　　E. 获得性耳聋

20. 影响声波传导与感受所造成的听力障碍称作（　　　）

A. 混合性耳聋 　　　　　B. 功能性耳聋 　　　　　C. 传导性耳聋

D. 感音神经性耳聋 　　　E. 突发性耳聋

21. 成功的人工耳蜗植入全过程包括（　　　）

A. 术前评估 　　　　　　B. 植入手术 　　　　　　C. 术后训练

D. 语言康复 　　　　　　E. 以上均包括

22. 与听力减退患者沟通时，不属于注意事项的有（　　　）

A. 提高音量 　　　　　　B. 适当靠近患者耳边 　　C. 直接与家属交流

D. 必要时应用肢体语言 　E. 酌情采用书面沟通

23. 引起老年人便秘的常见原因不包括（　　　）

A. 胃结肠反射性刺激减少 　B. 缺乏体力活动 　　　C. 习惯性服用缓泻剂

D. 肛门内括约肌松弛 　　　E. 环境改变情绪抑郁

24. 老年女性常会在咳嗽或打喷嚏时发生哪种尿失禁（　　　）

A. 压力性尿失禁 　　　　B. 反射性尿失禁 　　　　C. 急迫性尿失禁

D. 功能性尿失禁 　　　　E. 完全性尿失禁

25. 为大小便失禁的老年人进行护理时，措施不正确的是（　　　）

A. 提供容易消化、吸收、少渣少油的食物

B. 对大便失禁的老年人，应注意保护肛周皮肤的干燥

C. 用温水清洗会阴部皮肤，保持清洁干燥

D. 掌握排尿规律，每隔 2～3 小时给便器 1 次

E. 全天都应多饮水，促进排尿反射，预防泌尿系感染

26. 关于老年人睡眠的护理，以下描述不恰当的是（　　　）

A. 避免睡前过度兴奋

B. 睡姿以仰卧位为好

C. 睡前热水泡脚

D. 睡前勿进食

E. 睡前一杯水可预防脑血栓

27. 关于老年人呼吸系统的生理变化，不正确的是（　　　）

A. 上呼吸道的防御和保护功能降低

B. 由于通气与换气功能均减退，故血氧分压和血二氧化碳分压均减退

C. 肺弹性降低，回缩力减退，有效呼吸面积减少

D. 肺与胸廓的顺应性下降

【A2 型题】

28. 男性，65 岁。有高血压病史 22 年。突然出现头晕、头痛，躁动不安，测血压 170/100mmHg，已通知医生，并给予了相应处理，此时从患者安全角度护理上应注意（　　　）

A. 活动受限　　　　　　B. 瘫痪　　　　　　C. 呕吐

D. 防坠床　　　　　　E. 脑血管意外

29. 李老太太，60 岁，退休 5 年，近日因跌倒导致股骨颈骨折卧床，预防患者跌倒的观察要点不包括（　　　）

A. 患者的神志、自理能力、步态

B. 患者的用药、既往病史、目前疾病的状况

C. 评估环境因素的影响，如地面、各种标识、灯光照明、房间设施

D. 掌握患者目前的饮食情况

E. 观察患者衣着

30. 患者，王某，70 岁，经常使用药物，应用哪类药物，不会增加跌倒的危险性（　　　）

A. 抗高血压药　　　　　B. 抗心律失常药　　　　C. 阿片类药

D. 利尿剂　　　　　　E. 头孢类

31. 李某，男，58 岁。近 2 年来自觉视近物困难，自认为是老花眼。过去未曾做过眼科检查，向你咨询有关老花镜的问题。请问以下哪些健康指导是错误的（　　　）

A. 去医院做常规眼科检查

B. 如有青光眼、眼底疾病应先治疗，待病情稳定后再验光配镜。

C. 需要验光，确定有无近视、远视和散光，然后按年龄和老视程度增减屈光度。

D. 考虑平时所习惯的工作距离，适当增加或减少镜片的度数。

E. 每隔 1～2 个月去医院检查 1 次，必要时更换适合的新眼镜。

32. 张某，男，78 岁。家人反应老年人近期说话习惯明显变化，倾向于大声说话，经常要求家人重复讲过的话。家人认为老年人是年老引起的听力下降，听说助听器可以提高听力，想给老年人也购买一个助听器。请问以下健康指导哪些是错误的（　　　）

A. 必须由专业医生全面检查，根据听力损害程度，选择合适的助听器。

B. 指导老年人掌握助听器的各种开关的功能。

C. 老年人佩戴助听器有一个适应过程，为 3～5 个月。

D. 适应期内，助听器的音量应尽量开大。

E. 需要有技巧的进行对话训练。

二、病例分析

张某，女，56 岁，干部。2015 年 8 月 15 日初诊。主诉：反复排便困难 5 月余。病史：患者半年前因"胆结石"行手术治疗，术后身体较虚弱，渐感排便困难，每 3～5 天才 1 次，甚至 7 天排便 1 次，经中西药治疗未见好转。现虽有便意，但临厕努挣乏力，便难排出。

分析思考：

1. 此患者最可能的诊断是什么？有何依据？

2. 列出主要护理诊断/问题。

3. 列出护理措施要点。

扫一扫，知答案

第八章

老年常见疾病与护理

扫一扫，看课件

【学习目标】

1. 掌握老年常见疾病的常见护理问题和护理措施。
2. 熟悉老年常见疾病的护理评估和健康指导。
3. 了解老年常见疾病。
4. 学会老年常见疾病的实训内容。
5. 具有能为老年常见疾病制定护理措施的能力。

第一节　老年人患病与护理的特点

情景导入

　　王大爷，70 岁。体型肥胖。活动或劳累后膝关节酸痛 3 年，近一周来疼痛加重，不能活动。查体：膝关节肿胀。王大爷平时善于交际，社会活动较多，所以对当前的处境很不适应，表现为烦躁、易怒。

　　问题思考：

　　1. 王大爷的主要护理诊断/问题有哪些？

　　2. 如何做好王大爷的身心护理？

　　当人们进入老年期后，人体各器官功能随年龄的增长逐步减退，各种疾病发生率逐渐增加，严重影响着老年人的生活。了解老年患病特点、相关护理知识和如何安全用药等，均与疾病能否尽早治愈和康复有密切的关系。

一、 老年人患病的特点

1. 临床症状不典型　由于老年人感受性下降，中枢神经系统退行性改变，无症状患者多，临床表现也不典型。初期不宜察觉，无法依据症状判断，易造成漏诊和误诊，当疾病发展到严重的程度，也无明显临床症状，有些老年疾病甚至表现为非特异性症状，如老年人发生心肌梗死时常无疼痛感，仅出现低热、食欲减退等表现。

2. 病史采集难、参考价值小　由于视力、听力功能下降，记忆力减退，尤其近期记忆明显下降，语言表达能力下降，思维迟缓，因而病史采集较困难。老年人对疾病的敏感性降低，不能准确表述疾病的状况，病史的参考价值较小。故应反复确认，可用简单、易懂的语言沟通，也可用肢体语言如手势、写字等方法进行沟通，以免影响疾病的诊断、治疗及预后。

3. 病程长、康复慢、并发症多　老年人患病往往因病情复杂，免疫力低下，抗病与组织修复能力差，导致病程长、恢复慢。各器官功能代偿能力降低，如长期卧床，易出现组织器官挛缩、压疮、骨质疏松等多种并发症。

4. 同时患有多种疾病　由于老年人身体各系统生理功能不同程度下降，防御功能和代偿功能降低，容易同时患有多种疾病，一半以上老年人同时患有几种疾病。由于多个系统之间互相影响，各种症状的出现及损伤的累积效应也随着年龄的增大而逐渐增加，使病情错综复杂。

5. 病情变化快、治愈率低、易恶化　老年病进展缓慢，病程长，疾病反复发作，对身体各器官损害加重、致残率高。当疾病发展到一定阶段，受到各种诱因激化，病情易恶化。

6. 伴发各种心理反应　老年人患病后，消极情绪较多，在不同时期会出现各种心理问题。发病初期患者往往以焦虑为主要表现，当病情有波动时患者主要表现为恐惧，如果疾病长期未愈则患者又会出现抑郁、绝望等心理反应，这些反应严重影响疾病的康复。因此，对老年人心理、精神问题要给予重视。

7. 易出现药物不良反应　老年人的生理改变，尤其是肝肾功能的减退，导致机体对药物的吸收、分布、代谢和排泄功能减退，老年人用药常会引起药物的不良反应，故老年人用药应从小剂量开始，逐渐增加到最佳疗效的剂量。

在评估时应尽量考虑到以上特点，并注意老年人个体差异较大，将问诊、体格检查、实验室检查，以及其他辅助性检查与医学知识和临床经验相结合。老年人记忆力减退、行动不便、无人照顾致使对医嘱的执行能力下降，并易发生药物不良反应，因此，医护人员应尽量简化治疗方案，减少用药种类和次数，以提高其用药安全性。老年病的治疗方面应尽可能控制病情发展，减轻痛苦，最大程度的恢复正常功能。对需要手术治疗的患者，应做好充分术前准备，尽可能降低手术风险，提高安全性。

二、 老年患者护理的特点

老年患者在患病期间与中、青年患者相比，更易伤感。除了要做好疾病护理外，还要做好生活护理、心理护理，尤其要保护老年人的安全。

（一）病情评估全面性

老年病往往涉及多系统、多脏器问题，不是依靠治疗单一疾病就能解决常见问题，传统医疗评估仅限于疾病评估，所以需要一套更全面有效的评估方法，即老年综合评估。护理人员对老年人进行评估时，要注意正确应用沟通技巧，通过观察、询问、体格检查、量表筛查、辅助检查等手段，获取全面、客观的资料，准确判断老年人的健康状况和功能状态，为老年疾病的诊断、治疗及护理提供准确、可靠的依据。

（二）疾病护理的特殊性

1. 注意整体护理 由于老年人与其他人群有所不同，尤其在生理、心理、社会适应等方面，导致老年患者往往有多种疾病共存，疾病之间彼此交错和影响。因此，护理人员必须树立整体护理的理念，研究多种因素对老年人健康的影响，提供多层次、全方位的护理。

2. 增强老年人独立生活的能力 也就是日常中的自理能力和操持家务的能力，这也是一个人健康活着的根本保证。

（三）心理护理的必要性

老年人患病后常伴有各种心理变化，常感到情绪低落、精神不振，康复求生欲强，希望得到及时诊断、良好的治疗和护理。针对老年人的心理特征和疾病特点实施心理护理非常重要。在护理工作中，要善于通过观察、倾听了解老年患者的心理需要，对患者提出的问题要耐心解释，技术操作时动作轻柔，尽量减少患者的疼痛和紧张情绪。在生活上给予充分照顾，让患者感受到温暖，保持愉悦的心境。

（四）安全护理的普遍性

在临床护理中，做到预见性护理，对保证患者安全、减少并发症是极其重要的。如高血压和糖尿病是心脑血管疾病的重要原因，控制高血压及糖尿病是预防脑血管疾病的重要措施。做到预见性护理，严密观察，为医生提供准确可靠的疾病信息。还有一些老年人不服老或不愿意麻烦别人，护理人员在护理这部分患者时，应加强观察和护理力度，提高警觉性和责任感。

（五）注意给药安全

因老年人肾脏排泄率减低，肝脏代偿功能减退，对药物的耐受性及敏感性均与青年人不同，容易发生不良反应。因此，在为患者拟定治疗方案时，护理人员应熟悉药理知识，依据病情提出用药建议，按所用药物的作用机制、用法、不良反应、禁忌证及注意事项等设计科学用药护理程序。总之，对老年人的总体用药要慎重，确保老年人用药安全。

（六）康复护理的科学性

护理工作除了缺损功能护理外，应注意老年人残存功能的护理，鼓励老年人最大限度地发挥残存功能，减轻老年人依赖心理，最大限度提高患者的生活质量，使患者能适应社会、回归社会。

第二节　老年高血压患者的护理

情景导入

患者男性，63 岁，农民。现血压为 160/100mmHg，无明显症状。否认其他病史，吸烟20 年（20 支/天），其父亲有高血压、脑出血病史。

问题思考：

1. 为明确患者的诊断，还需进一步询问患者哪些情况？采取哪些辅助检查？

2. 目前患者主要存在哪些护理诊断/问题？其依据是什么？护理人员如何对其进行健康指导？

高血压是指以动脉血压升高为主要表现的临床综合征，临床分为原发性高血压和继发性高血压两大类。老年高血压是指 60 岁以上的高血压患者，多属于原发性高血压。

高血压诊断标准：在安静、未服用降压药的情况下，血压持续或非同日 3 次以上测量，收缩压（SBP）≥ 140mmHg（18.7kPa）和（或）舒张压（DBP）≥ 90mmHg（12.0kPa）。

原发性高血压多见于中老年人，其患病率随年龄增加而升高，尤其是收缩期高血压。长期血压升高容易并发心、脑、肾和视网膜等器官病变，是导致老年人发生脑卒中、冠心病、充血性心力衰竭、肾衰竭的主要危险因素之一。原发性高血压具有"三高三低"的流行特点，"三高"即患病率高、致残率高、死亡率高，"三低"即知晓率低、治疗率低、控制率低，严重影响老年人的健康及生活质量。

知 识 链 接

影响动脉血压的因素

1. 每搏输出量　主要影响收缩压，收缩压的高低主要反映心脏每搏输出量的多少。

2. 心率　主要影响舒张压。

3. 外周阻力　主要影响舒张压，舒张压的高低主要反映外周阻力的大小。

4. 主动脉和大动脉的管壁的弹性　随着年龄的增长，血管内胶原纤维增生，逐渐取代平滑肌和弹性纤维，以致血管的可扩张性减小，收缩压升高，舒张压降低，脉压增大。

5. 循环血量和血管容积　正常情况下，循环血量和血管容积相适应，才能保持一定的水平的体循环充盈压，正常值约为 7mmHg，它是形成血压的重要前提。如果循环血量减少或血管容积扩大，血压便会下降。

【护理评估】

1. 健康史　了解患者的家族史，既往健康状况，有无心脑血管疾病病史及以往治疗用药情况。了解患者的饮食、活动及有无烟酒嗜好情况。

2. 身体状况　测量血压，评估患者血压升高水平（表8－1）。根据血压升高水平，有无心血管疾病的危险因素、有无靶器官损害，以及损害程度，评估患者的危险度级别（表8－2）。

表8－1　血压水平的定义和分类

类别	收缩压（mmHg）	舒张压（mmHg）
理想血压	<120	<80
正常血压	<130	<85
正常高值	130~139	85~89
1级高血压（轻度）	140~159	90~99
（亚组：临床高血压）	140~149	90~94
2级高血压（中度）	160~179	100~109
3级高血压（重度）	≥180	≥110
单纯收缩压高血压	≥140	≤90
（亚组：临界收缩期高血压）	140~149	≤90

注：当收缩压和舒张压分属不同分级时，以较高的级别为标准

表8-2 高血压危险度分级标准

危险因素和病史	血压		
	1 级	2 级	3 级
Ⅰ 无其他危险因素	低危	中危	高危
Ⅱ 1~2 个危险因素	中危	中危	极高危
Ⅲ ≥3 个危险因素，或靶器官损害，或糖尿病	高危	高危	极高危
Ⅳ 并存临床情况	极高危	极高危	极高危

3. 心理-社会状况 评估患者及家属对疾病的认知，了解患者有无紧张、焦虑；有无因血压过高影响户外及社交活动；评估患者家庭经济承受能力。

4. 辅助检查 依据24小时血压监测结果，判断血压波动情况。根据实验室检查、心电图、X线检查、CT检查及眼底检查情况，了解靶器官受损情况。

【常见护理诊断/问题】

1. 组织灌注改变 与血压过高有关。

2. 有受伤的危险 与脑组织灌注不足有关。

3. 头晕、头痛 与血压过高有关。

4. 焦虑 与治疗效果不理想，出现并发症有关。

5. 知识缺乏 缺乏高血压的相关知识。

6. 潜在并发症 高血压急症、心力衰竭、脑卒中、肾衰竭、冠心病等。

【护理目标】

1. 血压恢复正常，组织灌注良好。

2. 血压控制在合适的范围内，头痛减轻或消失。

3. 正确对待疾病，焦虑消除或减轻。

4. 能简要描述高血压预防、保健方面的知识，坚持合理用药。

5. 无并发症发生。如发生，能及时发现并配合医生处理。

【护理措施】

1. 一般护理

（1）病情观察 老年人血压波动较大，应严密监测血压，同时注意有无靶器官损伤的征象。一旦发现血压急剧升高、头痛剧烈、呕吐、烦躁不安、视力模糊、意识障碍及肢体运动障碍，立即报告医生并配合处理。

（2）休息与活动 ①为老年人提供安全、舒适、安静、温暖的环境。②限制探视，护理操作动作要轻柔并集中进行，尽量少打扰患者。③提醒老年人注意休息，血压升高明显时要卧床休息，保证睡眠充足。适当活动，尽量选择有氧运动以降压、改善器官功能。④避免受伤，避免迅速改变体位，保证活动场所安全等。⑤冬季外出注意保暖，以防冷刺激诱发血压升高。

（3）预防直立性低血压　指导有直立性低血压史，或使用降压药的老年人平时抬高床头 25~30cm。老年高血压患者变换体位（姿势：由卧位到坐位、由坐位或蹲位到立位）时动作应缓慢，无异常感觉后再继续活动，如出现头晕、黑蒙、心慌等表现，应立即平卧，以免眩晕引发跌倒意外。

2. 用药护理　遵医嘱应用降压药，注意观察药物疗效及不良反应。

（1）利尿剂　噻嗪类药物是治疗老年高血压的首选药物。用于轻中度高血压，尤其是老年人单纯收缩期高血压或并发心力衰竭时，使用时注意监测电解质的变化。糖尿病及高脂血症患者慎用，痛风患者禁用。

（2）β受体阻滞剂　代表药物为洛尔类，用于轻、中度高血压，尤其是合并心绞痛并心率较快的患者。有哮喘、慢性阻塞性肺疾病或传导阻滞病史者慎用。

（3）钙通道阻滞剂（CCB）　药物为地平类，用于各种程度高血压，尤其是老年人单纯收缩期高血压或合并稳定性心绞痛。但服用后应注意有无心率过快、下肢水肿和体位性低血压的发生。

（4）血管紧张素转换酶抑制剂（ACEI）和血管紧张素Ⅱ受体拮抗剂（ARB）　ACEI的代表药物是普利类，ARB 的代表药物为沙坦类，主要用于高血压合并糖尿病或心功能不全、肾损害有蛋白尿的患者，主要的不良反应是有干咳。

（5）α受体阻滞剂　适用于老年高血压合并血脂异常、糖耐量异常及周围血管病。主要副作用是直立性低血压，因此应慎用。不适合老年高血压的常规治疗。

3. 心理护理　指导患有高血压的老年人注意避免情绪激动。鼓励患者使用正确的调适方法，获得愉悦的感受。对易激动的患者应做好家属的工作，更多的理解、宽容与支持患者。保证患者有安静舒适的休养环境。

4. 其他　减轻体重，限制钠盐摄入，补充钙和钾盐，调整饮食结构，减少食物中饱和脂肪酸的含量和脂肪总量，戒烟限酒，制定并执行锻炼计划。

【护理评价】

1. 患者主诉的头痛减轻或消失。

2. 能避免受伤和体位性低血压的发生。

3. 能自觉避免诱发高血压急症的危险因素。

4. 患者建立良好的生活习惯，有效预防病情复发及进展。

【健康指导】

1. 指导老年人建立健康的生活方式，如生活规律，充足睡眠，合理膳食，适当运动，戒烟限酒，积极预防各种危险因素，如糖尿病、血脂异常等，超重及肥胖者减轻体重，保持心理平衡。

2. 向患者和家属讲解高血压相关知识，提高患者对高血压相关知识的知晓率。指导老年人定时体检，经常测量血压。教会患者及家属正确测量血压的方法。指导患者预防直立性低血压。

3. 教育患者按医嘱坚持用药，不得随意减量和停药，以维持血压平稳，预防及减少靶器官损害。

4. 定期门诊复查，血压升高或病情变化及时就医。

第三节　老年冠心病患者的护理

情景导入

患者王某，66 岁。持续心前区疼痛 4 小时，伴左肩部疼痛。舌下含服硝酸甘油 1 片未见好转，伴憋气、乏力、出汗。既往高血压病史 6 年，未进行规范化治疗，无药物过敏史，吸烟 10 年，不饮酒。

问题思考：

1. 为明确患者的诊断，还需进一步询问患者哪些情况？采取哪些辅助检查？

2. 目前患者主要存在哪些护理诊断/问题？其依据是什么？

冠状动脉粥样硬化性心脏病简称冠心病，是指冠状动脉粥样硬化使血管腔狭窄或阻塞，或（和）冠状动脉功能性改变（痉挛）导致心肌缺血缺氧或坏死而引起的临床综合征。由于冠状动脉病变的部位、范围、狭窄程度及供血不足的发展速度不同，冠心病的表现亦不相同。1979 年 WHO 将冠心病分为 5 型：无症状性心肌缺血、心绞痛型冠心病、心肌梗死型冠心病、缺血性心肌病、猝死型冠心病。

急性冠状动脉综合征（ACS），是冠心病的一种严重类型。是以冠状动脉粥样硬化斑块破裂或侵袭，继发完全或不完全闭塞性血栓形成为病理基础的一组临床综合征，包括急性 ST 段抬高性心肌梗死、急性非 ST 段抬高性心肌梗死、不稳定型心绞痛（UA）。

知 识 链 接

心绞痛与心肌梗死疼痛特点比较，见表8－3。

表8－3　心绞痛与心肌梗死疼痛特点比较

	心绞痛	心肌梗死
部位	胸骨上、中段之后	相同，可在较低位置或上腹部
性质	压榨性或窒息性	相似，但程度更剧烈
诱因	劳累、激动、受寒、饱食等	不常有
时限	短，1～5分钟或15分钟以内	长，数小时或1～2天
频率	频繁发作	不频繁
硝酸甘油疗效	显著缓解	作用较差或无效

【护理评估】

1. 健康史　询问患者有无胸痛，包括疼痛的部位、性质、持续时间、诱发因素、缓解方式；有无疼痛以外的表现，如胸闷、心悸、头晕、恶心等；了解老年人有无高血压、糖尿病、高脂血症等病史；了解老年人有无吸烟、酗酒、高脂饮食等不良生活方式；评估患者发病有无劳累、情绪激动等诱发因素。

2. 身体状况　评估患者生命体征及意识状态等有无改变，有无心律失常、心力衰竭、休克等表现。

3. 心理－社会状况　疾病常反复发作，严重影响日常生活及社会工作，患者常存在焦虑等心理。部分患者因乏力、担心疾病复发，从而减少了社会活动，甚至改变了家庭和社会角色。因此，需评估患者存在的心理问题和家庭及社会状况。

4. 辅助检查　评估心电图改变，了解心肌缺血、损伤及坏死情况，血液生化检查有无异常。冠状动脉造影能更好地了解冠状动脉狭窄的部位、程度及范围。

【常见护理诊断/问题】

1. 疼痛　与心肌缺血、缺氧或坏死有关。
2. 活动无耐力　与心肌梗死、心排血量减少有关。
3. 焦虑、恐惧　与胸痛产生的濒死感、担心预后有关。
4. 知识缺乏　缺乏控制诱发因素及预防性用药的相关知识。
5. 潜在并发症　急性心肌梗死、心源性休克、心律失常、心力衰竭。

【护理目标】

1. 胸痛缓解或消失。

2. 生活自理能力改善，生活质量提高。

3. 患者情绪稳定。

4. 了解疾病的有关知识，主动避免诱发因素，积极配合治疗和护理。

5. 不发生并发症或发生后得到及时控制。

【护理措施】

1. 老年心绞痛患者的护理

（1）发作期护理

①心绞痛发作时，立即停止活动，卧床休息，协助患者取舒适体位。

②立即舌下含服硝酸甘油或硝酸异山梨酯。硝酸甘油 0.3~0.6mg，舌下含服，5 分钟后无效可加用 0.3mg，15 分钟内不超过 1.2mg。有条件最好使用硝酸甘油喷雾剂，注意首次使用硝酸甘油时宜平卧，因老年人容易出现血容量降低。硝酸异山梨酯 5~10mg，舌下含服。

③稳定患者情绪，指导患者放松，缓解焦虑和恐惧；观察用药反应，必要时氧气吸入。

④监测病情变化，严密观察胸痛的性质及伴随症状，随时监测生命体征、心电图变化，注意有无心肌梗死的可能。

（2）缓解期护理　根据患者情况积极治疗原发病，遵医嘱用药。可单独、交替或联合应用调节血脂药、阿司匹林、硝酸酯类、β 受体阻滞剂、钙拮抗剂等。指导患者健康的生活方式、劳逸结合、合理膳食、适量运动并保持情绪稳定。

（3）健康教育　让患者了解心绞痛的发作规律及诱发因素，加强健康宣教。有心绞痛发作史的患者，建议其随身携带急救药品。

2. 老年心肌梗死患者的护理

（1）监护　安置患者于冠心病监护室（CCU），连续进行心电图、血压和呼吸的监测，时间为 5~7 天。必要时需监测肺毛细血管压和静脉压。遵医嘱吸氧，增加血氧饱和度并加速氧向缺血心肌弥散。密切观察心率、心律、血压、心功能、尿量、意识等的变化，为适时制定治疗和护理措施提供客观资料。老年人夜间病情变化多且快，应加强巡视。

（2）休息　保持环境安静，减少探视，防止不良刺激，解除焦虑。卧床休息 1 周，第 1~3 天绝对卧床休息，一切日常生活均由他人协助进行，以更好的减轻患者心脏负荷，降低心肌耗氧量，限制或缩小心肌梗死的范围。病情稳定后逐渐增加活动量，以促进心脏侧支循环的建立和心功能的恢复。无并发症后2~3天协助患者翻身，活动肢体，以防止肺炎、便秘与深静脉血栓的发生。第2周协助患者逐步离床站立和在室内缓步走动。第2~3周帮助患者逐步从室内到室外走动。除病重者外，卧床时间不宜过长，症状控制、病情稳定者应鼓励早期活动，有利于减少并发症，及早康复。

（3）疼痛的护理 ①胸痛发作时立即停止活动，卧床或坐下休息，保持安静；②解开衣领和束缚的衣服，缓慢深呼吸，使全身肌肉放松；③遵医嘱舌下含服硝酸甘油，并观察疗效和可能出现的副作用，如心率增快和血压降低；④当胸痛发作频繁，严重难以控制时，遵医嘱肌内注射哌替啶100mg或皮下注射吗啡5~10mg，必要时重复给药2~3次，直到疼痛缓解或消失为止。对有脑动脉硬化和呼吸疾病者，不宜选用吗啡，因其可抑制呼吸、加重低氧血症；⑤烦躁不安、焦虑者，可用地西泮，以达到镇静目的。

（4）饮食护理 进食不宜过饱，可少量多餐。心肌梗死发作时应禁食，第1天进流质饮食，之后改为半流质食、软食，食物以含必需的热量和营养、易消化、低钠、低脂肪而又少产气者为宜。

（5）排便的护理 保持大便通畅，避免用力排便，如便秘可给缓泻剂，并协助患者使用床边便椅排便。

（6）溶栓治疗的护理 ①询问患者有无溶栓禁忌证，协助医生做好溶栓前的检查，如血常规、血小板、出凝血时间和血型等。②准确、迅速地配制并输注溶栓药物。③观察患者用药后副作用，如过敏反应、低血压、皮肤黏膜及内脏出血等。颅内出血是老年人溶栓治疗时最危险的并发症，其发生率为治疗患者的0.3%~0.5%，且随年龄增高而进行性增加，所以对接受急性溶栓治疗的老年人，应密切观察有无头痛、意识改变及肢体活动障碍，注意血压及心率的变化，及时发现脑出血的征象。一旦出血应立即中止治疗，紧急处理。④使用溶栓药物应心电监护、查心肌酶，询问患者胸痛缓解情况，以观察溶栓效果。

（7）并发症的护理 ①心律失常的护理：心律失常必须及时消除，以免发展为严重的心律失常甚至猝死。建立静脉通道，吸氧。遵医嘱使用抗心律失常药物，室性心律失常首选利多卡因50~100mg静脉注射，同时备好除颤器、人工心脏起搏器、呼吸机等抢救器械。②休克的护理：根据休克不同类型采取相应的处理方案，以补充血容量为主，辅以升压药、血管扩张药及纠正酸中毒等。③心力衰竭的护理：密切观察病情变化，如心率、心律、脉搏、呼吸及血压等，并记录。应用洋地黄药物者，注意观察药物的毒性反应。

（8）心理护理 不良情绪会增加心脏负担和心肌耗氧量，护理时应注意安慰患者，适时给予心理支持，消除患者的焦虑、恐惧心理。向患者及家属介绍本病的相关知识，耐心解答患者提出的问题，帮助其树立战胜疾病的信心，主动配合治疗和护理工作。

【护理评价】

1. 疼痛次数减少，程度减轻。

2. 活动耐力增加，活动时呼吸困难或疲劳感减轻。能进行日常活动，能掌握活动量的限制。

3. 患者能运用有效的方法缓解疼痛。

4. 无并发症发生。

【健康指导】

1. 指导冠心病患者建立良好的生活方式，如戒烟限酒，低糖、低脂、高蛋白饮食，适当增加体力活动，切忌疲劳，避免剧烈运动。

2. 积极治疗高血压、糖尿病、高脂血症等慢性病，减轻体重。

3. 嘱患者随身携带"保健盒"，坚持按医嘱服药，注意药物不良反应。

4. 教会患者及家属识别病情变化和紧急自救措施。

第四节　老年脑卒中患者的护理

情景导入

患者男性，72岁。高血压病史10年，长期吸烟。2天前早晨起床时发现右侧肢体活动无力，伴口角歪斜及语言不流畅，不伴有意识障碍，立即送往当地医院就诊，行头CT检查，未见明显异常。以"脑梗死"给予抗血小板、降压治疗。现查体，血压180/100mmHg，不全Broca失语，右中枢性面瘫。

问题思考：

1. 为明确患者的诊断，还需进一步询问患者哪些情况？采取哪些辅助检查？

2. 护理人员如何对其进行健康教育？

脑血管疾病（CVD）是由多种原因引起的脑血管病变导致脑功能障碍的临床综合征。急性脑血管病是指起病比较急的脑血管循环障碍导致局限性或弥漫性脑功能缺损的一组疾病，又称脑血管意外、脑卒中或脑中风。按病理性质可分为缺血性脑卒中和出血性脑卒中两大类。前者包括短暂性脑缺血发作（TIA）、脑血栓形成、脑梗死、脑栓塞。后者包括脑出血和蛛网膜下腔出血。

本病是神经系统的常见病、多发病，好发于老年期，具有4高的发病特点：发病率高、致残率高、复发率高、死亡率高，是老年人常见的死亡原因之一。我国脑卒中死亡率逐年上升，位居世界第 2 位，约有 75% 的老年患者会留下不同程度的脑功能障碍后遗症。

本节主要讲述脑血栓形成和脑出血。

知 识 链 接

4 种脑卒中主要表现及鉴别，见表 8 - 4。

表 8 - 4　四种脑卒中主要表现及鉴别

	脑血栓形成	脑栓塞	脑出血	蛛网膜下腔出血
发病年龄	老年多见	青壮年多见	中老年多见	各年龄组，青壮年多见
常见病因	动脉硬化	各种心脏病	高血压及动脉硬化	动脉瘤
TIA 史	较多见	少见	少见	无
起病状态	多在静态时	不定，由静转动时多见	多在动态时	多在动态时
起病缓急	较缓	最急	急	急骤
意识障碍	无或轻度	少见、短暂	多见、持续	少见、短暂
头痛	多无	少有	多有	剧烈
呕吐	少见	少见	多见	最多见
血压	正常或增高	正常	明显增高	正常或增高
瞳孔	多正常	多正常	患侧有时增大	多正常
偏瘫	多见	多见	多见	无
脑膜刺激征	无	无	可有	明显

【护理评估】

1. 健康史　向患者及家属询问发病时间、方式，是活动时还是安静时，有无明显诱因，如用力、情绪激动等。有无头痛、头晕、语言障碍、肢体麻木无力等前驱症状及伴随症状；发病时有无剧烈头痛、呕吐、意识障碍等全脑症状。询问急救及发病后用药情况；了解患者有无高血压、动脉硬化、高脂血症及短暂性脑缺血发作病史；了解患者的生活习惯、饮食结构、烟酒等嗜好等。

2. 身体状况　评估患者的意识状态（嗜睡、意识模糊、深浅昏迷、谵妄）及生命体征的变化；评估患者有无偏瘫、失语等神经功能缺失情况；评估患者有无并发症及其严重程度。

3. 心理－社会状况　评估患者对高血压、糖尿病等慢性疾病的重视程度。由于起病急，患者突然偏瘫、失语，生活不能自理、需要他人照顾，患者易产生紧张、焦虑、恐惧等不良心理情绪，评估时应给予注意。患者住院治疗给家庭生活带来影响，同时也带来经济负担，应了解老年人的社会支持系统及有无可利用的社会资源。

4. 辅助检查 通过影像学检查了解急性脑血管疾病的类型、程度、范围及预后。通过相关检查了解脑脊液有无异常。

【常见护理诊断/问题】

1. **躯体移动障碍** 与偏瘫或平衡能力下降有关。

2. **意识障碍** 与脑出血、脑水肿或大面积梗死病灶有关。

3. **语言沟通障碍** 与脑出血或脑梗死引起语言中枢受损有关。

4. **生活自理缺陷** 与偏瘫或长期卧床体力不足有关。

5. **焦虑** 与生活自理能力缺陷和担心预后有关。

6. **潜在并发症** 如感染、消化道出血、心衰等。

【护理目标】

1. 患者意识得以恢复，肢体及语言功能恢复。

2. 日常生活能自理或部分自理。

3. 患者情绪稳定，能积极配合医生治疗。

4. 不发生并发症。

【护理措施】

1. 一般护理

（1）监测病情 ①密切监测患者的生命体征、意识状态、瞳孔、肢体活动，肌力及吞咽功能的变化。如患者出现剧烈头痛、呕吐、躁动不安、血压升高、瞳孔大小不等、意识障碍加重等，提示有脑疝发生的可能，应及时通知医生并配合抢救；②严格遵医嘱加强血压监测，保持血压平稳，勿过高或过低；③认真进行血气分析，防止低氧血症的发生；④加强心电图监测，注意有无心律失常；⑤观察肢体瘫痪进展程度，保持肢体功能位，并尽早进行肢体功能锻炼，防止废用性萎缩。

（2）休息与安全 急性期严格卧床休息，保持环境安静。对意识模糊的患者应加床档，适当约束，保证安全，防止发生坠床。脑血栓患者宜取平卧位，脑出血患者头部可略抬高。脑出血急性期如有脑水肿者，可置冰袋于头部，控制中枢性高热或降低体温，减少组织代谢，缓解脑水肿。脑血栓患者则严禁头部冷敷。

（3）饮食护理 急性脑出血患者发病24小时内应禁食，24小时后根据病情给予高蛋白、高维生素、易消化的清淡食物，吞咽困难者给予流食或半流食，必要时给予鼻饲。每次鼻饲前要抽吸胃液，确定胃管在胃内。如患者有呃逆、腹部饱胀、咖啡色胃液或黑便，应立即通知医生紧急处理。

2. 加强基础护理，预防并发症 做好口腔护理，不仅可以增加食欲，保持口腔清洁，而且可以防止吸入性肺炎；做好皮肤护理，预防压疮；做好大小便护理，防止泌尿系感染；尽早进行康复训练，防止关节挛缩、肌肉萎缩、骨质疏松等并发症。

3. 用药护理 遵医嘱正确及时用药。应了解各类药物的作用、不良反应及使用注意事项。脑血栓患者使用溶栓、抗凝药时注意观察有无出血倾向；使用甘露醇时，选择健侧粗大血管，避免外渗影响药效。

4. 心理护理 由于患者担心预后，肢体功能及语言功能障碍造成自理能力下降，治疗效果不佳等因素给老年人增加了精神负担，患者易产生焦虑、恐惧、绝望等心理情绪问题。护理人员应同情、理解、关心老年人，主动照顾老年人。做好安慰、解释工作，增强老年人战胜疾病的信心和勇气。

5. 康复训练 脑血管疾病功能的恢复是一个长期的过程，一般采取主动和被动训练相结合的综合康复措施。康复训练能预防残疾的发生，降低残疾对日常生活、工作的影响，使患者的功能不断恢复和提高。根据病情，分为急性期和恢复期的康复训练。

（1）急性期康复训练 急性期患者生命体征平稳可进行被动运动，主要目的是预防废用性并发症，保持肢体的功能位，并适时交换体位，以防止肢体挛缩、压疮和肺部感染等；重视饮食护理，防止意识障碍及吞咽困难患者发生吸入性肺炎；注意二便护理，预防泌尿系感染和便秘发生；加强呼吸道护理，防止呼吸系统并发症。

（2）恢复期康复训练 康复训练一般在患者意识清楚，生命体征平稳的情况下进行。医护人员或康复师和患者及家属一起制定详细的康复计划，进行合理的训练。

①运动功能训练：运动功能训练要循序渐进。康复早期即开始做关节的被动运动，病情允许的情况下及早床上翻身、床上坐起，以及练习坐与卧位的转换，但要注意预防体位性低血压。同时进行肢体主动锻炼，如举臂、抬腿，关节伸、屈等活动锻炼肌力。以后应尽早协助患者下床活动，可借助平衡木练习站立、转身，逐渐借助拐杖或助行器练习行走。行走前用三角巾挂患手于胸前，防止手臂肿胀或塌肩。行走时先健侧后患侧向前移动，逐渐增加活动量与时间，同时注意安全。

②语言功能训练：护理人员应耐心倾听，善于询问，尽量为患者提供交流机会，鼓励患者倾诉内心感受，并指导家人多关心患者，并与患者进行交流。

（3）协调能力训练 主要是训练肢体活动的协调性，先近端肌肉后远端肌肉控制力训练，注意保证患者的安全。肢体感觉有力时，进行生活动作训练，如用健手带动患侧手做洗脸、梳头、更衣等锻炼，充分训练、发挥机体残存功能，达到少依赖或不依赖他人。

【护理评价】

1. 患者掌握肢体功能锻炼的方法，并在医护人员和家属的协助下主动活动，增强肌力，提高生活自理能力。

2. 患者能通过非语言沟通表达自己的需求，主动康复训练，提高语言表达能力。

3. 掌握正确的进食和鼻饲方法，吞咽功能逐渐恢复，营养状况良好，未发生误吸、窒息等并发症。

4. 未发生压疮、感染等并发症，发生脑疝、急性胃黏膜病变时给予及时的处理。

【健康指导】

1. 讲解脑血管疾病的康复知识与自护方法，控制危险因素，积极防治高血压、糖尿病、高脂血症等慢性疾病。

2. 建立健康的生活方式，合理膳食，保持大便通畅，适量运动，保证充足的睡眠。避免过度劳累，保持情绪稳定。

3. 出现言语不利、眩晕、步态不稳、肢体麻木无力等不适时，及时就诊。

第五节　老年糖尿病患者的护理

情景导入

患者男性，70岁。中风后到医院就诊，经评估发现患者身体肥胖、高血压，喜欢甜食和高脂类食物，有动脉硬化病史。经检查血糖增高：空腹血糖15.9mmol/L，餐后血糖20.6mmol/L，尿酮体（＋）。其父和姐姐为2型糖尿病。

问题思考：

1. 目前患者主要存在哪些护理诊断/问题？其依据是什么？

2. 试为该患者制定一份糖尿病的护理计划？

糖尿病是老年人的常见病，其发病率呈逐年上升的趋势。本病是由于胰岛素分泌绝对或相对不足，导致以糖代谢紊乱为主，继发脂肪、蛋白质、水盐代谢紊乱的一种内分泌疾病。典型症状是"三多一少"，即"三多"：多饮、多食、多尿，"一少"：消瘦。如不能加以控制，常发生多种并发症，影响患者的生存和生活质量。

【护理评估】

1. 健康史　询问患者有无糖尿病家族史。有无病毒感染、肥胖、多次妊娠等诱发因素，了解患者的生活方式、活动及运动情况等。患病的起始时间，有无"三多一少"症状。女性患者是否有外阴瘙痒症状，病情是否逐渐进展。曾经做过何种检查及治疗。了解患者有无感染、心绞痛、肢体麻木、视力减退等并发症。询问患病后睡眠、饮食、大小便有无变化等。

2. **身体状况** 观察患者的体型，是否肥胖或消瘦，判断有无并发症的临床表现，如呼吸是否深快、呼出气体有无烂苹果味；有无心脏扩大、心律失常和心力衰竭等心脏重要体征；有无眼底出血、白内障、视力减退等；有无足背动脉搏动减弱、足趾坏疽等体征。肢体有无感觉障碍、腱反射改变等。

3. **心理－社会状况** 了解患者患病后的心理反应，有无沮丧、恐惧、焦虑等心理反应。评估患者对糖尿病有关知识的了解情况，家庭成员对疾病的认知及态度。家庭经济状况，长期治疗对家庭是否造成经济负担。出院后社会保健医疗条件等。

4. **辅助检查** 评估患者尿糖、血糖、糖耐量试验（OGTT）及其他检查结果，如尿常规、血脂是否异常。血糖控制是否满意。

【常见护理诊断/问题】

1. **营养失调（高于机体需要量）** 与机体代谢紊乱、活动减少、能量摄入过多有关。
2. **营养失调（低于机体需要量）** 与机体代谢异常，热量消耗过多有关。
3. **有感染的危险** 与机体抵抗力下降有关。
4. **焦虑** 与血糖控制不佳及长期治疗加重经济负担有关。
5. **潜在并发症** 糖尿病酮症酸中毒、冠心病、脑血管病、低血糖反应。
6. **知识缺乏** 缺乏有关用药知识和自我保健知识。

【护理目标】

1. 患者血糖控制良好、体重指数正常或接近正常，并维持稳定。
2. 不发生感染或发生感染时能及时发现，并给予处理。
3. 能正确地对待自己的健康状况，有效地控制心理不良情绪。
4. 未发生急、慢性并发症，或能及时发现和配合处理。
5. 能获取糖尿病有关知识，自我护理能力增强。

【护理措施】

1. **饮食护理** 饮食调护是糖尿病治疗的基本措施。不管是否使用降糖药和胰岛素，应长期坚持。饮食调护就是根据患者的具体情况，控制总热量摄入，合理调配饮食，进而达到控制血糖，消除症状，减少并发症的目的。具体措施如下：

（1）计算每日所需总热量　按患者的性别、年龄、身高或标准体重 ［标准体重（kg）＝［身高（cm）－105］、活动量等计算每日所需总热量。成年人休息者每天每公斤标准体重给予热量105～126kJ（25～30kcal）；轻体力劳动者126～146kJ（30～5kcal）；中体力劳动者146～167J（35－40kcal）；重体力劳动者167kJ（40kcal）以上。营养不良或有消耗性疾病者应酌情增加，肥胖者酌减，使患者体重恢复至标准体重的±5%左右。

（2）营养物质含量　饮食中碳水化合物每日200～300g，占总热量的50%～60%；蛋白质成人每天每公斤标准体重0.8～1.2g，约占总热量的15%～20%；脂肪每日每公斤标准体重0.6～1.0g，约占总热量20%～25%。

（3）合理分配　根据患者的生活习惯、病情和配合药物治疗的需要，可按每日三餐分配，一般为1/5、2/5、2/5或1/3、1/3、1/3。三餐饮食内容要搭配均匀合理，每餐均有碳水化合物、脂肪和蛋白质，而且要定时定量。

（4）饮食注意事项　①控制总热量：控制饮食的关键在于控制总热量。当患者因控制饮食出现饥饿时，可用蔬菜、豆制品、高纤维素食物来充饥，保持总热量不变。②合理选择食物：主食提倡用粗米、面和适量杂粮；严格限制各种甜食，如白糖、糖果、甜点心、含糖饮料和水果；蛋白质应有1/3动物蛋白，其余为植物蛋白，以保证必需氨基酸的供给；尽量食用含不饱和脂肪酸的植物油，忌食或少食含饱和脂肪酸的动物油；食物中增加纤维素含量，保持大便通畅；限制饮酒。③预防低血糖并发症的发生：进食时间应尽量固定，而且要与运动、注射胰岛素及口服降糖药物的时间配合好。

知 识 链 接

糖尿病饮食疗法的认识误区

饮食疗法作为糖尿病的基本治疗方法，已为多数患者所接受。但也有一些患者和家属对饮食疗法的认识还存在着一些误区，常见的有：①主食吃得越少越好；②用了降糖药或胰岛素后就不需要控制饮食；③副食及豆制品不含糖，可以多吃；④只要是甜的食物就不能吃；⑤偏方验方可治愈糖尿病，降糖食品可放心食用；⑥南瓜能治糖尿病，可多吃南瓜；⑦绝对不能吃水果；⑧粗粮含纤维多，对身体有利，只吃粗粮不吃细粮；⑨饮酒不影响血糖的控制；⑩不能喝牛奶。

2. 合理运动　适当的运动能提高胰岛素的敏感性、降低血糖及血脂，有利于减轻体重，增强体质，还可减轻患者的压力和紧张情绪。根据年龄、体质、病情、个人爱好及有无并发症等情况选择运动方式，如步行、慢跑、骑自行车、健身操、太极拳、游泳及家务劳动等。提倡有氧运动，运动使患者的脉率达到：170－年龄（如60岁的患者运动时脉率可达 110 次/分），活动时间每次约 30 分钟左右，每天 1 次，或每周 4~5 次。应注意：

（1）运动前请专科医护人员指导，根据病情决定运动方式、时间及运动量。逐渐增加运动时间和运动量，以不感到疲劳为宜。不要在空腹时运动，以免发生低血糖。

（2）预防意外发生。糖尿病患者运动时随身携带糖果或点心，当出现饥饿感、心慌、出汗、头晕及四肢无力或颤抖等低血糖症状时及时食用。在运动中若出现呼吸费力，头晕、眼花、大汗淋漓、面色苍白、胸闷、心悸、胸痛等不适症状时，应立即停止运动并原地休息。

（3）运动时宜选择阳光充足的天气，要避开恶劣天气，不在酷暑及炎热的阳光下或严冬凛冽的寒风中运动。

（4）运动时随身携带糖尿病卡，卡上写有患者的姓名、年龄、家庭住址、电话号码和病情，以备急用。

3. 用药护理

（1）指导患者按医嘱服药　根据病情合理选药，患者自己不能随意更改药物；根据血糖水平按时按剂量服药，不可随意调量（增量或减量）。

（2）口服降糖药物的护理　注意观察药物的疗效和不良反应：①磺脲类药物的主要不良反应是低血糖反应。除此之外，还有消化道反应、肝功能损害、皮肤瘙痒、白细胞减少、血小板减少、溶血、再生障碍性贫血等。②双胍类药物的主要不良反应是胃肠道反应，如口干、口苦、金属味、厌食、恶心、呕吐、腹泻等，在服药时尽量选择饭后服用或从小剂量开始，可减轻此类不良反应。个别患者有皮肤红斑、荨麻疹等过敏现象。因双胍类药物促进无氧糖酵解，产生乳酸，在肝、肾功能不全、休克或心力衰竭者可诱发乳酸性酸中毒。

（3）胰岛素治疗的护理

①剂量的选择

a. 按尿糖定性选择剂量：班氏试验呈绿色（＋），以调整饮食为主；黄色（＋＋）用 4U；橙红（＋＋＋）用 8U；砖红（＋＋＋＋）用 12U。以上是首次用量，以后根据餐前糖定性实验结果调整。如（＋）可维持原量或加 4U，如（＋＋）可加 4~8U，如（－）可维持原量或减 4U，以此类推。

b. 按 24 小时尿糖总量选择剂量：每 2g 糖用 1U 胰岛素计算出胰岛素的 1 天量。开始先用半量，分次，餐前皮下注射。以后根据每餐前尿糖定性结果调整剂量。

c. 按血糖浓度选择剂量：可按以下公式计算：（血糖克数 – 0.1）×3×体重（kg）＝胰岛素用量（U）。一般先用计算量的 1/3~1/2，以免发生低血糖，以后据血糖、尿糖检测结果而调整。

②胰岛素的不良反应及护理

a. 低血糖反应：与胰岛素使用剂量过大、饮食失调或运动过量有关。如血糖低于 2.8mmol/L 时患者会有饥饿感、头昏、心悸、多汗、饥饿等表现。若低血糖持续较久或继续下降，会有神志改变甚至昏迷。对低血糖反应者，应及时进食糖类食物如糖果、饼干、含糖饮料等或 50% 葡萄糖 20～30mL 静脉推注。

b. 变态反应：表现为注射部位瘙痒，局部出现红、肿、热、痛及硬结，少数有全身荨麻疹，罕见过敏性休克。发生变态反应后，应立即更换胰岛素制剂种类，使用抗组胺药物、糖皮质激素及脱敏疗法等，严重者需停用或暂时中断胰岛素治疗。

c. 胰岛素性脂肪营养不良：注射部位出现脂肪萎缩或增生，局部硬结，停止使用在该部位进行注射后可缓慢自然恢复。如出现硬结，可用热敷，但要避免烫伤。

③使用胰岛素的注意事项

a. 注射前查看胰岛素制剂是否浑浊及失效，核对注射时间和剂量，确保准确无误。

b. 胰岛素制剂不能冰冻保存，应冷藏保存，注意避免温度过高或过低（不宜＜2℃或＞30℃）。

c. 注射时，消毒皮肤的乙醇待干后再注射，以免带入改变药效。

d. 胰岛素采用皮下注射法。胰岛素于餐前 15～30 分钟使用。可注射的部位有上臂三角肌、大腿前侧和外侧、臀部、腹部。应经常更换注射部位，避免两周内在同一部位注射 2 次，针眼之间至少间隔 1.5～2.0cm，以防组织硬化，影响吸收。

4. 预防感染

（1）饮食控制　合理而不过分，保证足够热量和蛋白质供给，以增强机体抵抗力。

（2）注意个人卫生　保持全身和局部清洁，尤其是口腔、皮肤、会阴部的清洁。做到勤洗澡和勤更衣。女性糖尿病患者因尿糖刺激常有外阴瘙痒现象，故每次小便后，最好用温水清洗外阴，洗后擦干，以防止和减少瘙痒和湿疹发生。

（3）糖尿病足的护理　关键是预防皮肤损伤和感染。如每日进行足部皮肤的清洗、按摩，定时修剪指甲，鞋袜应平整、宽松。观察足部皮肤颜色、温度和湿度的变化，有皮损、破溃或感染时及时处理。

（4）护理操作时应严格无菌技术。

（5）观察有无与感染发生有关的症状和体征，做到及早发现，及时报告。

5. 心理护理　糖尿病早期症状不典型，患者常因对其后果缺乏认识而不严格限制饮食，这时应帮助患者了解糖尿病的发生、发展和预后的过程，引起患者重视。随着病程的延长、血糖控制不佳和并发症的出现，患者逐渐对治疗和护理失去信心，产生焦虑、抑郁的心理。护理人员应理解和关心患者，告诉患者及其家属糖尿病虽然不能根治，但通过综合治疗，患者和正常人一样生活和长寿。帮助患者消除不良心理，树立战胜疾病的信心和勇气，积极配合治疗和护理。

【护理评价】

1. 患者体重保持在正常范围。

2. 从事日常活动无疲劳感。

3. 焦虑程度减轻。

4. 患者能识别低血糖和掌握处理措施。

5. 不发生并发症，有效预防病情复发。

【健康指导】

糖尿病的预后取决于治疗的效果。早期治疗和长期、良好的血糖、血压和血脂的控制，可明显延缓和防止急、慢性并发症的发生和发展，降低致残率。糖尿病健康教育是糖尿病治疗手段之一，其治疗效果很大程度上取决于患者是否主动配合治疗，因此要加强对患者及其家属的教育指导，包括：

1. 向患者及家属介绍糖尿病的相关知识，正确对待糖尿病。

2. 教育患者自觉长期执行饮食计划，适当运动。生活要有规律，戒烟限酒，注意个人卫生，每日做好足部护理，预防各种感染。

3. 教会患者各种药物的服用方法、胰岛素的注射方法，告知药物的作用、不良反应及使用注意事项。

4. 指导患者自我监测，教会患者使用班氏试纸做尿糖定性检查。使用便携式血糖测定仪者，向患者说明并演示血糖仪的使用方法，教会患者准确判断尿糖、血糖的检查结果。

5. 有并发症发生时应及时送医院。使用胰岛素者要随身携带急救卡。

6. 定期复查，一般每 3~6 个月门诊复查 1 次，每年全身检查 1 次，尽早防治慢性并发症。

第六节 老年骨质疏松症患者的护理

骨质疏松症是由于多种原因导致的骨密度和骨质量下降，骨微结构破坏，造成骨脆性增加，从而容易发生骨折的全身性骨病。骨质疏松症分为原发性和继发性两大类。原发性骨质疏松症又分为绝经后骨质疏松症（Ⅰ型）、老年性骨质疏松症（Ⅱ型）和特发性骨质疏松（包括青少年型）三种。绝经后骨质疏松症一般发生在妇女绝经后 5~10 年内；老年性骨质疏松症，一般指老年人发生的骨质疏松；特发性骨质疏松主要发生在青少年，病因尚不明。

老年性骨质疏松症，多因发生椎体或股骨上段骨折或腰背痛就诊，最常见的症状是腰痛，疼痛沿脊柱向两侧扩散，仰卧位或坐位时疼痛减轻，直立后伸时疼痛加剧，日间疼痛减轻，夜间和清晨醒来时疼痛加重，弯腰、肌肉运动、咳嗽和大便用力疼痛亦加重。

老年人之所以易发生骨质疏松，主要是由于性激素分泌减少、机能减退，性激素在骨生成和维持骨量方面起着重要作用，它可间接合成蛋白，促使骨内胶原形成，以使钙、磷等矿物质更好地沉积在骨内。人到中年后性激素分泌减少得更快，影响骨的形成，骨骼内骨吸收多于骨新生，骨密质开始下降，因此老年人易发生骨质疏松和骨折。而随着年龄增长，钙调节激素及甲状旁腺素的分泌失调致使骨代谢紊乱，老年人由于牙齿脱落及消化功能降低，进食少，蛋白质、钙、磷、维生素及微量元素摄入不足，致营养不良，特别是维生素 D 缺乏。另外，户外运动减少也是老年人易患骨质疏松的重要原因。

情景导入

患者李某，68 岁。打喷嚏、咳嗽后突然出现腰痛，活动时加重。5 年前体检发现骨量减少，弯腰起立后腰痛 1 年，并曾发现第 1 腰椎压缩性骨折。无药物过敏史。既往患慢性阻塞性肺疾病 20 年。吸烟史约 40 年。

问题思考：

1. 为明确患者的诊断，还需进一步询问患者哪些情况？采取哪些辅助检查？

2. 目前患者主要存在哪些护理诊断/问题？其依据是什么？

【护理评估】

1. **健康史** 询问老年人日常饮食结构、运动及体力活动，有无腰痛及疼痛的性质，有无骨折，既往有无长期服用某些药物的情况。

2. **身体状况** 评估患者体温、脉搏、呼吸、血压、意识状态等生命体征有无改变，有无心律失常、心力衰竭、休克等表现。

3. **心理－社会状况** 因疼痛、驼背或骨折，给患者带来精神和身体上的压力。治疗和较长的护理周期给家庭和社会带来沉重的经济负担。

4. **辅助检查**

（1）实验室检查 ①生化检查血清钙、磷、ALP 及羟脯（赖）氨酸多正常。②并发骨折时可有血钙降低及血磷升高，部分患者尿钙排出增多。一般血 PTH、维生素 D、cAMP 等正常。③代谢平衡试验显示，负钙、负镁及负磷平衡，但导致负平衡的原因可能是肠吸收减少或尿排泄增多，或两者兼有。④继发性骨质疏松者，有原发病的生化异常。

（2）X 线检查 骨质疏松在 X 线片上，显示为骨小梁数目减少、变细和骨皮质变薄。

（3）骨质疏松指数测量 可确定有无骨质疏松及其程度，但其敏感性较差，难以发现早期的骨质疏松。

（4）骨密度测量 ①单光子吸收骨密度测量：单光子吸收法骨密度测量值，不仅能反映扫描处的骨矿物含量，还可间接了解全身骨骼的骨密度和重量。②双光子吸收法骨密度测量：双光子吸收扫描采用153Gd装在2个部位，测定股骨颈及脊椎骨的BMC。由于骨质疏松首先发生在小梁骨，所以与单光子吸收法比较，能更早期发现骨质疏松。③CT骨密度测量：目前，主要有两种骨密度测量方法，即单能量CT骨密度测量（SEQCT）和双能量CT骨密度测量（DEQCT）。本法主要用于脊椎骨的骨密度测定，可直接显示脊椎骨的横断面图像。DEQCT的准确性高于SEQCT，而后者的精确性较前者为高。

【护理常见护理诊断/问题】

1. **疼痛** 与骨质疏松、骨折有关。
2. **营养失调** 与钙的摄入不足、激素水平改变、不良饮食习惯等有关。
3. **知识缺乏** 缺乏骨质疏松症的预防知识。
4. **潜在并发症** 骨折与骨质疏松有关。
5. **躯体活动障碍** 与骨折、骨痛引起的活动受限有关

【护理目标】

1. 老年人能叙述本病的防治和保健知识。
2. 选择适宜的运动。
3. 坚持从食物中补钙。

【护理措施】

1. 一般护理

（1）饮食 应选择含钙、蛋白质高的食物；适当补充维生素D，或增加日光照射及运动量；应多吃蔬菜、水果，保证足够的维生素C；改变日常不良的饮食习惯，主要是减少动物蛋白、盐、糖的摄入量，尽量少用含太多镁、磷的饮料和加工食品，同时，咖啡因、香烟、酗酒会造成钙流失，在日常生活当中应尽量避免。

（2）环境 老年人因生理性老化，视力、听力减退，平衡功能差，自我保护应变能力减退，骨骼脆性增加，常易跌倒而致骨折。骨折是骨质疏松症的主要并发症，致死、致伤率很高。所以老年人应重视环境安全，如房间走廊、浴室光线明亮，地面保持干燥，设有扶手，家具不可经常变换位置等，日常用具尽量放置床边，以利老人取用。医院应加强巡视，预防意外的发生。

（3）活动　运动能提高灵敏度及平衡能力，对于预防老年人摔倒有一定帮助。对于容易引起摔跤的疾病及损伤应及时有效地积极治疗。

（4）疼痛护理　注意保暖，可防治肌痉挛和缓解疼痛。为减轻疼痛，可使用硬板床，取仰卧位或侧卧位。对症护理：对疼痛部位给予湿热敷或局部肌肉按摩，可促进血液循环，减轻疼痛，需要制动时，可将关节放在功能位。

2. 用药护理　老年性骨质疏松症是由于老化所致的钙调节激素失衡，骨形成障碍，治疗以应用骨形成促进剂为主。

（1）钙制剂　分无机钙和有机钙两类。应用钙制剂的目的是补充钙量，抑制甲状旁腺亢进，改善骨吸收和骨形成平衡。老年人钙的摄取和适应低钙饮食的能力随着年龄逐渐减退，建议每日补充元素钙 1200mg，分次给予。给予患者高剂量的钙会引起潜在的问题，包括诱发或加重便秘。另外，钙剂的补充与锌的吸收互相之间有影响，老年患者接受钙剂补充时要同时服用含锌的多种维生素制剂。

（2）钙调节剂　钙调节剂主要包括维生素 D、雌激素、降钙素。①降钙素：降钙素是甲状腺滤泡细胞分泌的多肽激素，能通过破骨细胞受体直接抑制其活性，抑制骨吸收和骨自溶，使骨骼释放钙减少，吸收钙增加。降钙素既有镇痛、维持正钙平衡的作用，又能预防骨量丢失。经临床观察，降钙素在代谢性骨镇痛治疗中的地位是无可取代的，但长期应用降钙素会引起低血钙症，继发甲状腺功能亢进，因此应配伍钙剂和维生素 D。②维生素D：主要作用是促进肠道钙、磷的吸收，抑制甲状腺激素（PTH）分泌，促进骨细胞分化而增加骨量。老年患者尤其是与噻嗪类利尿药、钙制剂合用时，可以出现高钙血症的毒性作用。故用药过程中应定期监测血清钙和肌酐。③雌激素：能提高具有抑制骨吸收作用的降钙素的活性，还能促成肠道对钙的吸收。妇女绝经后适当地给予雌激素，可以延缓绝经后钙的丢失。由于长时期和较大剂量使用雌激素可刺激乳腺和子宫内膜异常增生，增加乳腺癌和子宫癌的危险，故应使用最低有效剂量，并辅以适量孕激素。④氟化物：主要能刺激成骨细胞的成骨活性和骨形成能力。近年来，研制出的单氟磷酸盐效果较好。为促进新骨钙化，应用此类药物时，应配伍钙剂。⑤二磷酸盐：如阿仑膦酸钠、依替膦酸钠能抑制骨转化，对矿密度有明确的增加作用。

3. 心理护理　多与老年人沟通交谈，建立良好的护患关系，工作中做到关心、细心、耐心，了解其心理活动和生活情况，鼓励其参加社交活动，消除心理压力，增强自信心，改善患者的生活质量。

【护理评价】

1. 减轻或缓解疼痛。
2. 经过治疗和护理后，老年人能叙述防治骨质疏松症的知识。

3. 选择适宜的运动项目。

4. 坚持从食物、药物等方面补充钙剂。

知 识 链 接

继发性骨质疏松症，可能由以下常见疾病引起：

1. 内分泌疾病　糖尿病（1 型、2 型）、甲状旁腺功能亢进症、库欣综合征、性腺功能减退症、甲状腺功能亢进症、垂体泌乳素瘤、腺垂体功能减退症等。

2. 结缔组织疾病　系统性红斑狼疮、类风湿性关节炎、干燥综合征、皮肌炎、混合性结缔组织病等。

3. 慢性肾脏疾病　多种慢性肾脏疾病易致肾性骨营养不良。

4. 胃肠疾病和营养性疾病　吸收不良综合征、胃肠大部切除术后、慢性胰腺疾病、慢性肝脏疾患、营养不良症、长期静脉营养支持治疗等。

5. 血液系统疾病　白血病、淋巴瘤、多发性骨髓瘤、高雪病和骨髓异常增殖综合征等。

6. 神经肌肉系统疾病　各种原因所致的偏瘫、截瘫、运动功能障碍、肌营养不良症和肌强直综合征等。

7. 长期制动　如长期卧床或太空旅行。

8. 器官移植术后　实体器官移植术后常见的并发症之一，严重者发生骨折。

9. 长期使用药物　如糖皮质激素、免疫抑制剂、肝素、抗惊厥药、抗癌药、含铝抗酸剂、甲状腺激素、慢性氟中毒、促性腺激素释放激素类似物，或肾衰用透析液等。

第七节　老年退行性骨关节疾病患者的护理

退行性骨关节病，又称骨性关节炎。实际上并非炎症，主要为退行性改变，属关节提前老化，特别是关节软骨的老化，是一种退行性病变，也称为老年性关节炎。该病的发生是多种因素联合作用的结果，如软骨基质中的黏多糖含量减少，纤维成分增加，软骨的弹性降低；软骨下骨板损害使软骨失去了缓冲作用；关节内局灶性炎症等。该病多见于中老年人群，好发于负重关节及活动量较多的关节，如颈椎、腰椎、膝关节、髋关节等。

该病的临床表现为缓慢发展的关节疼痛、僵硬、关节肿胀、活动受限和关节畸形等。关节疼痛，常为休息痛即休息后出现疼痛，活动片刻即缓解，但活动过多后，疼痛又加剧。而关节僵硬，常出现在早晨起床时或白天关节长时间保持一定体位后。检查受累关节可见关节肿胀、压痛，活动时有摩擦感或"咔嗒"声，病情严重者可有肌肉萎缩及关节畸形。

该病是一种以关节软骨变性、破坏及骨质增生为特征的常见关节疾病，多发于中年后，是累及手小关节和负重关节为主的慢性、进行性、退行性关节疾病。其发病率随年龄增长而升高，是引起中老年疼痛和致残的主要原因。国外研究资料显示，25岁以下骨关节炎发病率一般不超过5%，80岁人群中则高于90%。近几年，随着国人生活水平的提高，寿命的延长和老年人数的增加，此病呈上升趋势。

情景导入

患者陈女士，59岁，农民。自诉右膝疼痛2年，近10余天病情加重，晚间疼痛加剧，行走困难。双膝关节肿胀，晚间尤甚。否认高血压、糖尿病等其他病史。

问题思考：

1. 为明确患者的诊断，还需进一步询问患者哪些情况？采取哪些辅助检查？

2. 目前患者主要存在哪些护理诊断/问题？护理人员如何对其进行健康指导？

【护理评估】

1. **健康史**　了解家族史、既往健康状况，以及患者的饮食、有无过度运动、吸烟、嗜酒及长期从事反复使用关节的职业或剧烈的文体活动等。

2. **身体状况**　①关节疼痛：最常见的临床症状，负重关节及双手最易受损；②关节僵硬：一般不超过半小时；③关节内卡压现象：主要见于膝关节，易致摔倒；④关节肿胀、畸形：膝关节肿胀，多见"方形手"；⑤功能受限：各关节可因骨赘、软骨退变、关节周围肌肉痉挛及关节破坏而导致活动受限。

3. **心理-社会情况**　①疼痛及平衡能力下降，老年人不愿意过多走动，社会交往减少；②功能障碍，情绪低落或急躁；③疾病的迁延不愈，老年人对治疗失去信心，产生消极悲观的情绪。

4. **辅助检查**

（1）影像学检查　①X线表现为关节间隙不等宽或变窄、关节处的骨质疏松、骨质增生或关节膨大，乃至关节变形，软骨下骨板硬化和骨赘形成等；②CT可以清晰显示不同程度的关节骨质增生、关节内的钙化和游离体，有时也可以显示半月板的情况。

（2）实验室检查　血细胞沉降率、血象均无异常变化，热凝集试验阳性。关节液常为清晰、微黄、黏稠度高；白细胞计数常在1.0×10^9/L以内，主要为单核细胞；黏蛋白凝块坚实。

【护理常见护理诊断/问题】

1. **活动无耐力**　与肌肉痉挛及关节破坏有关。
2. **慢性疼痛**　与关节内炎症有关。
3. **焦虑**　与关节功能障碍有关。
4. **潜在并发症**　关节肿大、变形，功能障碍。

【护理目标】

1. 根据患者病情，制定适度、有规律的锻炼计划。鼓励患者进行力所能及的锻炼。卧床者，指导患者床上锻炼。
2. 指导缓解疼痛的方法，必要时用镇痛药物缓解疼痛。
3. 做好心理护理，指导患者正确对待疾病，保持情绪稳定，焦虑消除或减轻。
4. 无并发症发生，如发生能及时发现并配合医生处理。

【护理措施】

1. **一般护理**　老年人应动静结合，多询问患者主观感受，密切观察并记录患者出现的体征。对卧床或营养不良的患者，注意观察皮肤状况并加强护理。急性发作期，患者以休息为主，可以选择一些不引起关节疼痛的运动。适当的运动可以增强关节周围肌肉的力量，使得关节更加稳定，还可以增加关节活动度，避免关节僵硬。肥胖老年人应坚持运动锻炼，选择运动量适宜、能增加关节活动的运动，如游泳、做操、打太极拳等。

2. **营养管理**　根据患者情况，遵医嘱给予优质蛋白、低脂、易消化饮食。尽量减少高脂、高糖食品的摄入，尽量提供适合患者口味及习惯的饮食，以促进食欲、增进营养。进食不理想或合并其他疾病不能进食者，遵医嘱静脉营养治疗或鼻饲。

3. **疼痛护理**

（1）膝骨性关节炎　①适当休息；②上下楼梯时扶扶手；③坐位站起时手支撑扶手，以减轻关节软骨承受的压力；④膝关节积液严重时，卧床休息。

（2）髋关节关节炎　①减轻关节的负重，适当休息是缓解疼痛的重要措施；②可手扶手杖、拐、助行器站立；③行走疼痛严重者，可采用卧床牵引限制关节活动。

（3）其他　局部理疗与按摩综合应用，对任何部位的骨关节炎都有一定的镇痛作用。

4. **用药护理**　如关节经常出现肿胀，不能长时间活动或长距离行走。X线片显示髋骨关节表面退变，则可在物理治疗的基础上加用药物治疗。对使用药物治疗的患者，必须做好药物宣教，解释药物的作用和副作用，教会患者自己检测身体的不适，及时汇报医师，协助处理。

（1）非甾体抗炎药　如双氯芬酸钠等具有镇痛作用，但对胃肠道有刺激。指导患者药物与食物同服，勿食刺激性食物；联合使用抗酸、保护胃黏膜药物；定期检测肝功能。

（2）氨基葡萄糖药　氨基葡萄糖类药可以修复损伤的软骨，减轻疼痛，常用药物有硫酸氨基葡萄糖，此药随餐服用。氨糖美芯片饭后服或睡前服。

（3）抗风湿药　关节内注射透明质酸钠，注射后密切观察关节外观是否肿胀、青紫，有无出血、疼痛、感染。抬高患肢，放松关节肌肉，穿刺点6小时内不能沾水，48小时内不能外用药物。

5. 心理护理　安排老年人有利于交际的环境，如床距窗户较近，窗户的高度较低，房间距老年人活动中心较近等。增加其与外界环境互动的机会，主动提供能使老年人体会成功的活动，对其成就给予诚恳的鼓励和奖励，增强其自信心。协助老年人使用健全的应对技巧，适应生活，学会自我控制不良情绪，积极面对人生。

【护理评价】

1. 患者疼痛、肿胀及僵硬等症状减轻或消失，活动度增大。
2. 患者能有效避免诱发退行性骨关节病的高发因素。
3. 能积极避免疾病进一步发展及加重。
4. 患者建立良好的生活习惯，有效预防病情复发。

知 识 链 接

退行性骨关节炎

退行性骨关节炎，属于中医的"骨痹"范畴。多发于中老年人。《内经》云："肝主筋藏血，肾主骨生髓。"人步入中年后，肝血、肾精衰少，骨髓生化乏源，髓精不足，不能濡养筋骨，督脉失养亦可导致颈、腰椎及膝关节发生退行性病变，故出现骨筋萎弱，发生骨痹，也就是西医统称的退行性病变。同时气血有所不足，人的活动能量有所减少，气血有所不周，风寒湿邪乘虚侵袭机体，闭阻经脉，乃成痹症。其主症表现为：肢体关节疼痛，屈伸不利，冬天阴雨天气易发作，皮肤不红，触之不热，遇寒痛增，得温痛减。此乃因风、寒、湿邪闭阻经络气血，使脊柱附近的颈骨关节肌肉及颈腰背神经支配的肢体出现酸、重、疼、麻、木和活动受限。

第八节　老年前列腺疾病患者的护理

前列腺疾病是成年男性的常见疾病，通常指前列腺炎、前列腺增生及前列腺癌等。前列腺疾病临床表现为尿频、尿急、尿痛、血尿、排尿困难、尿失禁、尿线分叉、尿后滴沥、夜尿次数增多，可并发性功能障碍，包括性欲减退、早泄、射精痛、勃起减弱及阳痿，甚至继发上尿路损害等。

前列腺炎即前列腺的炎症，大致可分为急性和慢性，由细菌和非细菌感染引起。前列腺增生是引起中老年男性排尿障碍原因中最为常见的一种良性疾病。主要表现为组织学上的前列腺间质和腺体成分的增生、解剖学上的前列腺增大、下尿路症状为主的临床症状，以及尿动力学上的膀胱出口梗阻。前列腺癌早期多无特别症状，当癌细胞生长时，前列腺体肥大，挤压尿道而引起排尿困难。这些癌细胞可随着血液扩散到身体其他部分，晚期可引起膀胱颈口梗阻和远处转移等症状。前列腺疾病需针对不同病因采取不同的治疗手段。慢性前列腺炎通常以药物、理疗等综合治疗为主。前列腺增生可选择药物保守治疗或手术治疗。前列腺癌可选择手术治疗、放疗治疗等。

情景导入

患者男性，51 岁，司机。自诉尿急、尿频、尿不尽伴随下体的疼痛 3 月。常年开车久坐，否认高血压、糖尿病等其他病史。

问题思考：

1. 为明确患者的诊断，还需进一步询问患者哪些情况？采取哪些辅助检查？

2. 目前患者主要存在哪些护理诊断/问题？其依据是什么？护理人员如何对其进行健康指导？

【护理评估】

1. **健康史**　了解家族史，既往健康状况，了解患者有无尿频、尿急、尿痛、排尿困难、尿失禁、尿后滴沥、夜尿次数增多等情况，以及既往治疗用药情况。了解患者的饮食、活动，以及有无吸烟、嗜酒情况。

2. **身体状况**　凡 50 岁以上男性，询问有无因受寒、饮酒、劳累等发生过尿潴留，有无长期排尿困难。详细了解患者排尿困难的程度，是否有尿潴留存在。了解患者平时的饮水习惯，是否有足够的液体摄入量和尿量。询问患者是否有定时排尿习惯，有无憋尿情况。

3. **心理-社会情况** 了解有无因前列腺问题影响户外及社交活动，评估家庭经济承受能力。

4. **辅助检查** ①直肠指诊：前列腺检查一般会进行直肠指诊检查，通过直肠来触摸前列腺，了解前列腺的大小、质地、有无硬结、有无疼痛等，还可通过感受肛门括约肌的张力间接了解尿道括约肌的功能。前列腺表面摸到硬结则应考虑有前列腺癌的可能，应查血清PSA，必要时做前列腺穿刺活检确诊。②超声波检查：简便易行，可了解及评价上尿路的情况，且可反复检查，如前列腺大小、残余尿量等。③X线检查：在前列腺疾病的诊断中有重要价值。如平片可检测前列腺有无钙化或结石影。造影可帮助检查有无前列腺增生或前列腺癌。CT检查对前列腺疾病的鉴别诊断更具有重要意义。④组织检查：对于明确前列腺肿块的性质十分有用，对明确前列腺肿瘤的组织分型和细胞学特征帮助极大。可以经直肠针吸活检，也可以经会阴穿刺活检，有一定的痛苦和创伤，但十分必要。⑤下尿路尿活动力学检查：膀胱镜检查可直接观察后尿道、精阜及前列腺中叶及侧叶增生情况，对诊断前列腺疾病也十分重要。⑥前列腺液检查：正常前列腺液为稀薄乳白色液体，镜检：有很多卵磷脂小体，每高倍视野白细胞数在10个以下，偶见精子。前列腺炎时，白细胞或脓细胞每高倍视野10个以下，有的成堆，卵磷脂小体减少，偶可查到滴虫。前列腺液亦可做细菌培养。⑦CT与MRI检查：CT与MRI均适于诊断膀胱和前列腺疾病。

【护理常见护理诊断/问题】

1. **焦虑** 与排尿困难或手术及治疗预后的效果有关。

2. **知识缺乏** 患者缺乏相关知识。

3. **疼痛** 与留置尿管及手术创面有关。

4. **出血** 与手术创面有关。

5. **有感染的危险** 与长期尿路梗阻或导尿有关。

6. **潜在并发症** 出血。

7. **活动受限** 与持续膀胱冲洗及病情需卧床有关。

8. **皮肤完整性受损的危险** 与长期卧床有关。

【护理目标】

1. 做好心理护理，使患者正确对待疾病，保持情绪稳定，焦虑消除或减轻。

2. 详细介绍手术的相关知识，积极回答患者提出的问题，建立良好的治疗性关系。

3. 保持引流通畅，无堵塞。如有血块及时反复冲洗至通畅，指导患者缓解疼痛的方法，必要时用镇痛或解痉药物。

4. 持续膀胱冲洗，保持引流管通畅，备好止血药及冰盐水，必要时按医嘱使用。

5. 严格执行无菌技术，做好基础护理，保持清洁、干燥，保持冲洗引流通畅，观察引流液的性状，发现异常及时汇报，拔导尿管后多饮水，以达到内冲洗的目的，防止再阻塞和尿路感染。

6. 告知患者多饮水，多进食营养、粗纤维食物，勿饮酒，保持大便通畅。加强宣教，告知患者避免用力排便、咳嗽等，以免增加腹内压力。

7. 向患者及家属解释卧床的必要性及持续膀胱冲洗的重要性，指导患者进行下肢活动，防止静脉血栓形成。

8. 鼓励患者多活动，勤翻身，多按摩患者受压部位，防止压疮的发生。

【护理措施】

1. 一般护理

（1）个人卫生　患前列腺疾病者，平时要尤其注意个人卫生。比如老年患者要经常清洗自己的外生殖器，配偶也应注意阴部卫生，以防止隐藏在外阴部的细菌进入男性尿道。这也是常见的侵犯前列腺，导致前列腺发炎的重要原因。内裤等也要坚持每日更换，最好每次清洗的时候能用消毒剂消毒，以免自身再次感染。再如洗浴的时候不要泡公共浴池，去洗手间的时候不要坐在未消毒的公共马桶上。这些都是前列腺炎患者日常需要注意的方面，以防止细菌的再次侵袭。

（2）合理膳食　多吃清淡易消化的食物，多吃蔬菜，防止便秘。饮食不要太过刺激，以喝汤品、粥类为宜。

（3）合理锻炼　坚持锻炼运动，不要长期坐卧，能够行走自如的老年患者应每日散步，锻炼身体。

2. 手术治疗护理

（1）术前护理　①心理护理。向患者讲解手术方式、术前及术后注意事项、配合要点及可能出现的问题，做好解释工作，解除其疑虑、紧张心理。②注意清洁。患者应保持个人卫生，尿道口应保持清洁，勤换内裤。③患者卧床期间应进行肢体活动，促进血液循环。④指导患者戒烟戒酒，以防止术后呼吸道感染。多食新鲜蔬菜、水果，保持大便通畅，防止便秘。⑤尿潴留明显，伴有肾功能不全时，需留置导尿，改善肾功能，同时控制尿路感染。⑥有排尿困难时，可行前列腺按摩、热水坐浴，减轻前列腺充血。

（2）术后护理　①严密观察患者意识状态及生命体征。患者多为高龄人，多患有心血管疾病，由于麻醉和手术刺激可引起血压下降或诱发心、脑、肺并发症，因此应加强观察和护理。②需固定或牵拉气囊导尿管，防止患者坐起或肢体活动时，气囊移位而失去压迫膀胱颈口的作用，而导致出血。手术后最初几天通常会出现血尿，以后逐渐清澈。③预防感染。留置导尿管的患者应保持尿道口周围清洁，预防感染。④术后 6 小时患者无恶心、呕吐，可流质饮食，鼓励多饮水，1～2天后无腹胀即可恢复正常饮食。禁食期间，加强口腔、皮肤护理，防止感染和压疮。⑤为减轻拔尿管后出现尿失禁或尿频现象，一般在术后2～3天嘱患者呼吸时收缩腹肌，提肛肌及肛门括约肌，也可配合针灸或理疗。⑥预防下肢血栓，指导适当活动，协助按摩下肢，以促进血液循环，防止血栓形成。

【护理评价】

1. 患者主诉症状缓解或减轻，尿道口无尿液溢出。
2. 患者掌握致病高发诱因，能自觉避免诱发前列腺疾病的因素。
3. 患者生命体征平稳，尿液无异常。
4. 患者建立良好的生活习惯，有效预防病情复发。

知 识 链 接

前列腺的生理功能

前列腺由腺组织、平滑肌和结缔组织等构成，是实质性器官。位于膀胱颈和尿生殖膈之间，中央有尿道穿过。上端宽大是底，下端尖细称尖，两者之间称为体。体后面有一纵行浅沟为前列腺沟，直肠指检可触及此沟。小儿的前列腺甚小，腺组织不发育。老年期腺组织退化萎缩，如腺内结缔组织增生，则形成前列腺肥大，可压迫尿道，引起排尿困难。

前列腺的生理功能：

1. 具有外分泌功能　前列腺是男性最大的附属性腺，亦属人体外分泌腺之一。它可分泌前列腺液，是精液的重要组成成分，对精子正常的功能具有重要作用，对生育非常重要。前列腺液的分泌受雄性激素的调控。

2. 具有内分泌功能　前列腺内含有丰富的 5α - 还原酶，可将睾酮转化为更有生理活性的双氢睾酮。双氢睾酮在良性症 BPH 的发病过程中起重要作用。

3. 具有控制排尿功能　前列腺包绕尿道，与膀胱颈贴近，构成了近端尿道壁，其环状平滑肌纤维围绕尿道前列腺部，参与构成尿道内括约肌。发生排尿时，伴随着人体逼尿肌的收缩，内括约肌则松弛，使排尿顺利进行。

4. 具有运输功能　前列腺实质内有尿道和两条射精管穿过，当射精时，前列腺和精囊腺的肌肉收缩，可将输精管和精囊腺中的内容物经射精管压入后尿道，进而排出体外。

第九节　老年帕金森病患者的护理

情景导入

陈先生，男，58岁。逐渐出现四肢震颤，双手呈"搓药丸样"动作，面部缺乏表情，动作缓慢，走路呈"慌张步态"，被动运动时肢体齿轮样肌张力增高。

问题思考：

1. 陈先生需要哪种药物进行治疗？

2. 怎样有效预防帕金森病？

帕金森病（PD）又称震颤麻痹，是一种中老年常见的中枢神经系统变性疾病，多见于60岁以上人群。发病原因主要是神经细胞的退行性病变。在中脑的黑质和纹状体，有一种叫黑质细胞的神经细胞，黑质细胞数量的逐渐减少、功能的逐步丧失，致使一种叫多巴胺的物质减少，肾上腺素和去甲肾上腺素减少，引发乙酰胆碱作用增强而产生的一系列临床症状。主要表现为静止性震颤、肌强直、运动迟缓、姿势步态异常。

本病的病因至今尚不明确，发病机制复杂，可能与脑神经核老化、长期接触工农业化学品、杀虫剂、除草剂等有关，约有10%的帕金森病患者有家族史。PD为慢性疾病，目前尚不能治愈，但病情大多发展缓慢，早期可进行适当活动和体育锻炼，也可应用理疗、康复训练等手段改善症状，维持日常生活能力。当疾病影响患者日常生活和工作，可应用药物和（或）手术治疗，应尽量推迟药物治疗和手术治疗时间。

【护理评估】

1. **健康史**　了解患者年龄、起病方式、病程；询问患者职业、工作、居住环境；了解患者既往有无脑动脉粥样硬化、脑炎、外伤史；询问药物使用情况，有无家族史。

2. **身体状况**

（1）震颤　常为首发症状，早期呈静止性震颤，安静或休息时明显，紧张或情绪激动时加重，晚期震颤变为持续性。多由一侧上肢手指开始，手指呈"搓丸样"，逐渐扩展到同侧下肢及对侧肢体，下颌、口唇、舌及头部通常最后受累，严重时头部也可出现震颤。

（2）肌强直　从一侧开始发展至对侧和全身。表现为屈肌和伸肌同时受累，呈现"铅管样强直"，如合并震颤，可表现为"齿轮样强直"。

（3）运动迟缓　表现为动作缓慢，随意运动减少。面部肌活动少，无表情，极少瞬目，双目凝视，呈"面具脸"。各种精细动作（如解衣扣、系鞋带等）障碍。

（4）姿势步态障碍　迈步时身体前倾，起步困难，步行慢，步子越走越小。前冲，不能立即停步，称为"慌张步态"。

（5）自主神经功能障碍　常见流涎、出汗、便秘、尿频、油脂分泌增多等。

3. 心理－社会状况　患者由于全身僵硬、动作迟缓、行走困难等，容易产生忧郁、焦虑心理，变得易激惹、敏感，严重者可能有自杀倾向。还应了解家属对患者患病的态度、心理支持、照顾程度、照顾方法是否得当及家庭经济状况。

4. 辅助检查　血、脑脊液及尿液中多巴胺及其代谢产物高香草酸（HVA）含量的测定。临床也可采用量表测定进行测查。

【常见护理诊断/问题】

1. 躯体活动障碍　与黑质病变、锥体外功能障碍所致的震颤、肌强直、步行障碍有关。

2. 自我形象紊乱　与震颤、流涎、肌强直等身体形象改变和语言障碍，生活依赖他人有关。

3. 营养失调　低于机体需要量　与吞咽困难、饮食减少和肌强直、震颤所致机体消耗量增加有关。

4. 个人应对无效　与丧失功能能力和自理能力有关。

5. 焦虑　与动作迟缓、行走困难等影响日常生活有关。

6. 知识缺乏　缺乏本病相关知识与药物治疗知识。

7. 潜在并发症　外伤、压疮、感染等。

【护理目标】

1. 患者运动功能障碍进展减慢或有所改善。
2. 能够应对自身的病情变化并积极表达自我价值。
3. 营养状态改善。
4. 能说出帕金森病的各项预防保健措施。

【护理措施】

1. 一般护理

（1）环境设置　室内光线明亮、温暖、湿润，地面平整、干燥、防滑、宽敞无障碍物，以防患者慌张躲避而跌倒；配备手杖帮助老年人行走；降低床的高度，床铺宽大或加防护栏，以防坠床。

（2）饮食护理　①均衡饮食，保证营养供给。②服用多巴胺治疗者，应服药半小时后进餐，宜限制蛋白质摄入量，因为蛋白质消化过程中产生大量中性氨基酸，降低左旋多巴的疗效。蛋白质摄入量限制在每日总量 40～50g，选择优质蛋白如奶类、蛋、鱼肉等。多吃新鲜蔬菜、水果、谷类等，对左旋多巴的影响较小，还可促进脑内多巴胺的合成。适当控制脂肪的摄入，建议用植物油烹调食物。

2. 病情观察 观察患者震颤、运动情况，生活自理能力的变化等。建议患者或家属坚持写病情治疗与康复记录，以便及时发现病情变化。

3. 对症护理

（1）对咀嚼能力减退、吞咽功能障碍者，为避免进食过快引起的呛咳，指导患者正确进食，集中注意力，食用黏稠食物，少量多次吞咽。

（2）对于流涎过多的患者，可使用吸管，必要时应及时给予鼻饲流食或按医嘱给予静脉维持营养。

（3）对于出汗较多的患者，注意补充水分。

（4）预防并发症。①鼓励患者经常变换体位、轻拍背部，促进痰液排出，预防肺部感染。②长期卧床者应勤翻身，预防压疮。③环境设置合理，预防跌倒及坠床。④做好饮食护理，选择合适的体位，卧床患者餐后及时清洁口腔，预防误吸。⑤多摄入纤维素，预防便秘。

4. 用药护理 加强用药护理，防止药物副作用的发生，以及减轻对机体的影响。应用药物治疗应从最小剂量开始，逐渐递增，品种不宜多，不宜突然停药或随意更换药品。护理人员要详细说明服药的时间、剂量及不良反应，如左旋多巴可引起腹痛、直立性低血压、精神错乱等，要注意观察。为不影响疗效，嘱患者不应同时服用维生素 B_6。药物累加可引发中毒，一旦出现，及时复诊。

5. 心理护理 细心观察患者的心理反应，鼓励患者表达并注意倾听他们的心理感受，给予安慰。护理人员和家属要做好知识宣传，让患者了解病情，主动配合治疗和护理。生活上避免不良刺激，有抑郁症状者要防止自杀，尽量满足患者需求。鼓励患者自我护理，增加其独立性及自信心。

【护理评价】

评价患者运动功能障碍是否进展减慢，或有所改善；是否能够应对自身的病情变化，并积极表达自我价值；营养状态是否改善；是否能说出帕金森病的各项预防保健措施及药物合理使用知识。

【健康指导】

1. 康复指导 康复训练贯穿在疾病的整个治疗过程中，早期指导患者坚持主动运动

（如散步、简单的体操等）；病情较重者，指导其进行姿势及步态训练；卧床者，指导其做被动肢体活动和肌肉、关节按摩。家人不能包办日常生活，除特殊需要给予帮助，进食、洗漱、穿脱衣服尽量自理。

2. **安全指导** 患者动作缓慢、笨拙，用餐时应防止呛咳或烫伤，避免进食带骨刺的食物，嘱患者避免登高，避免单独使用危险器具和易碎的器皿，防止意外受伤。要注意移开环境中的障碍物，路面及厕所地面要防滑，走路时持拐杖助行，外出活动或沐浴时应有人陪护，防止跌倒及受伤。

3. **正确服药，定期复查** 定期门诊复查，了解病情变化及用药情况，及时调整用药剂量及用药方案。

实训指导一　老年患者血压的测量

【情景设定】

患者男性，63岁，工人。既往高血压病史5年。突然出现头晕、恶心、周身不适等症状，需要紧急处理。

【实训目的】

1. 培养学生应急抢救、病情观察能力。
2. 正确测量血压的能力。

【实训前准备】

1. **用物准备** 血压计、记录本、笔。
2. **环境准备** 整洁、安静、光线充足。

【方法与过程】

1. 护理人员衣帽整齐。
2. 患者取坐位或仰卧位，被测肢体应与心脏处于同一水平（坐位平第4肋、卧位平腋中线）。
3. 患者应卷袖、露臂、手掌向上，肘部伸直。
4. 护理人员妥善放置血压计，打开水银槽开关。
5. 驱尽袖带内空气，将袖带橡胶管向下正对肘窝平整地缠于上臂中部，使袖带下缘距肘窝2~3cm，松紧以能插入一指为宜。
6. 听诊器放置于肱动脉波动最明显处，关闭气门，均匀充气至肱动脉搏动音消失再升高 20 ~ 30mmHg。

7. 缓慢放气，注意肱动脉搏动声音和水银柱刻度变化。

8. 当听到第一声搏动音时水银柱所指刻度为收缩压；当搏动声突然减弱或消失，水银柱所指刻度为舒张压。

9. 整理患者、血压计，记录数值。

【结果分析评价】

根据测得的血压值进行判断。

【实训报告】

严格按照测量血压的操作规程进行，测量结果准确。

实训指导二　老年患者血糖的测量

【情景设定】

患者女性，72 岁。既往糖尿病病史 5 年，胰岛素治疗 3 年。患者现出现头晕、恶心、出冷汗，初步认为是低血糖反应。

【实训目的】

1. 培养学生应急抢救、病情观察能力。
2. 正确测量血糖。

【实训前准备】

1. **用物准备**　血糖仪、试纸、针具、记录本、笔。
2. **环境准备**　整洁、安静、光线充足。

【方法与过程】

1. 护理人员衣帽整齐。
2. 患者取卧位，手掌向上。
3. 护理人员用 4.75% 酒精消毒患者手指端。
4. 打开血糖仪，试纸插入机器内，将血滴到试纸上。
5. 记录结果。

【结果分析评价】

测得血糖值为 3.5mmol/L。

【实训报告】

严格按照测量血糖的操作规程进行，测量结果准确。

目标检测

一、选择题

【A1 型题】

1. 下列哪项不是老年病共有的临床特点（　　）

A. 起病隐匿、发展缓慢　　　　B. 症状和体征不典型

C. 多种疾病同时存在　　　　　D. 主要以非感染性疾病为主

E. 易存在后遗症和并发症

2. 帕金森病常见的首发症状是（　　）

A. 静止性震颤　　　　　　　　B. 铅管样强直

C. 齿轮样增强　　　　　　　　D. 慌张步态

E. 小步态

3. 帕金森病哪项表述是不正确的（　　）

A. 多在中老年期发病　　　　　B. 主要表现静止性震颤、运动迟缓、肌强直

C. 常规辅助检查无特殊发现　　D. 早期发现，早期治疗可治愈

E. 抗胆碱能药物适用于震颤明显的较年轻的患者

4. 血压值达到多少就可以诊断为高血压（　　）

A. 收缩压≥140mmHg 和（或）舒张压≥90mmHg

B. 收缩压＞140mmHg 和（或）舒张压≥90mmHg

C. 收缩压≥140mmHg 和（或）舒张压＞90mmHg

D. 收缩压≥150mmHg 和（或）舒张压≥100mmHg

E. 收缩压≥160mmHg 和（或）舒张压≥80mmHg

5. 下列哪项不属于冠心病的 WHO 5 种类型（　　）

A. 无症状性心肌缺血　　　　　B. 心绞痛型冠心病

C. 心肌梗死型冠心病　　　　　D. 缺血性心肌病

E. 心脏骤停

6. 脑卒中患者恢复期功能锻炼的内容包括（　　）

A. 面肌训练　　　　　　　　　B. 语言训练C. 肢体训练

D. 认知训练　　　　　　　　　E. 以上都是

7. 胰岛素的注射途径（　　）

A. 肌内注射　　　　　　　　　B. 静脉注射

C. 口服　　　　　　　　　　　D. 皮下注射

E. 皮内注射

8. 老年人骨质疏松症出现较早的症状是（　　）

A. 身长缩短　　　　　　　　　B. 驼背

C. 胸廓畸形　　　　　　　　　D. 呼吸困难

E. 骨痛和肌无力

9. 老年骨质疏松症的临床表现，下列哪项描述不妥（　　）

A. 本病早期多无明显表现

B. 易发生骨折，多见于脊椎、股骨和桡骨骨折

C. 脊柱椎体压缩性骨折可引起身长缩短

D. 疼痛的原因是因骨关节病所致

10. 关于老年期运动系统的生理特点，陈述不正确的是（　　）

A. 肌力和弹性下降　　　　　　B. 骨有机物退化

C. 运动能力下降　　　　　　　D. 肢体畸形

11. 肢体长时间只有固定，而没有指导功能锻炼易导致的并发症是（　　）

A. 缺血性肌挛缩　　　　　　　B. 创伤性关节炎

C. 骨折延迟愈合　　　　　　　D. 骨化性肌炎

E. 关节僵硬

12. 前列腺增生最典型的临床表现是（　　）

A. 夜尿增多　　　　　　　　　B. 进行性排尿困难

C. 尿急　　　　　　　　　　　D. 尿潴留

E. 尿淋漓不尽

13. 护理人员对前列腺摘除术患者行术后护理时，措施应除外（　　）

A. 做好膀胱冲洗的护理　　　　B. 应用止痛药

C. 嘱患者多饮　　　　　　　　D. 术后3天便秘给予灌肠

E. 记录出入

14. 急性尿潴留时最常用的处理方法是（　　）

A. 利尿　　　　　　　　　　　B. 针灸

C. 膀胱穿刺抽尿　　　　　　　D. 膀胱造瘘

E. 导尿

15. 老年男性急性尿潴留常见的病因是（　　　）

A. 前列腺增生　　　　　　　　B. 尿道结石

C. 尿道外伤　　　　　　　　　D. 膀胱异物

E. 尿道肿瘤

【A2 型题】

16. 老年女性，62 岁。担任村内老年人秧歌队组织工作，近日为迎接上级领导检查，压力很大，担心工作做不好，出现难以入眠、易醒等症。针对此问题，对老年人的指导不正确的是（　　）

A. 指导其认识发病的原因　　B. 保持良好的心态

C. 建立规律的活动与睡眠　　D. 指导其学会自我放松

E. 尽早服用药物治疗

17. 男，57 岁。帕金森病患者，已服用美多巴 5 年。近几月来用药效果渐差，增加美多巴剂量后效果不佳，针对这种情况最应该采用下列哪项建议（　　　）

A. 继续增加美多巴药量　　　　B. 减少美多巴用量，加用安坦和溴隐亭

C. 进行功能锻炼　　　　　　　D. 立即停药，换用息宁

E. 以上都不对

二、病例分析

患者女性，54 岁。3 年前诊断为糖尿病。到外地旅游 5 日，期间坚持用药，但饮食不规律，当日下午注射胰岛素 30 分钟后感觉全身无力、心慌多汗，并出现昏迷现象。

思考分析：

1. 该患者出现昏迷的原因是什么？

2. 为避免类似情况发生，患者清醒后应如何对其进行健康指导？

扫一扫，知答案

第九章

老年人的临终关怀与护理

扫一扫，看课件

【学习目标】

1. 掌握临终关怀的含义。

2. 熟悉临终关怀的起源、现状。老年人对于待死亡的心理类型；临终老年人的生理变化及护理。

3. 了解实施老年人死亡教育的重要性，丧偶老年人心理变化及护理。

4. 具有制定临终关怀护理措施的能力。

生、老、病、死是人生的自然发展过程，为了尽量使患者在临终前处于舒适、宁静和安详的状态，护理人员必须学会在患者临终前从身、心两个方面照顾好患者。患者临终后的身体护理是对患者生前良好护理的继续。护理人员对死者仍应持尊重的态度，临终后护理的好坏，影响患者家属及周围患者的心情，故临终前后护理也是护理人员的重要职责。本章主要介绍临终患者护理涉及的方面。

第一节 概　述

情景导入

患者男，69 岁。患有乙型肝炎后肝硬化，肝癌，已有骨、肾上腺、腹膜后淋巴结等多处转移。患者入院时右下肢疼痛剧烈，不愿交谈，烦躁焦虑。给予止痛剂后，疼痛缓解。患者表情淡漠，对周围人或事均表现出不关心，不感兴趣。

问题思考：

1. 通常临终患者心理发展大致经历哪几个阶段？

2. 如何针对该老人的心理特点给予相应的护理？

221

临终关怀是 20 世纪 60 年代兴起的一整套医护方案，指对死亡前患者提供帮助，着重于患者病痛的控制和情绪的支持，以及对患者家属的心理疏导。目的是希望帮助末期患者了解并接受死亡，同时给家属以精神支持。因而，它也是一项新的社会保障事业。

一、 临终关怀的起源

Hospice 一词原意为朝圣者或旅游者中途休息以重新补充体力的地方，现译为"临终关怀""临终关怀院"或"临终关怀组织"。医学上该词多指对临终患者关怀照顾的场所，也指一种对临终患者的照护方式，亦指该种服务的组织机构。

现代较健全的临终关怀组织始建于 1967 年 7 月英国伦敦的"圣克里斯多弗临终关怀机构"，其创始人是桑德斯博士（Dr. DameCicelySaunders）。她从前是一位护理人员和社会工作者，经常接触危重患者，十分同情患者的痛苦，后来经过 7 年的医学学习，于 1958 年在圣约瑟临终关怀院开始了她的工作。她在 1967 年创办了圣克里斯多临终关怀院，成为所有临终关怀组织参考的对象，它的影响是全面性和全世界的。它是一个慈善机构，靠各种捐赠办起，其工作受到了全国健康服务组织协会的赞助和支持。

二、 临终关怀的相关概念

临终关怀又称善终服务、安宁照顾、安息所等。临终关怀是向临终患者及其家属提供一种全面的照料，包括生理、心理、社会等方面，使临终患者的生命得到尊重，症状得到控制，生命质量得到提高，在临终时能够无痛苦、安宁、舒适地走完人生的最后旅程。临终护理就是为临终患者及其家属提供全面的身心照护与支持，希望患者在临终前的短时期内减轻肉体的痛苦及心理恐惧。

三、 临终关怀的现状

（一）世界各国的现状

由于"圣克里斯多弗临终关怀院"在研究、训练及奉献上的成功，极大地推动了世界各国临终关怀服务的发展，英国现在已发展到 273 所临终关怀机构，美国已有 2000 余所，全世界已建成或正在筹建的 Hospice 或类似组织的国家和地区已达 40 多个，如加拿大、南非、瑞典、印度、挪威、以色列、瑞士等，以及中国的香港和台湾都建立起了此类机构并提供服务。目前，临终关怀工作已发展成为国际性活动，世界各国每年都在英国开会，交流经验，相互学习。英国是现代意义上的临终关怀的发源地。临终关怀机构的形成，大体有独立的、医院附属的、社区的、家庭的几种，即单独的临终关怀院，医院附属开设的临终关怀院，社区开设的，或临终患者在家庭，由医院或社区经过专门培训的医务人员或心理咨询人员定时上门提供临终关怀服务。

（二）中国的现状

1988 年，美籍华人黄天中博士在担任美国俄克拉荷马大学（学术）副校长期间曾来中国访问，在他的帮助下，1988 年 7 月天津医学院成立了中国第一所"临终关怀研究中心"。1990 年 3 月，台北马偕医院建立了中国第一幢临终关怀安宁病房；更早时香港地区已开展了善终服务，表明中国已初步跻身于世界临终关怀的行列。

1994 年上海市工会在政府支持下，投资 2000 万元在各个社区建立临终关怀医院，以解决久病、高龄老年人的医疗和归宿，受到了普遍欢迎。独立的临终关怀院，因其设备和服务要求较高，其服务费用也相对昂贵，而国内目前的医疗保障制度亦不配套，普遍开展有相当的困难，如一些单位不能承担或不承认这一种"医疗"费用。所以，目前仍以发展社区式的和家庭式的临终关怀为主。

四、 影响我国临终关怀的主要因素

我国临终关怀事业在近 20 年中取得了长足的进步，但是发展很不平衡。当前影响我国老年临终关怀的主要因素有以下方面：

（一）医务人员对临终关怀知识缺乏

目前，由于缺乏相应的培训，大多数医务人员对临终关怀的概念并不熟悉，对临终患者仍采取治疗为主的服务方式，也未全面开展对临终患者家属提供服务，整个医疗保健系统对临终关怀还没有形成一个统一的积极的伦理大环境。因此，尽管知道是临终患者，却总是想方设法用最先进的药物设备去挽救其生命，每天仍将大量的人力物力投入到患者身上，既给临终患者自身造成了极大的痛苦，也造成极大的医疗资源浪费。

（二）服务机构和资金来源不足

我国是发展中国家，经济水平制约着临终关怀事业的发展。目前临终关怀机构还不属于慈善范围，政府没有专门的资金，绝大多数临终关怀机构没有纳入国家医疗保障体系当中。临终关怀机构主要靠医疗收入来维持，医院为维持运转需要向患者收取相应的费用，这无疑使部分低收入老年人望而却步，也影响了临终关怀事业的发展。

（三）传统观念的束缚，临终关怀教育尚未普及

一方面由于长期受传统的死亡观、伦理观的影响，人们对于死亡采取否定、回避的负面态度，也有的人误将临终关怀理解为"安乐死"。迄今为止，全社会对临终关怀、死亡教育还未普遍开展，人们对"生"的问题研究的较多，而对"死"则知之甚少，由于不了解死亡的有关知识，许多人缺乏对死亡的精神准备，因此，死亡过程就变成一种陌生而神秘的过程，"死亡"就成为忌讳提及的话题。另一方面家属受传统伦理"孝道"意识影响，担心让老年人接受临终关怀，会不会背上不孝之名？面对濒死的患者放弃治疗而转为以护理为主的临终关怀很多人很难抉择，接受不了亲人在最后的时刻由别人照看，认为只有守着亲人才能够表达孝心。因此，临终关怀的推行也受到了影响。

五、 临终关怀的意义

我国步入老龄化社会后，随着家庭规模的缩小，功能的弱化，老年人的照护尤其是临终关怀问题就凸显出来。老年人对临终关怀的需求更为普遍、更为迫切，发展老年人临终关怀事业具有重要的意义。

（一） 提高老年临终者生存质量

维护生命尊严较多的临终老年人在生命的最后一段日子里，不是在舒适、平静中度过，而是处于现代医疗技术的控制下，死亡之前均有接受侵入性治疗等痛苦经历，身上插着各种管子，充满了恐惧、痛苦和无奈。临终关怀则为临终老年人及其家属提供心理上的关怀与安慰，帮助临终者减少和解除躯体上的痛苦，缓解心理上的恐惧，维护尊严、提高生命质量，使逝者平静、安宁、舒适地抵达人生的终点。因此，临终关怀护理是满足老年人"老能善终"的最好举措。

（二） 安抚家属

解决老年人家庭照料困难，临终关怀将家庭成员的工作转移到社会，社会化的老年人照顾，尤其是对临终老年人的照顾，不仅是老年人自身的需要，同时也是他们家属和子女的需要。对于一些家庭，特别是一些低收入的家庭来说，临终关怀可以让老年人走得安详，让患者家属摆脱沉重的医疗负担，同时也安慰了他们的亲属子女，让他们更好地投身到自己的事业中去。因此临终关怀是解决临终老年人家庭照料困难的一个重要途径。

（三） 节省费用

减少医疗资源的浪费。尽管临终关怀需要社会支付较多的服务费用，但对于那些身患不治之症的患者来说，接受临终关怀服务可以减少大量，甚至是巨额的医疗费用。如果将这些高额无效的费用转移到其他有希望救助的患者身上，它将发挥更大的作用，医疗保险费用能够获得最大的效益。同时，建立附设的临终关怀机构，即综合医院内的专科病房或病区，既可以解决目前大多数医院利用力不足、资源闲置浪费的问题，又可以综合利用医院现有的医护人员和仪器设备，因此，为节约医疗资源、有效利用有限的资源提供了可能。

（四） 转变观念

真正体现人道主义精神推广。临终关怀是一场观念上的革命。一方面教育人们要转变死亡的传统观念，无论是临终者、家属及医护人员都要坚持唯物主义，面对现实，承认死亡；另一方面，接受医治某些濒死患者是无效的客观现实，通过临终关怀来替代卫生资源的无谓消耗。合理分配、利用有限的卫生资源，可以保证卫生服务的公平性和可及性，它实质上体现了对患者及大多数人真正的人道主义精神。因此，临终关怀不仅是社会发展与人口老龄化的需要，也是人类文明发展的标志。

第二节　老年人的死亡教育

死亡教育是有关死亡知识的社会化、大众化的过程。死亡教育是实施临终关怀的先决条件。老年人与其亲属是死亡教育中比较特殊的对象，亦是最需要立见效果的对象。老年人应尽各种生命力量抗衰老，延缓衰老，调节好自己，与死亡做斗争。

一、老年人对待死亡的心理类型

老年人对待死亡的态度受到许多因素的影响，如文化程度、社会地位、宗教信仰、心理成熟程度、年龄、性格、身体状况、经济情况和身边重要人物的态度等。老年人对待死亡的心理类型主要有以下几种表现。

（一）理智型

老年人当意识到死亡即将来临时，能从容地面对死亡，并在临终前安排好自己的工作、家庭事务及后事。这类老年人一般文化程度比较高，心理成熟程度也比较高。他们能比较镇定地对待死亡，能意识到死亡对配偶、孩子和朋友是最大的生活事件，因而尽量避免自己的死亡给亲友带来太多的痛苦和影响。往往在精神还好时，就已经认真地写好了遗嘱，交代自己死后的财产分配、遗体的处理或器官（如角膜）等捐赠事宜。

（二）积极应对型

老年人有强烈的生存意识，他们能从人的自然属性认识到死亡首先取决于生物学因素，也能意识到意志对死亡的作用。因此能用顽强的意志与病魔做斗争，如忍受病痛的折磨和诊治带来的痛苦，寻找各种治疗方法以赢得生机。这类老年人大多属低龄老年人，还有很强的斗志和毅力。

（三）接受型

这类老年人分为两种表现，一种是无可奈何地接受死亡的事实，如有些农村，老年人一到60岁，子女就开始为其准备后事——做寿衣、做棺木、修坟墓等。对此，老年人们常私下议论说："儿女们已开始准备送我们下世了。"但也只能沉默，无可奈何地接受。另一种老年人把此事看得很正常，多数是属于信仰某一种宗教的，认为死亡是到天国去，是到另一个世界去。因此，自己要亲自过问后事准备，甚至做棺木的寿材要亲自看着买，坟地也要亲自看着修，担心别人办不好。

（四）恐惧型

老年人极端害怕死亡，十分留恋人生。这类老年人一般都有较好的社会地位、经济条件和良好的家庭关系。他们指望着能在老年享受天伦之乐，看到儿女成家立业、兴旺发达。表现为不惜代价，冥思苦想，寻找起死回生的药方，全神贯注于自己机体的功能上，如喜服用一些滋补、保健药品。

（五）解脱型

此类老年人大多有着极大的生理、心理问题。可能是家境穷困、饥寒交迫、衣食无着，或者受尽子女虐待，或者身患绝症、病魔缠身极度痛苦。他们对生活已毫无兴趣，觉得活着是一种痛苦，因而希望早些了结人生。

（六）无所谓型

有的老年人不理会死亡，对死亡持无所谓的态度。

二、死亡教育

死亡教育，是可以帮助人们正确地面对自我之死和他人之死，理解生与死是人类自然生命历程的必然组成部分，从而树立科学、合理、健康的死亡观；可以消除人们对死亡的恐惧、焦虑等心理现象，教育人们坦然面对死亡；使人们思索各种死亡问题，学习和探讨死亡的心理过程及死亡对人们的心理影响，为处理自我之死、亲人之死做好心理上的准备。死亡教育对青少年尤为重要，在生活中，孩子们通过不正当、不合理的渠道和途径在潜意识里获得的"死亡教育"，注定是不全面的、偏激的，甚至是畸形的。

死亡教育是有关死亡知识的社会化、大众化的过程。死亡教育是实施临终关怀的先决条件。著名的健康学教育专家黄敬亨教授认为，对老年人进行死亡教育的内容主要是：

（一）克服怯懦思想

目前，在老年人中，自杀是一个值得重视的问题。自杀的本身就是怯懦的表现，从一定意义上讲，生比死更有意义。

（二）正确地对待疾病

疾病是人类的敌人，它危及人的健康和生存。和疾病做斗争，某种意义上是和死亡做斗争。积极的心理活动有利于提高人的免疫功能，良好的情绪、乐观的态度和充足的信心是战胜疾病的良药。

（三）树立正确的生命观

任何人都不是为了等待死亡而来到这个世界上的。因此，正确的人生观、价值观，是每个人心理活动的关键。生活、学习、工作、娱乐才构成了人生的意义。唯物主义的观点认为，提出生命有尽，可以使人们认识到个人的局限性，从而思考怎样去追求自己的理想，怎样去度过自己的岁月。从这个意义上说，对"死"的思考，实际上是对"整个人生观"的思考。

（四）心理上对死亡做好充分准备

当人们步入老年期以后，面临的是走向人生的终极——死亡。人们追求优生、优活，也希望善终、优死，即使临近暮翁、濒死也不逊色。怎样使自己剩余的时间过得有意义？

认识和尊重临终的生命价值，这对于临终的老年人是非常重要的，也是死亡教育的真谛所在。

虽然人们都明白"人生自古谁无死"的道理，但是要做到很安定地对待死亡，从心理上接受死亡、战胜死亡，并不是容易的事。对老年人进行死亡教育并不是让他们去掌握生死学的艰深理论，亦不必将有关死亡的所有问题全部讲清，而重点在于了解他们的文化素养和宗教背景，其原先对死亡有什么看法，在面对死亡或即将丧亲的情况下，最恐惧、担心、忧虑的究竟是什么？根据他们的有关情况，运用生死学的知识，帮助老年人解除对死亡的焦虑、恐惧和各种思想负担，使其能坦然面对可能的死亡，同时使老年人家属有准备地接受丧亲之痛。

总之，要根据老年人不同的年龄、性格、职业、家庭背景等因人而异地开展死亡教育，培养老年人成熟、健康的心理品质。

第三节　临终护理

中国已经进入老龄化社会，迫切要求护理人员在老年人的临终护理方面，更新观念，创新护理模式，实行人性化护理。

一、临终护理的概念

"临终护理"（hospicecare）一词源于英文，也称"临终关怀"，其实质是一种为临终患者及其家属提供全方位、立体化的社会卫生服务。护理人员在与其他专业人员的合作下，通过对临终患者及其家属提供综合性服务，减轻临终患者生理、心理和精神上的痛苦，维护其尊严，提高其生活质量，使其安宁、平静地度过人生的阶段，并为其家属提供心理精神的支持。

临终是指由于疾病末期或意外事故而造成人体主要器官生理功能衰竭，不能用现有医疗技术治愈，死亡即将发生的过程。

目前，世界上不同的国家对临终的时限尚未统一的标准。日本对预计只能存活 2 ~ 6 个月的患者，称为临终患者；美国对估计只能存活 6 个月以内的患者，称为临终患者；而英国对预计能存活 1 年以内的患者，称为临终患者；我国则将预计能存活 2 ~ 3 个月的患者视为临终患者。

二、临终老年人心理变化及护理

美国罗斯认为，临终患者的心理活动有 5 个发展阶段，即否认期、愤怒期、协议期、忧郁期及接受期。根据不同阶段的心理变化给予相应的心理护理是临终患者护理的重点。

（一）否认期

当患者间接或直接听自己可能会死亡时，他第一个反应就是否认："不可能""他们一定是搞错了"，否认病情恶化的事实，希望出现奇迹。有的患者到临终前一刻仍乐观的谈论未来的计划及病愈后的设想。

对此期患者，不可将病情全部告知他。与患者交谈时，要认真倾听，表示热心、支持和理解，经常出现在患者的身边，让他感到没有被抛弃，而时刻受到人们的关怀。同时也要防备少数患者心理失衡，以扭曲方式对抗此期的负重感。

（二）愤怒期

当患者经过短暂的否认而确定无望时，一种愤怒、妒忌、怨恨的情绪油然而起"为什么是我？这太不公平了"，于是把不满情绪发泄在接近他的医护人员及亲属身上。

对临终患者的这种"愤怒"，应该看成是正常的适应性反应，是一种求生无望的表现。作为医护人员要谅解、宽容、安抚、疏导患者，让其倾诉内心的忧虑和恐惧，这样对患者有益的，切不可以"愤怒"回击"愤怒"。

（三）协议期

承认死亡的来临，为了延长生命，患者会提出种种"协议性"的要求，希望能缓解症状。有些患者认为许愿或做善事能扭转死亡的命运，有些患者则对所做过的错事表示悔恨。

护理人员应看到这种情绪对患者是有益的，他能积极合作，尽力延缓死亡的日期。因此，要尽可能地满足患者的需要，即使难以实现，也要做出积极努力的姿态。

（四）忧郁期

尽管采取多方努力，但病情日益恶化，患者已充分认识到自己接近死亡，心情极度伤感，抑郁寡欢。此时患者可能很关心死后家人的生活，同时急于交代后事。

对这期患者，允许其哀伤、痛苦和诉说他的哀情，并耐心倾听。同时还应鼓励与支持患者增加和疾病做斗争的信心和勇气。

（五）接受期

经历一段忧郁后，患者的心情得到了疏解，面临死亡已有准备，极度疲劳衰弱，常处于嗜睡状态，表情淡漠，却很平静。

护理人员应尊重患者的信仰，延长护理时间，让患者在平和、安逸的心境中走完人生之旅。

临终患者心理活动的五个发展阶段，并非前后相随，而是时而重合、时而提前或推后。因此，在护理工作中应掌握患者千变万化的心理活动，从而进行有效的护理。

三、 临终老年人生理变化及护理

（一）肌肉张力丧失

表现为大小便失禁，吞咽困难，无法维持良好舒适的功能体位，肢体软弱无力，不能进行自主躯体活动，脸部外观改变呈希氏面容（面肌消瘦、面部呈铅灰色、眼眶凹陷、双眼半睁半闭、下颌下垂、嘴微张）。

（二）胃肠道蠕动逐渐减弱

表现为恶心、呕吐、食欲不振、腹胀、脱水、口干。

（三）循环功能减退

表现为皮肤苍白、湿冷，大量出汗，四肢发绀、出现斑点，脉搏快而弱、不规则甚至测不出，血压降低甚至测不出，心尖搏动弱并最终消失。

（四）呼吸功能减退

表现为呼吸频率由快变慢，呼吸深度由深变浅，出现鼻翼呼吸、潮式呼吸、张口呼吸等，最终呼吸停止。由于分泌物在支气管内潴留，出现痰鸣音及鼾声呼吸。

（五）感知觉、意识改变

表现为视觉逐渐减退，由视觉模糊发展到只有光感，最后视力消失。眼睑干燥，分泌物增多。听觉常是人体最后消失的一个感觉。意识改变可表现为嗜睡、意识模糊、昏睡、昏迷等。

（六）疼痛

表现为烦躁不安，血压及心率改变，呼吸变快或减慢，瞳孔放大，不寻常的姿势，疼痛面容（五官扭曲、眉头紧锁、眼睛睁大或紧闭、双眼无神、咬牙）。

（七）临近死亡的体征

各种反射逐渐消失，肌张力减退、丧失，脉搏快而弱，血压降低，呼吸急促、困难，出现潮式呼吸，皮肤湿冷。通常呼吸先停止，随后心跳停止。

第四节　对丧偶老年人的心理护理

一、 丧偶老年人的心理反应

老年丧偶，打击是巨大的，悲伤是必然的，但表现程度和持续时间因人而言，一般会出现以下一些心理反应：

1. **悲痛**　突然丧偶，老年人往往悲痛欲绝，号啕痛哭，撕心裂肺，欲用哭叫声唤醒已离世的亲人。这种强烈的期盼和渴望只能导致更深的悲伤，且短期内难以消除。

2. 自责　许多老年人会自责。比如，自己当时为什么不能发现老伴的不适症状？自己为什么没有坚持送老伴去医院检查？这是用一种痛苦的心态去寄托对爱人的深深怀念和哀思。

3. 焦虑不安　许多老年人在目睹老伴的去世后，仍幻想着老伴会回来，期盼心情强烈，又无能为力，导致吃不下，睡不着，终日坐卧不宁，心神不定。这种状况会持续一段时间。

4. 疲惫、忧郁　强烈的情绪激动、悲伤、紧张、焦虑后非常耗竭精力，会使老年人全身疲累，在无望得到配偶再生时，老年人往往会产生抑郁、消极情绪，甚至自杀行为。长期的疲惫、悲观失望会引起身体免疫功能下降，引发精神和躯体疾病。

5. 怀念　在很长一段时间内，老年人往往不断地回忆老伴生前的生活过程和往事。进餐、睡前都会浮想联翩，头脑中常会出现老伴的身影，甚至幻听到他（她）的声音，每看到遗物，更是触景生情，以前美好的时光与现在过分清静、孤独的场面形成鲜明反差，很容易引起抑郁情绪。

二、 丧偶老年人的支持和护理

随着我国社会经济的迅速发展和人民生活水平的逐渐提高，我国的人口结构已经向老年型人口迈进，老年人心理问题的增多引起了全社会的关注。解决老年人心理问题将是关系到我国今后能否持续、快速、稳定发展的大问题。下面针对丧偶老年人的心理问题进行深入剖析，并提出解决问题的对策。

（一）丧偶老年人精神经历的三个阶段

1. 自责　与老伴洒泪告别之后，总觉得对不起逝者，甚至认为对方死自己负有主要责任。于是精神恍惚，心理负担沉重，吃不下饭，睡不好觉，在言行上还会出现一系列反常现象。

2. 怀念　老伴逝世后，生者在剧烈的情感波动稍稍平息之后，会进入一个深沉的回忆和思念阶段，在头脑中经常出现老伴的身影，时常感到失去他（她）之后，自己是多么的凄凉和孤寂。

3. 恢复　在亲朋的关怀和帮助下，自己终于领悟了"生老病死乃是无法抗拒的自然规律"这个道理。于是理智战胜了感情，身心渐渐恢复了常态，从而以坚强的毅力面对现实，开始了全新的生活。

（二）心理护理

1. 沟通和宣泄　沟通是人与人之间、人与群体之间思想与感情的传递和反馈的过程，以求思想达成一致和感情的通畅。

宣泄是指排解或释放紧张情绪的过程。面对老年人突然丧偶的情况，当务之急是通过有效沟通帮助老年人进行正确的心理调适，正确对待丧偶的现实，认识到人的生、老、病、死是不可抗拒的自然规律，帮助老年人自己尽快地从悲痛的氛围中解脱出来。在沟通时要特别注意语言的表达，不必一味陪着老年人去怀念老伴生前的种种好处，也可以让老年人讲讲一起生活时发生的不太愉快的事情。对于老年人堆积在心里的思念，尽量建议老年人通过各种方式尽情地宣泄一番，如在亲人挚友面前号啕大哭一场，也可引导其将自己的眷恋怀念之情，用诗文、书信或日记等形式写出来以抒胸怀。

2. **安慰与支持**　在刚刚得知老伴去世的消息后，老年人可能会出现情感休克。家庭中夫妻关系是最重要的依恋关系，一旦丧偶，这种关系被无情地摧毁了，原有的某些生活方式被迫改变，此刻孤独与不适感都会加重。这时家属在安慰与关心的同时，还要陪伴在老年人身旁，如轻轻握住他（她）的手，或搂搂他（她）。这样做不仅使老年人感到他（她）并非独自面对不幸，而且可以坚定他（她）战胜孤独的信心。子女、亲友应该与老年人建立、填补一种新的更加和谐的依恋关系，帮助老年人有效地减轻哀思。

在老年人丧偶后的一段时间内，子女要安排好陪伴老年人的事情，即使只是安静地陪在身边也会有极其重要的意义。

3. **转移注意力**　在照顾好老年人饮食起居的同时，还可以建议他（她）读读书、听听音乐、做做体育锻炼，这样不仅可以缓解紧张、焦虑的情绪，而且可以防止因悲哀诱发的其他身心问题。可以到亲朋好友处小住一段时间，更重要的是走出斗室，多接触外面的世界，多参加有益的文体活动。只要生活的视野开阔了，精神上的痛苦也就会随之淡化和消失。

4. **避免自责**　老年人丧偶后自责、内疚的心理使老年人整天唉声叹气，愁眉不展，削弱了机体免疫功能，常诱发其他躯体疾病，以致过早衰老。面对这样的情况，支持老年人最好的办法就是肯定地告诉他（她）曾经所做的是每个家庭中正常的互动模式，他（她）并没有对不起老伴，老伴也从来不会认为自己生前生活的不好，告知他（她）最好的安慰老伴亡灵的方式就是更好地生活下去，以消除丧偶老年人的内心不安和自责。

5. **正视现实**　所谓的"老两口到另一个世界再团聚"企盼，只是一种良好愿望罢了，是不可能实现的。对老伴最好的寄托和思念，应该是悟透人生的哲理，寻求新的生活方式，坚强、乐观地生活下去。

6. **建立新的生活方式**　老伴过世后，原有的某些生活方式被无情地破坏了。应该帮助他（她）调整生活方式，让他（她）与子女、亲友重新建立和谐的依恋关系，使他（她）感受到虽然失去了一个亲人，但家庭成员间的温暖与关怀依旧，感到生活的连续性，也有安全感，从而使他们尽快走出丧偶的阴影，投入新的生活。

7. **再婚**　有利摆脱孤独。近年来，随着人们思想观念的转变，丧偶的老年人再婚率不断增加。阻碍丧偶老年人再婚的重要心理障碍有二：一是受封建思想影响和所谓"道德"的自我禁锢，二是来自家庭的反对。老年人再婚有助于他们的身心健康和社会进步，应该帮助老年人正确认识这个道理，消除心理障碍，及早达成心愿。

关爱丧偶老年人是整个社会生活中的重要事件，支持他们走出心灵困境，健康、快乐地生活是每一个儿女的心愿，也是每一个社会人的愿望。

目标检测

一、选择题

【A1 型题】

1. 临终患者家属悲伤的表现不包括哪个方面（　　）

A. 情绪感觉方面　　　　　　　B. 生理知觉方面

C. 社会支持系统　　　　　　　D. 认知方面

E. 行为方面

2. 临终关怀着重对临终患者进行的内容不包括（　　）

A. 疼痛的控制　　　　　　　　B. 情绪的支持

C. 家属的心理指导　　　　　　D. 患者的灵性需求

E. X 线照射

3. 临终患者表现出怨天尤人，责怪命运不公，迁怒于他人。根据美国精神病学家伯乐·罗斯博士的临终患者心理分期，该种表现属于（　　）

A. 否认阶段　　　　　　　　　B. 愤怒阶段

C. 协议阶段　　　　　　　　　D. 抑郁阶段

E. 以上都不对

4. 濒死期患者最后消失的感觉常是（　　）

A. 视觉　　　　　　　　　　　B. 听觉

C. 味觉　　　　　　　　　　　D. 嗅觉

E. 触觉

5. 临终患者最早出现的心理反应期是（　　）

A. 否认期　　　　　　　　　　B. 愤怒期

C. 协议期　　　　　　　　　　D. 忧郁期

E. 接受期

二、名词解释

1. 临终关怀

2. 临终护理

扫一扫，知答案

附　录

常用评估量表

附表一　Katz 日常生活功能指数评价量表

生活能力	项　　目	分值
进食	进食自理无需帮助	2
	需帮助备餐，能自己进食	1
	进食或经静脉给营养时需要帮助	0
更衣（取衣、穿衣、扣纽扣、系带）	完全独立完成	2
	仅需要帮助系鞋带	1
	取衣、穿衣需要协助	0
沐浴（擦浴、盆浴或淋浴）	独立完成	2
	仅需要部分帮助（如背部）	1
	需要帮助（不能自行沐浴）	0
移动（起床、卧床，从椅子上站立或坐下）	自如（可以使用手杖等辅助器具）	2
	需要帮助	1
	不能起床	0
如厕（大小便自如，便后能自洁及整理衣裤）	无需帮助，或能借助辅助器具进出厕所	2
	需帮助进出厕所、便后清洁或整理衣裤	1
	不能自行进出厕所完成排泄过程	0
控制大小便	能完全控制	2
	偶尔大小便失控	1
	排尿、排便需别人帮助，需用导尿管或失禁	0

附表二　Lawton 功能性日常生活能力量表

生活能力	项目	分值
你能自己做饭吗	无需帮助	2
	需要一些帮助	1
	完全不能自己做饭	0
你能自己做家务或勤杂工作吗	无需帮助	2
	需要一些帮助	1
	完全不能自己做家务	0
你能自己服药吗	无需帮助（能准时服药，剂量准确）	2
	需要一些帮助（别人帮助备药，和/或提醒服药）	1
	没有帮助完全不能自己服药	0
你能去超过步行距离的地方吗	无需帮助	2
	需要一些帮助	1
	除非作特别安排，否则完全不能旅行	0
你能去购物吗	无需帮助	2
	需要一些帮助	1
	完全不能自己出去购物	0
你能自己理财吗	无需帮助	2
	需要一些帮助	1
	完全不能自己理财	0
你能打电话吗？	无需帮助	2
	需要一些帮助	1
	完全不能自己打电话	0

附表三　功能活动调查表

指导语：请仔细阅读下列的 10 个问题（读出问题），并按老年人的情况，选择一个最能合适地反映老年人活动能力的评定，每一道问题只能选择一个评定，不要重复评定，也不要遗漏。

项　　目	请圈出最合适的情况
1. 使用各种票证（正确使用，不过期）	0　1　2　9
2. 按时支付各种票据（如房租、水电费等）	0　1　2　9
3. 自行购物（如购买衣、食及家庭用品）	0　1　2　9
4. 参加需技巧性的游戏或活动（下棋、打麻将、绘画、摄影）	0　1　2　9
5. 使用炉子（包括生炉子、熄灭炉子）	0　1　2　9

续表

项　　目	请圈出最合适的情况
6. 准备和烧一顿饭菜（有饭、菜、汤）	0　1　2　9
7. 关心和了解新鲜事物（国家大事或邻居中发生的重要事情）	0　1　2　9
8. 持续一小时以上注意力集中地看电视或小说，或收听收音机并能理解、评论或讨论其内容	0　1　2　9
9. 记得重要的约定（如领退休金、朋友约会、接送幼儿等）	0　1　2　9
10. 独自外出活动或走亲访友（指较远距离，如相当于三站公共汽车的距离）	0　1　2　9

附表四　纽芬兰纪念大学幸福度量表

项　　目	是	否	不知道	备注
1. 满意到极点				PA
2. 情绪很好				PA
3. 对你的生活特别满意				PA
4. 很幸运				PA
5. 烦恼				NA
6. 非常孤独或与人疏远				NA
7. 忧虑或非常不愉快				NA
8. 担心，因为不知道将会发生什么情况				NA
9. 感到你的生活处境变得艰苦				NA
10. 一般说来，生活处境变得使你感到满意				PA
11. 这是我一生中最难受的时期				NE
12. 我像年轻时一样高兴				PE
13. 我所做的大多数事情都令人厌烦或单调				NE
14. 我所做的像以前一样使我感兴趣				PE
15. 当我回顾我的一生时，我感到相当满意				PE
16. 随着年龄的增加，一切事情更加糟糕				NE
17. 你感到孤独的程度如何				NE
18. 今年一些事情使我烦恼				NE
19. 如果你能到你想住的地方去住，你愿意到那儿去住吗				PE
20. 有时我感到活着没意思				NE
21. 我现在像我年轻时一样高兴				PE

续表

项　　目	是	否	不知道	备注
22. 大多数时候我感到生活是艰苦的				NE
23. 你对你当前的生活满意吗				PE
24. 我的健康情况和我的同龄人比与他们相同甚至还好些				PE

备注：

1. PA：正性情感；NA：负性情感；PE：一般正性体验；NE：一般负性体验
2. 回答"是"计2分，"不知道"计1分，"否"计0分。第19项"现在住地"计2分，"别的住地"计0分。第23项"满意"计2分，"不满意"计0分
3. 总分 = PA - NA + PE - NE，得分范围 -24 至 +24。为便于计算，加上常数24，计分范围 0 ~ 48

附表五　汉密顿焦虑量表

项目及主要表现	圈出最适合患者分数
1. 焦虑心境：担心、担忧，感到最坏的事情将要发生，容易激惹	0　1　2　3　4
2. 紧张：紧张感、易疲劳、不能放松，情绪反应，易哭、颤抖、感到不安	0　1　2　3　4
3. 害怕：害怕黑暗、陌生人、一人独处、动物、乘车或旅行、公共场合	0　1　2　3　4
4. 失眠：难以入睡、易醒、睡眠浅、多梦、夜惊、醒后感觉疲倦	0　1　2　3　4
5. 认知功能：注意力不能集中、注意障碍、记忆力差	0　1　2　3　4
6. 抑郁心境：丧失兴趣、忧郁、对以往爱好缺乏快感	0　1　2　3　4
7. 躯体性焦虑（肌肉系统）：肌肉酸痛、活动不灵活、肌肉和肢体抽动、牙齿打颤、声音发抖	0　1　2　3　4
8. 躯体性焦虑（感觉系统）：视物模糊、发冷发热、软弱无力感、浑身刺痛	0　1　2　3　4
9. 心血管系统症状：心动过速、心悸、胸痛、血管跳	0　1　2　3　4
10. 呼吸系统症状：胸闷、窒息感、叹息、呼吸困难	0　1　2　3　4
11. 胃肠道症状主：吞咽困难、嗳气、消化不良（进食后腹痛、腹胀、恶心、胃部饱感）、肠蠕动感、肠鸣、腹泻、体重减轻、便秘	0　1　2　3　4
12. 生殖泌尿系统症状：尿频、尿急、停经、性冷淡、早泄、阳痿	0　1　2　3　4
13. 自主神经系统症状：口干、潮红、苍白、易出汗、紧张性头痛、毛发竖起	0　1　2　3　4
14. 会谈时行为表现：①一般表现：紧张、不能松弛、忐忑不安、咬手指、紧握拳、面肌抽动、手发抖、皱眉、表情僵硬、肌张力高、叹息样呼吸、面色苍白；②生理表现：吞咽、打嗝、安静时心率快、呼吸快、腱反射亢进、震颤、瞳孔放大、眼睑跳动、易出汗、眼球突出	0　1　2　3　4

附表六　状态－特质焦虑问卷

指导语：下面列出的是一些人们常常用来描述他们自己的陈述，请阅读每一个陈述，然后在右边适当的圈上打钩，来表示你现在最恰当的感觉，也就是你此时此刻最恰当的感觉。没有对或错的回答，不要对任何一个陈述花太多的时间去考虑，但所给的回答应该是你现在最恰当的感觉。

评价状态焦虑内容	完全没有	有些	中等程度	非常明显
*1. 我感到心情平静	①	②	③	④
*2. 我感到安全	①	②	③	④
3. 我是紧张的	①	②	③	④
4. 我感到紧张束缚	①	②	③	④
*5. 我感到安逸	①	②	③	④
6. 我感到烦乱	①	②	③	④
7. 我现在正烦恼，感到这烦恼超过了可能的不幸	①	②	③	④
*8. 我感到满意	①	②	③	④
9. 我感到害怕	①	②	③	④
*10. 我感到舒适	①	②	③	④
*11. 我有自信心	①	②	③	④
12. 我觉得神经过敏	①	②	③	④
13. 我极度紧张不安	①	②	③	④
14. 我优柔寡断	①	②	③	④
*15. 我是轻松的	①	②	③	④
*16. 我感到心满意足	①	②	③	④
17. 我是烦恼的	①	②	③	④
18. 我感到慌乱	①	②	③	④
*19. 我感觉镇定	①	②	③	④
*20. 我感到愉快	①	②	③	④

注：*，该项为反序计分

指导语：下面列出的是一些人们常常用来描述他们自己的陈述，请阅读每一个陈述，然后在右边适当的圈上打钩，来表示你经常有的感觉，也就是你此时此刻最恰当的感觉。没有对或错的回答，不要对任何一个陈述花太多的时间去考虑，但所给的回答应该是你平常所感觉到的。

评价状态焦虑内容	完全没有	有些	中等程度	非常明显
*21. 我感到愉快	①	②	③	④
22. 我感到神经过敏和不安	①	②	③	④
*23. 我感到自我满足	①	②	③	④

续表

评价状态焦虑内容	完全没有	有些	中等程度	非常明显
*24. 我希望能像别人那样高兴	①	②	③	④
25. 我感到像个失败者	①	②	③	④
*26. 我感到很宁静	①	②	③	④
*27. 我是平静、冷静和镇定自若的	①	②	③	④
28. 我感到困难成堆，无法克服	①	②	③	④
29. 我过分忧虑那些无关紧要的事	①	②	③	④
*30. 我是高兴的	①	②	③	④
31. 我的思想处于混乱状态	①	②	③	④
32. 我缺乏自信	①	②	③	④
*33. 我感到安全	①	②	③	④
*34. 我容易做出决断	①	②	③	④
35. 我感到不太好	①	②	③	④
*36. 我是满足的	①	②	③	④
37. 一些不重要的想法缠绕着我，并打扰我	①	②	③	④
38. 我如此沮丧，无法摆脱	①	②	③	④
*39. 我是个很稳定的人	①	②	③	④
40. 一想到当前的事情和利益，我就陷入紧张状态	①	②	③	④

注：*该项为反序计分

附表七　汉密顿抑郁量表

项　　目	圈出最适合患者分数	项　　目	圈出最适合患者分数
1. 抑郁情绪	0 1 2 3 4	2. 有罪恶感	0 1 2 3 4
3. 自杀	0 1 2 3 4	4. 入睡困难	0 1 2
5. 睡眠不深	0 1 2	6. 早睡	0 1 2
7. 工作和兴趣	0 1 2 3 4	8. 迟缓	0 1 2 3 4
9. 激越	0 1 2 3 4	10. 精神性焦虑	0 1 2 3 4
11. 躯体性焦虑	0 1 2 3 4	12. 胃肠道症状	0 1 2
13. 全身症状	0 1 2	14. 性症状	0 1 2
15. 疑病	0 1 2 3 4	16. 体重减轻	0 1 2
17. 自知力	0 1 2	18. 日夜变化	A. 早　0 1 2
			B. 晚　0 1 2
19. 人格或现实解体	0 1 2 3 4	20. 偏执症状	0 1 2 3 4

续表

项　　目	圈出最适合患者分数	项　　目	圈出最适合患者分数
21. 强迫症	0　1　2	22. 能力减退感	0　1　2　3　4
23. 绝望感	0　1　2　3　4	24. 自卑感	0　1　2　3　4

附表八　老年抑郁量表

指导语：请选择最切合您最近 1 周来的感受的答案。

项　　目	回　　答	
1. 你对生活基本上满意吗	是	否
2. 你是否已放弃了许多活动与兴趣	是	否
3. 你是否觉得生活空虚	是	否
4. 你是否常感到厌倦	是	否
5. 你觉得未来有希望吗	是	否
6. 你是否因为脑子里一些想法摆脱不掉而烦恼	是	否
7. 你是否大部分时间精力充沛	是	否
8. 你是否害怕会有不幸的事落到你头上	是	否
9. 你是否大部分时间感到幸福	是	否
10. 你是否常感到孤立无援	是	否
11. 你是否经常坐立不安，心烦意乱	是	否
12. 你是否希望待在家里而不愿去做些新鲜事	是	否
13. 你是否常常担心将来	是	否
14. 你是否觉得记忆力比以前差	是	否
15. 你觉得现在活着很惬意吗	是	否
16. 你是否常感到心情沉重、郁闷	是	否
17. 你是否觉得像现在这样活着毫无意义	是	否
18. 你是否总为过去的事忧愁	是	否
19. 你觉得生活很令人兴奋吗	是	否
20. 你开始一件新的工作很困难吗	是	否
21. 你觉得生活充满活力吗	是	否
22. 你是否觉得你的处境已毫无希望	是	否
23. 你是否觉得大多数人比你强得多	是	否
24. 你是否常为一些小事伤心	是	否
25. 你是否常觉得想哭	是	否

续表

项　　目	回　　答	
26. 你集中精力有困难吗	是	否
27. 你早晨起来很快活吗	是	否
28. 你希望避开聚会吗	是	否
29. 你做决定很容易吗	是	否
30. 你的头脑像往常一样清晰吗	是	否

附表九　简易智力状态检查

项　　目	正确	错误
1. 今年是哪一年	1	5
2. 现在是什么季节	1	5
3. 今天是几号	1	5
4. 今天是星期几	1	5
5. 现在是几月份	1	5
6. 你能告诉我现在我们在哪里	1	5
7. 你住在什么区（县）	1	5
8. 你住在什么街道	1	5
9. 我们现在第几楼	1	5
10. 这儿是什么地方	1	5

11. 现在我要说三种物品的名称，在我讲完之后，请你复述一遍（请仔细说清楚，每一种物品一秒钟）："皮球""国旗""树木"
请你把这三种物品说一遍（以第1次答案记分）

	正确	错误	拒绝回答
皮球	1	5	9
国旗	1	5	9
树木	1	5	9

12. 现在请你从100减去7，然后从所得的数目再减去7，如此一直计算下去，把每一个答案都告诉我，直到我说"停"为止（若错了，但下一个答案都是对的，那么只记一次错误）

	正确	错误	说不会做	其他原因不会做
93	1	5	7	9
86	1	5	7	9
79	1	5	7	9
72	1	5	7	9
65	1	5	7	9

续表

	正确	错误	说不会做	其他原因不会做

停止

13. 现在请你告诉我，刚才我要你记住的三种物品是什么？

	正确	错误	说不会做	拒绝回答
皮球	1	5	7	9
国旗	1	5	7	9
树木	1	5	7	9

14. 请问这是什么？（评估者手指手表）

	正确	错误	拒绝回答
手表	1	5	9

请问这是什么？（评估者手指铅笔）

	正确	错误	拒绝回答
铅笔	1	5	9

15. 现在我要说一句话，请你清楚地复述一遍，"四十四只石狮子"（只许说一遍，咬字清楚的记1分）

	正确	错误	说不会做	拒绝回答
四十四只石狮子	1	5	7	9

16. 请按照卡片上的要求做（评估者把写有"闭上您的眼睛"的卡片交给被评估者）

	有	没有	说不会做	拒绝	文盲
	1	5	7	9	8

17. 请右手拿纸，再用双手把纸对折，然后把纸放大腿上

	正确	错误	说不会做	拒绝
用右手拿纸	1	5	7	9
把纸对折	1	5	7	9
放在大腿上	1	5	7	9

18. 请你说一句完整有意义的句子（句子必须有主语、动词）
记录所述句子的全文

	句子合乎标准	句子不合乎标准	不会做	拒绝
	1	5	7	9

19. 照这张图把它画出来（对：两个五边形的图案，交叉处形成一个小四边形）

	正确	错误	说不会做	拒绝
	1	5	7	9

附表十　APGAR 家庭功能评估表

项　目	经常	有时	很少
1. 当我遇到困难时，可以得到家人满意的帮助 补充说明			
2. 我很满意家人与我讨论各种事情以及分担问题的方式 补充说明			
3. 当我希望从事新的活动或发展时，家人都能接受且给予支持 补充说明			
4. 我很满意家人对我表达情感时的方式及对我愤怒、悲伤等情绪的 反映 补充说明			
5. 我很满意家人与我共度美好时光的方式 补充说明			

注：1. "经常"得 2 分，"有时"得 1 分，"很少"得 0 分
　　2. 总分 7～10 分，表示家庭功能无障碍；4～6 分，表示家庭功能中度障碍；0～3 分，表示家庭功能障碍

附表十一　Procidano 和 Heller 的家庭支持量表

项　目	是	否
1. 我的家庭给予我所需的精神支持		
2. 遇到棘手的问题时家人帮助我出主意		
3. 我的家人愿意倾听我的想法		
4. 我的家人给予我情感支持		
5. 我和我的家人能开诚布公地交谈		
6. 我的家人分享我的爱好和兴趣		
7. 我的家人能时时觉察到我的需求		
8. 我的家人善于帮助我解决问题		
9. 我和我的家人感情深厚		

注：1. 选择"是"为 1 分，"否"得 0 分，
　　2. 总分 7～9 分，表示家庭支持良好；4～6 分，表示家庭支持中度障碍；0～3 分，表示家庭支持严重障碍

主要参考书目

1. 孙建萍．老年护理．2 版．北京：人民卫生出版社，2007.

2. 董翠红．老年护理学．北京：中国医药科技出版社，2009.

3. 尤黎明．老年护理学．北京：北京大学医学出版社，2009.

4. 罗悦性．老年护理学．2 版．北京：人民卫生出版社，2011.

5. 化前珍．老年护理学．3 版．北京：人民卫生出版社，2012.

6. 季东平．老年护理．北京：人民卫生出版社，2012.

7. 李希科．老年护理学．北京：第四军医大学出版社，2012.

8. 李玲．老年护理学．北京：北京大学医学出版社，2013.

9. 何正显．老年护理学．北京：中国医药科技出版社，2013.

10. 姚树桥，杨彦春．医学心理学．6 版．北京：人民卫生出版社，2013.

11. 张晓培．老年病防治与护理．上海：上海交通大学出版社，2014.

12. 张小燕，王春先．老年护理．3 版．北京：人民卫生出版社，2014.

13. 孙建萍．老年护理学．3 版．北京：人民卫生出版社，2014.

14. 李相中．老年护理．郑州：河南科学技术出版社，2014.

15. 唐莹．老年人生活照料．北京：北京师范大学出版社．2015.

16. 余琳，王芳．老年护理．北京：中国医药科技出版社，2015.

17. 胡学军，李静．老年常见病与社区护理．北京：人民军医出版社，2015.

18. 邓科穗，钟清玲．老年护理学．北京：中国医药科技出版社，2016.

19. 王燕．老年护理学．北京：中国中医药出版社，2016.

20. 徐军．常见老年慢性病的防治及护理．杭州：浙江大学出版社，2016.

21. 史俊萍．老年护理．北京：科学出版社，2016.

22. 徐桂华．老年护理学．北京：人民卫生出版社，2016.

23. 唐凤平．老年护理．2 版．北京：人民卫生出版社，2016.

24. 刘军英．老年护理学．延吉：延边大学出版社，2017.

25. 化前珍，胡秀英．老年护理学．4 版．北京：人民卫生出版社，2017.